Laboratory Animal Science of
Inflammatory Bowel Disease

炎症性肠病的实验动物学

彭西 杨洋 主编

化学工业出版社

·北京·

图书在版编目（CIP）数据

炎症性肠病的实验动物学 / 彭西，杨洋主编. 北京：化学工业出版社，2025. 10. -- ISBN 978-7-122-48957-9

Ⅰ. R516. 1；Q95-33

中国国家版本馆 CIP 数据核字第 2025SC3472 号

责任编辑：邵桂林　　文字编辑：杨永青　张熙然
责任校对：李雨函　　装帧设计：韩　飞

出版发行：化学工业出版社
（北京市东城区青年湖南街 13 号　邮政编码 100011）
印　　装：河北延风印务有限公司
710mm×1000mm　1/16　印张 19　彩插 8　字数 339 千字
2026 年 2 月北京第 1 版第 1 次印刷

购书咨询：010-64518888　　售后服务：010-64518899
网　　址：http: //www. cip. com. cn
凡购买本书，如有缺损质量问题，本社销售中心负责调换。

定　　价：98. 00 元

编审人员名单

主　　编　彭　西　杨　洋

副 主 编　付　强　古从伟　于正强

参编人员（按姓氏笔画排序）

于正强　四川扬克斯特科技有限公司

王冉冉　成都大学

韦祝梅　广西华仁医学科技集团有限公司

邓佳佳　四川扬克斯特科技有限公司

古从伟　西南医科大学

叶俏波　成都中医药大学

付　强　成都大学

刘　涛　成都大学

刘虹余　四川大学华西医院

闫　芳　成都市第五人民医院

杨　洋　清华大学附属北京清华长庚医院

杨　莉　四川扬克斯特科技有限公司

李依璠　陕西中医药大学

李俊峰　黑龙江中医药大学附属第一医院

吴小椒　南京医科大学

吴邦元　西华师范大学

邱　怡　成都大学

张　涛　南京中医药大学附属无锡医院

张明鑫　西安医学院第一附属医院

陆政昊　成都诺医德医学检验实验室有限公司
陈兴民　四川省肿瘤医院
陈海燕　吉林工程职业学院
金　毅　深圳市药品检验研究院（深圳市医疗器械检测中心）
周宗元　成都大学
俞旻皓　上海交通大学医学院附属仁济医院
袁施彬　西华师范大学
凌之浩　成都基预科技有限公司
殷　坤　西安医学院第一附属医院
黄世远　成都大学
崔曼莉　西安医学院第一附属医院
彭　西　成都大学
彭　莉　上海健康医学院附属浦东公利医院
温昌琳　四川扬克斯特科技有限公司
蒲雨吉　四川大学
裴天仙　天津中医药大学
颜晓丽　西藏军区总医院
魏　彬　成都基预科技有限公司

主　审　沈　博　程　伟

序一

炎症性肠病是一类病因复杂、病程迁延、显著影响患者生活质量的肠道慢性炎症性疾病。临床实践中，精准诊断、个体化治疗方案的制定以及新疗法的评估，常面临诸多挑战。深入了解炎症性肠病的病理生理过程，是突破临床实验的关键。实验动物模型因其独特性、可控性及系统性，成为弥合基础研究与临床实践之间鸿沟的核心桥梁。

《炎症性肠病的实验动物学》一书的核心目标，即在于展现实验动物模型如何成为临床决策的“体外实验室”。本书系统梳理了各种炎症性肠病动物模型（如化学诱导、基因工程、免疫介导及人源化模型等）及体外模型，但并未止步于模型的分类与构建，同时也着力回答与新药筛选和临床应用转化相关的核心问题，如介绍炎症性肠病动物模型与人的疾病特征的异同，并阐释如何科学选择与应用这些模型。

本书主编彭西教授在实验动物模型领域有深厚的科研积累，主编杨洋博士拥有炎症性肠病的丰富临床诊疗经验和科研积淀。本书整合了来自临床医学、基础研究与药物研发领域专家的集体智慧，确保了内容的科学性与实践导向。本书着重探讨了不同模型的适应性、实验设计的规范性、结果解读的客观性以及与临床表型的关联性，旨在为临床医生和转化研究者提供实用指南，助力其在探索疾病机制、评估新药、优化现有疗法时，能够更有效地利用动物模型这一强大工具，最终服务于患者精准化治疗策略的制定。

在精准医疗与转化医学蓬勃发展的当下，我们深信，科学规范且富有洞见地应用炎症性肠病动物模型研究，将直接推动临床诊疗水平的提升。希望本书能为致力于炎症性肠病研究与临床实践的同行提供切实有价值的参考，共同促进研究成果向临床应用的高效转化。

沈博

序二

炎症性肠病（IBD）作为一种复杂的慢性肠道炎症性疾病，其发病机制涉及遗传、免疫、微生物及环境因素的交互作用。由于临床研究的伦理限制和个体异质性，实验动物模型成为探索 IBD 病理机制、验证治疗靶点及评估新药安全性和有效性的关键工具。在创新药研发过程中，实验动物学不仅提供了疾病模拟的平台，还助力于转化医学研究，推动潜在治疗策略从实验室走向临床。

目前，IBD 研究领域已发展出多种动物模型，包括化学诱导模型、基因修饰模型、免疫介导模型以及人源化模型等。这些模型各具特点，适用于不同研究目标，如发病机制解析、药物筛选或治疗策略评估。然而，如何选择合适的模型、规范实验操作、客观评价模型的有效性，仍是许多研究者面临的挑战。由彭西教授和杨洋博士主编的《炎症性肠病的实验动物学》针对这些问题进行了详细阐述，旨在帮助读者在实验设计中做出科学合理的选择。

彭西教授长期从事实验动物模型和炎症性肠病研究，积累了丰富的研究素材。杨洋博士长期在临床一线从事消化类疾病的诊疗，了然于炎症性肠病的最新治疗进展。本书凝聚了编写团队专家的智慧和心血，他们分别来自临床医学、基础研究和药物开发领域，确保了内容的科学性和实用性。

随着精准医学和转化医学的发展，IBD 研究正迈向更深入的机制探索和个体化治疗时代。未来，人源化动物模型、多组学技术及人工智能辅助分析等新方法将进一步推动 IBD 研究领域的进步。希望本书能为广大科研工作者提供有价值的参考，并促进 IBD 实验动物研究的规范化与创新。

程伟

前言

炎症性肠病是一类病因复杂、病程迁延的慢性肠道炎症性疾病，主要包括克罗恩病和溃疡性结肠炎。近年来，随着全球范围内IBD发病率的持续攀升，其发病机制研究、新药研发及临床治疗策略的优化已成为医学和生命科学领域的重要课题。在这一过程中，实验动物模型作为连接基础研究与临床应用的桥梁，发挥着不可替代的作用。

在化学工业出版社的支持下，本书由人医消化科、药物研发及实验动物学领域的专家共同编撰，力求全面、深入地呈现该领域的最新研究进展和技术方法。全书分为五章，内容由浅入深，既涵盖基础理论，又聚焦前沿技术：第一章炎症性肠病概述，介绍IBD的流行病学、临床特征、病理机制及现有治疗策略，为后续实验模型的讨论奠定理论基础。第二章实验动物肠道解剖学、组织学及生理学，系统阐述实验动物（如小鼠、大鼠、犬、猴）肠道的解剖结构、组织结构、生理功能及肠道微生物，帮助读者理解模型动物的生物学特性。第三章炎症性肠病的体内外模型，详细评述各类IBD模型的构建方法、适用场景及优缺点，包括化学诱导、基因工程、微生物干预等模型，并探讨类器官等新兴体外模型的进展。第四章实验性炎症性肠病评价，介绍模型动物的表型分析技术和分子机制研究技术，如疾病活动度评分、内镜与影像学评估、组织病理学分析及分子生物学检测等，并详述主要参与的信号通路。第五章模型评价的方法学介绍，从临床指标、病理学检测、分子检测到组学检测，提供方法学指导，确保研究结果的可靠性和可重复性。

《炎症性肠病的实验动物学》一书的出版，旨在系统梳理IBD研究中的实验动物学方法，为从事IBD基础研究、药物研发及临床前评价的科研人员、医药工作者和研究生提供一本兼具理论指导和实践价值的参考书。

在此，我们衷心感谢所有编委及参与者的辛勤付出，感谢同行评审专家的宝贵建议，感谢成都大学项目基金（2081921001）的支持，感谢四川省实验动物学会在组织专家等方面提供的帮助和支持，感谢四川扬克斯特科技有限公司的研究团队提供本书中的大多数图片。

由于编著者的专业水平所限，书中定有不足之处，恳请专家们和广大读者批评指正，希望再版时补充和更正，以期不断完善，共同推动炎症性肠病研究的蓬勃发展。

编者

目录

第一章

炎症性肠病的概述

第一节　炎症性肠病的流行病学

一、疾病命名的起源

炎症性肠病（inflammatory bowel disease，IBD）是一种由遗传、环境、微生物、免疫以及肠道菌群失调等多因素引起的复杂、慢性、反复发作的非特异性肠道炎症性疾病，即特发性肠道炎症性疾病，主要包括溃疡性结肠炎（ulcerative colitis，UC）、克罗恩病（Crohn's disease，CD）和未定型结肠炎（indeterminate colitis，IC）。

最早于20世纪20年代末，美国外科医生Crohn（1884—1983）在临床工作中发现了一类具有相似临床表现的患者，他们的回肠末端都明显增厚。将病变的回肠切除后进行病理学检查，发现都呈现出急性或慢性的坏死性、瘢痕性回肠炎的特征。Crohn医生对14例患者的临床和病理资料进行整理，总结出这种疾病的特点为：该病患者出现与UC患者相似的症状，如发热、腹泻和消瘦，且患者右髂窝常有可被触及的包块，通常需要接受手术治疗，但病因都不明确。自此，该病被命名为克罗恩病（Crohn's disease，CD）。

对UC症状的描述早于CD约200年，可追溯至18世纪。有资料显示，当时英国王室成员Bonnie Charlie王子（1720—1788）和William Johnson爵士（1715—1774）均受该病困扰。但是，UC这一病名的正式提出最早可追溯到英国医生Samuel Wilks在1859年的报道。Samuel Wilks报道的患者是一位42岁的女性，临床表现为慢性腹泻伴发热。囿于当时的医疗水平，该患者不幸去世。根据尸检结果，Samuel Wilks医生首次将该疾病命名为UC。该患者的病理诊断结果是回肠和结肠的全层炎，根据该结果，后来有学者认为该患者罹患的可能并非UC，而是CD。这也许是CD和UC难以鉴别的最早证据，同时也是将这两种疾病同归为 IBD 的最早渊源。

随着对 IBD 认识的不断深入，临床医师发现了一类症状和病理兼具 UC 和 CD 特点的患者，这些患者的病情难以明确归类，从而给诊断和治疗带来了挑战。1970 年，Kent 等首次提出了未定型结肠炎的概念。1979 年，Lee 等从 32 例结肠切除标本中辨别出 5 例 IC 患者，并发现 IC 患者的病理特征既不完全符合 UC 也不完全符合 CD 的标准，表现为广泛溃疡，与正常黏膜边界清晰，无淋巴细胞聚集，并常伴有深达固有肌层的穿孔。IC 的定义和诊断标准在之后的发展中经历了一系列变化，在《炎症性肠病诊断与治疗的共识意见（2012 年·广州）》中，IC 被定义为：在结肠切除术后，病理检查仍无法明确区分 UC 和 CD 的 IBD。

CD 和 UC 概念的出现以及 IC 的引入反映了对 IBD 分类的不断细化和完善，也展示了医学对其认识的不断进步，每一个名称的背后，都是对人类健康知识的不懈探索与拓展。

二、炎症性肠病的全球发病率

IBD 的发病率在不同地理区域之间存在显著差异。总体而言，北美和欧洲的发病率较高，大多数相关研究也主要来源于这两个地区。在美国明尼苏达州的奥姆斯特德县，从 1970 年到 2000 年，CD 的发病率从每 10 万人年 8.7 例增加至 10.7 例；而在 2000 年至 2010 年间，UC 的发病率从每 10 万人年 10.7 例上升至 12.2 例。

1996 年至 2009 年，加拿大东部的新斯科舍省 IBD 的发病率最高。在此期间，CD 的年发病率从每 10 万人年 27.4 例下降至 17.7 例，UC 的年发病率则从每 10 万人年 21.4 例下降至 16.7 例。2001 年至 2008 年间，加拿大魁北克省是 CD 发病率第二高的省份，CD 和 UC 的年发病率分别从每 10 万人年 18.1 例降至 16.8 例和从每 10 万人年 12.5 例降至 9.8 例。

在欧洲，IBD 的发病率普遍呈上升趋势。例如，在丹麦，1980 年至 2013 年间，CD 和 UC 的发病率分别从每 10 万人年 5.2 例和 10.7 例上升到 9.1 例和 18.6 例。法国的情况也类似，从 1988～1990 年到 2009～2011 年，CD 和 UC 的发病率分别从每 10 万人年 4.2 例和 1.6 例增加到 9.5 例和 4.1 例。在荷兰林堡省，CD 和 UC 的发病率分别从 1991 年的每 10 万人年 5.84 例和 11.67 例上升至 2010 年的 17.49 例和 21.47 例，对应的年均百分比变化（average annual percent change，AAPC）分别为＋5.97％和＋3.79％。此外，欧洲的 IBD 发病率还表现出南北和东西方向的梯度特征。北欧的 CD 发病率为每 10

万人年 6.3 例，而南欧为每 10 万人年 3.6 例；北欧和南欧的 UC 发病率分别为每 10 万人年 11.4 例和 8.0 例。在东欧，IBD 的发病率也显著增加，例如，来自匈牙利西部的数据显示，CD 和 UC 的发病率现已分别上升到每 10 万人年 8.9 例和 11.9 例，与西欧的发病率相当。

与西方国家相比，IBD 在二十年前还被视为亚洲地区的一种罕见疾病。然而，最新研究表明，该地区的 IBD 发病率正在迅速上升。在韩国，从 1986 年到 2005 年，CD 的发病率从接近每 10 万人年 0 例上升至每 10 万人年 1.68 例，UC 的发病率则从每 10 万人年 0.22 例上升至每 10 万人年 3.62 例。值得注意的是，近期数据显示，韩国的 CD 和 UC 发病率已趋于稳定。在香港这一中国南方高度城市化的地区，IBD 的发病率在过去二十年中增加了 2 倍，从每 10 万人年 1.0 例增加到 3.1 例；与之趋势相似，1998～2008 年间，中国台湾地区 CD 和 UC 的 AAPC 分别为＋4％和＋4.8％。

目前，亚太地区 IBD 发病率最高的是印度，达到每 10 万人年 9.31 例。在中国大陆，CD 和 UC 的发病率在南北和东西方向存在梯度差异。CD 的发病率呈东西梯度，发病率（incidence rate ratio，IRR）为 1.14，95％置信区间（95％ confidence interval，95％CI）为 1.05～1.24；UC 则呈南北梯度，IRR 为 0.94，95％CI 为 0.91～0.98。然而，其他东部地区国家之间的 IBD 发病率差异仍需进一步研究。

儿童炎症性肠病（PIBD）的发病率在过去的几十年间显著上升。自 1990 年至 2019 年，全球 PIBD 的发病率从每 10 万人年 0.92 例增加到每 10 万人年 0.99 例，其中高收入亚太地区和东亚地区尤为突出，年增长率超过 2％。截至 2019 年，加拿大、丹麦、匈牙利、奥地利和美国是 PIBD 发病率最高的前五个国家，与前文所述 IBD 的总体发病趋势相似。同时随着人口老龄化的加剧，老年人的 IBD 患病率也在显著上升。目前，老年患者是 IBD 病例增长最快的群体。2010 年，65 岁及以上的患者仅占 IBD 患者总数的不到 20％。然而，Kaplan 和 Windsor 在近期的一项研究中预测，未来十年这一年龄组的患者将占 IBD 总病例的三分之一以上。

总而言之，在过去十年里，IBD 患者数量在亚洲和东欧迅速上升，该病逐渐成为一种全球性疾病。在 IBD 已经演变为一种全球性疾病的当下，随着亚洲国家 IBD 发病率的迅速上升以及全球人口老龄化的加剧，我们可以预测，未来全球 IBD 患者数量将呈指数级增长。为应对这一复杂的健康挑战，必须重组和优化医疗基础设施。尽管过去十年来自亚洲的研究已扩展了我们对全球 IBD 趋势的理解，但亚洲地区基于人群的数据仍然有限，这影响了对东西方 IBD 流行病学特征的比较。因此，未来在传统低发病率地区开展更多基于人群的前瞻性研究显得尤为重要。

（杨洋，吴小椒）

第二节　炎症性肠病的病理诊断

IBD在北美、欧洲等西方地区较为常见，发病率持续增高，我国发病率也呈逐年上升趋势，全球，特别是我国对IBD的基础研究及临床研究不断加强，取得诸多成果。随着诊疗理念的改进和治疗方法及新药应用于临床，世界胃肠病学组织于2015年8月更新了《炎症性肠病全球指南》，我国也在多领域陆续推出一系列诊疗指南和专家共识等。2021年1月，中华医学会消化病学分会炎症性肠病学组病理分组发表了《中国炎症性肠病病理诊断专家指导意见》；2024年1月，中华医学会消化病学分会炎症性肠病学组与中国炎症性肠病诊疗质量控制评估中心发表了《中国溃疡性结肠炎诊治指南（2023年·西安）》和《中国克罗恩病诊治指南（2023年·广州）》。

虽然它们本质上是非特异性疾病，诊断缺乏金标准，需要结合临床表现、实验室检查、影像学检查、内镜检查及组织病理学检查进行综合判断，但CD和UC的组织病理学特征相对较独特，可以鉴别。

一、克罗恩病

如果病变位于结肠，直肠豁免，病变呈跳跃性分布或病变主要位于右半结肠，则这些大体特征支持CD而不是UC。CD的鉴别性组织学特征包括非坏死性肉芽肿、裂隙溃疡和透壁性炎症。肉芽肿见于50%～70%的病例，通常发育不典型且数量较少，在CD小肠炎中更常见。裂隙溃疡衬覆的是肉芽组织，而不是中性粒细胞，并蔓延到黏膜下层深部、固有肌层或肌层外。透壁性炎症通常以淋巴组织集聚的方式出现，主要围绕淋巴管和小血管。炎症浸润可以蔓延到邻近的血管壁，形成所谓的Crohn血管炎，偶尔可成为突出的特征。尽管对CD标本的切缘仍按常规取材，但这些切缘的组织学异常与吻合口复发无关。

CD的确诊需要组织学证实，表现为在没有深部溃疡的区域有透壁淋巴组织聚集或出现非坏死性肉芽肿。在大体和临床特征提示CD的病例（例如，跳跃性病变、线性溃疡、鹅卵石样外观、脂肪包绕、末端回肠炎症）中，要进行广泛的组织学取样以寻找明确的 CD 组织学特征。CD 的鉴别诊断主要是与肠结核和肠道淋巴瘤的鉴别。

二、溃疡性结肠炎

UC 通常先累及直肠，逐渐向全结肠蔓延，亦可累及阑尾，极少累及上消化道。其病理特征是肠管黏膜层和黏膜下层的连续性、弥漫性炎症，浆膜层无明显异常。CD 可累及整个消化道，但病变主要发生在回肠末端、结肠和肛周。其病理特征是肠管非连续性、节段性分布的肠壁全层炎症，有时形成特征性的裂隙样溃疡。

三、溃疡性结肠炎和克罗恩病的组织病理学诊断要点

UC 和 CD 的组织病理学诊断要点包括以下三个方面。

1. 黏膜的结构

在正常人中，隐窝平直、大小均匀、间距规则，隐窝底部达黏膜肌层，但是在回盲瓣、阑尾和淋巴滤泡附近可观察到不规则的隐窝。隐窝分支的比例<10%。在 UC 患者中，57%～100%的病例存在隐窝畸形和分支隐窝数量增多，表现为排列不规则、直径大小不一（部分隐窝扩张）、扭曲和多分支，通常有超过 10%的分支隐窝。在 CD 患者中，隐窝畸形和萎缩的病变不如 UC 患者明显。

2. 表层上皮及上皮细胞内成分

UC 患者的黏膜表层上皮损伤特征明显，出现上皮扁平化、局灶性细胞丢失、糜烂和溃疡。杯状细胞数量减少和胞内黏蛋白数量减少，是一个弱诊断特征，因为该特征也见于感染性结肠炎和 CD。慢性 UC 时，还可观察到结肠潘氏细胞化生、炎性息肉、黏膜肌层肥厚，并偶见黏膜下纤维化。CD 患者常发生阿弗他溃疡（aphthous ulcer），病变常波及下方的淋巴滤泡。在 CD 患者的回肠活检样本中，2%～27%见幽门腺化生，该病变与黏膜溃疡有相关性。

3. 炎症反应

未经治疗的 UC，其炎性浸润仅限于黏膜，呈弥漫性、连续性特征，在不同部位的病变程度相对均一，但越邻近直肠方向炎症反应程度越有加重的趋势，主要表现为基底浆细胞增多，增多的浆细胞存在于隐窝基部和黏膜肌层之间的固有层。基底浆细胞增多见于 63%的首次被确诊为 UC 的患者，其在感

染性结肠炎的发生率约为6%。在第一次内镜活检时，若观察到嗜酸性粒细胞浸润与基底浆细胞增多现象共存，则更倾向于诊断为UC；如果观察到大量嗜酸性粒细胞浸润（10个高倍镜视野下超过60个），则可预测其对治疗的应答不良。在慢性UC中，炎症反应转化为不连续、跳跃性的，此时便难以与CD区分。

为了区分IBD时炎症反应的活动性，常采用Nancy指数进行组织学评分。0分指无或轻度慢性炎症，既无溃疡，也未见中性粒细胞浸润；1分指中度或重度的慢性炎症（浸润浆细胞、淋巴细胞或嗜酸性粒细胞），但无中性粒细胞活化及溃疡；2分指无溃疡，但有少量中性粒细胞浸润；3分指无溃疡，但有中度或重度的中性粒细胞浸润；4分指出现溃疡。该评分标准同样适用于UC和CD。

CD的典型组织病理学特征是跳跃性慢性炎症，且不同部位的病变严重程度不一。病灶集中，边界清晰，通常呈单个或多个单核细胞浸润增多的局限性病灶。CD与UC相似，中性粒细胞是否浸润及浸润程度是判断疾病是否呈活动性的依据。上皮样细胞肉芽肿是CD的典型病变之一，可见至少5个上皮样细胞聚集，并可见多核巨细胞。需注意的是，寄生虫感染、耶尔森菌结肠炎或结核时，也可发生类似病变。

10%～15%的IBD病例发生在18岁以前，儿童和青少年的IBD有其独特的组织学特征。未经治疗的UC患儿通常表现为次全结肠或广泛性结肠炎，但与成人相比，其上皮损伤、结构异常及炎症反应均较轻微。儿童CD较少影响回肠，表现为结肠炎伴直肠受累。节段性炎症是其特征，因此在多次活检中可能随机检出明显炎症区域、轻度炎症区域与无炎症区域。此外，儿童肉芽肿的发生率高于成人，上消化道受累也更明显，在食管、胃和十二指肠中可能发生局灶性炎症。

四、未定型结肠炎

未定型结肠炎占手术病例的5%～10%，几乎所有病例的临床表现均为急性或重症（暴发性结肠炎），需要紧急结肠切除，它们的病理特征模糊，无法准确归为CD和UC。在暴发性结肠炎中，裂隙溃疡和透壁性炎症（正常情况下是CD的主要特征）可见于其他方面表现均较典型的UC病例。尽管伴有中毒性巨结肠的暴发性结肠炎与UC明显相关，但其临床过程通常遵循CD的临床治疗过程。

未定型结肠炎的确诊需要满足以下所有特征：局限于大肠的弥漫性病变，

累及直肠，较近端的结肠病变与受累直肠有连续性（即没有大体上的或组织学上的跳跃性病变），没有深的裂隙溃疡，没有肠壁窦道，没有透壁性淋巴组织集聚或肉芽肿。

未分类的结肠炎症性肠病（colonic inflammatory bowel disease unclassified）一词用于在临床、内镜及活检基础上仍未确诊的病例。而未定型结肠炎一词局限于病理学特征模糊、外科切除标本不能确定诊断为 UC 或 CD 的特发性结肠 IBD 病例。对于不具有提示 CD 的临床、内镜或放射学证据而结肠切除标本的最终病理未定型的患者，一般认为适合做回肠-肛管吻合术。

五、炎症性肠病和憩室病

炎症性肠病和憩室病（diverticular disease）都很常见且偶尔可能共存。憩室病相关的 IBD 样黏膜炎症也曾有报道。CD 和憩室病都可表现为局灶性黏膜炎症、狭窄和瘘管形成。病理医生将所有改变归因于一种疾病（通常是憩室病）而忽略了并存的 IBD（通常是 CD）的情况并不少见。提示 CD 合并憩室病的特征包括出现裂隙溃疡、活动性憩室炎区域外的溃疡、除结肠膀胱瘘或结肠阴道瘘之外的内瘘。需明确，炎症性改变并不一定是 IBD 的表现。例如，除 CD 患者外，其余患者只需最低限度的药物治疗或手术干预即可恢复至良好的状态。

憩室性疾病的并发症包括憩室的炎症（憩室炎）、穿孔、粘连、瘘管形成、炎症性包块形成、出血和梗阻等。尽管结肠-膀胱瘘和结肠-阴道瘘可以发生在憩室病，但合并其他瘘时必须考虑到 CD，因为两种疾病可以同时存在。管腔黏膜的任何颗粒状变性和溃疡形成，同时显微镜下可见隐窝脓肿或炎症性憩室外的淋巴组织聚集，必须考虑合并 CD 的可能性。同样，远离憩室区域（例如，在远端切缘）存在结肠炎特征时也要考虑合并有 CD。

六、炎症性肠病的异型增生癌

长病程的 UC 患者发生结直肠腺癌的风险增加。由于结肠炎相关性癌常常是扁平浸润性癌，普通的放射学影像检查难以发现；对于有长期广泛性结肠炎的患者，应该使用全结肠镜联合活检来定期监测癌或异型增生。

异型增生，作为癌前病变，可见于病情反复、迁延不愈的结肠炎患者。有证据提示，异型增生可进展为浸润性癌，异型增生也是 IBD 患者患癌风险的最可靠标志。异型增生的上皮可发生在大体上和内镜下扁平的黏膜、有绒毛状结构的黏膜或类似于腺瘤的结节状增生中。异型增生和修复都伴有核增大、核深染、核分裂象增多以及细胞内黏液减少。修复的细胞核常呈圆形或卵圆形，伴有光滑的外形，均匀分布，含有颗粒状染色质，具有一个或多个染色中心或核仁，大小和外观十分相似。与异型增生相比，再生细胞的核浆比常常是降低的（尤其是在邻近溃疡的区域），胞浆常呈深嗜酸性。附近出现隐窝脓肿和隐窝炎有助于支持修复的诊断。倾向于异型增生而不是修复的特征有：①伴有多形性的核深染；②不规则的核外形；③显著的核复层化伴有核拥挤；④核极性丧失。在异型增生的上皮细胞内，黏液通常减少，但偶尔可能增加。发育不良或印戒型杯状细胞常见于异型增生，但不具有诊断特异性。黏膜结构的显著变形也支持异型增生的诊断。

七、炎症性肠病相关的分子病理学研究进展

IBD具有遗传倾向，患者一级亲属患病的相对风险可能比正常人高出5倍。与UC相比，CD的遗传倾向更强。分子病理学方面的部分研究成果包括：

大规模的全基因组关联分析（GWAS）已经发现了230多个与早期发病炎症性肠病相关的危险位点，目前已鉴定出近60个与早期发病炎症性肠病和炎症性肠病样结肠炎相关的单基因突变。其中，*NCF2*、*XIAP*、*LRBA* 和 *TTC7* 的突变可能在炎症性肠病发生过程中起重要作用。

结合GWAS数据的meta分析确定了与炎症性肠病相关的201个位点。其中有41个CD和30个UC的特异位点，约137个位点（68%）同时与CD和UC相关，表明这些疾病具有共同的炎症途径。同时，约70%的IBD位点也存在于其他自身免疫性疾病或免疫缺陷性疾病中。例如，存在于炎症性肠病中的SNPs位点与存在于强直性脊柱炎和银屑病中的SNPs位点有很多重叠，而这些疾病为炎症性肠病常见的肠外表现。IBD特异性位点涉及的生物学过程包括屏障功能、上皮修复、微生物防御、先天免疫调节、活性氧生成、自噬、适应性免疫调节等相关通路。

GWAS鉴定的位点中，高达80%～90%的位点仅限于通过基因表达的调控发挥致病作用的非编码变异。近年来的研究主要集中在能广泛调节基因表达的核内小分子，如表观遗传标记、miRNA（微RNA）和ncRNA（非编码RNA），这些分子均通过不同途径参与炎症性肠病的发病和进展。

（金毅，彭西）

第三节　炎症性肠病的临床表现与治疗

一、临床症状

UC 和 CD 在临床表现方面有不少相似之处，但两者又各具有不同的特点。UC 是具有复发倾向的慢性肠道疾病。一般来讲，症状的严重性与结肠受累范围及炎症程度相关，通常为缓慢、隐匿性发病。部分患者发病较急，症状类似感染性肠炎。其临床表现可分为消化道症状、全身表现和胃肠道外表现。CD 是一种慢性透壁性肠道炎性疾病，好发于青壮年，但首次发病可见于任何年龄段。半数以上患者的病变可累及胃肠道多个部位，从食管到肛门均可累及。

（一）消化道症状

（1）腹泻　腹泻是 UC 最常见的症状，发生率在 90%以上。常反复发作或持续不愈，腹泻程度轻重不一，轻者每日排便 3～4 次或便秘与腹泻交替出现，重者每日排便次数可达 10～20 次。

（2）血便或黏液脓血便　黏液血便、全血便占比 3/4，以黏液脓血便多见，部分患者为鲜血便，少数患者出血量较多。

（3）腹痛　疼痛以胀痛为主，多固定、局限在左下腹或左腰腹部，轻型患者常无腹痛。

（4）里急后重　是直肠炎的主要症状之一。

（5）消化不良　为非特异性症状，主要表现为厌食、上腹部饱胀感、恶心、呕吐、嗳气、返酸等。

（二）全身症状

多发生于中度或重度患者，全身症状较多且明显。

（1）发热　为常见的全身表现之一，与肠道炎症活动及继发感染有关。多数为低热或中度发热，常间歇出现。急性重症病例或伴有化脓性并发症时，可有高热、寒战、惊厥、昏迷等症状。少数患者以发热为主要症状，甚至在较长时间不明原因发热之后才出现消化道症状。

（2）消瘦和低蛋白血症　多发生于重症或慢性反复发作的患者，由慢性腹泻、食欲减退及慢性消耗等因素所致。其发生与营养物质摄入不足、蛋白质合成减少、机体高代谢状态消耗过多及胃肠蛋白丢失有关，表现为消瘦、贫血、低蛋白血症和维生素缺乏等。

（3）贫血　常见于重症及慢性迁延不愈的患者，因失血或慢性炎症导致骨髓抑制，或与药物所致的骨髓抑制有关。

（三）胃肠道外表现

本病可累及全身多个系统，因而伴有一系列肠外表现，包括杵状指（趾）、关节炎、结节性红斑、坏疽性脓皮病、口腔黏膜溃疡、虹膜睫状体炎、葡萄膜炎、小胆管周围炎、硬化性胆管炎、慢性活动性肝炎等，淀粉样变性或血栓栓塞性疾病亦偶有所见。约15%的UC患者有肠外表现，全结肠型与左半结肠型患者肠外表现的发生率高于直肠型患者。以下为部分较常见的肠外病变的特征。

1. 关节症状

与肠道病变活动并发的关节疼痛，为非浸润性，不遗留退行性病变或功能障碍。

2. 皮肤病变

皮肤病变表现为结节性红斑、坏疽性脓皮病和非特异性皮疹。结节性红斑可见于2%～4%的UC患者，坏疽性脓皮病见于1%～2%的UC患者，部分患者的皮肤病变是患者对治疗药物过敏所致。

3. 眼部病变

眼部病变以巩膜炎、葡萄膜炎最为常见，发生率为5%～8%。巩膜炎的特征性表现是无痛性巩膜、结膜充血，对视力无影响。葡萄膜炎表现为视物模糊、畏光、眼部疼痛甚至头痛，需要立即给予局部糖皮质激素类药物治疗，否则可能进展至失明。

4. 其他

此外，还可见胆管周围炎、原发性硬化性胆管炎、深静脉血栓形成、纤维性肺泡炎等。

二、炎症性肠病的治疗

炎症性肠病的治疗方法包括西医药物治疗、营养调控、手术治疗、中医治疗和中西医结合治疗。其中，中医治疗将在第四节中专题介绍。

（一）西医药物治疗

常用的西药有氨基水杨酸类、肾上腺皮质激素类、免疫抑制剂、抗感染药、益生菌、生物制剂。

1. 氨基水杨酸类

5-氨基水杨酸类药物用于治疗溃疡性结肠炎的可能机制包括：改变肠道微生物体系；改变黏膜内前列腺素的合成及电解质交换；抑制炎症介质（如一氧化氮、白三烯、前列腺素 E_2 和血小板活化因子）的合成和释放；抑制自然杀伤细胞、肥大细胞、中性粒细胞、黏膜淋巴细胞和巨噬细胞的作用；抑制活性氧的产生等。

柳氮磺吡啶（sulfasalazine，SASP）是治疗本病的常用药物，已有五十余年的历史，由 5-氨基水杨酸（5-ASA）及磺胺吡啶（SP）结合而成。适用于轻、中型患者或重型经糖皮质激素治疗后已缓解的患者。其副作用主要由 SP 引起，包括消化道反应、头痛、贫血、过敏反应引起的皮疹、男性不育、肝毒性、胰腺炎、肺炎、白细胞减少等。约 1/3 的患者无法耐受，限制了临床上的大剂量长期应用。

美沙拉嗪（mesalazine，MS）即 5-ASA 的特殊制剂，可使 5-ASA 到达结肠发挥药效，其疗效与 SASP 相当，但耐受性较好。

奥沙拉嗪由两分子的 5-ASA 通过偶氮键连接而成，疗效与 SASP 相似，可用于治疗轻中度 UC 患者，因其口服后在胃和小肠内极少被吸收和分解，故无明显的不良反应。

巴柳氮是一种新的 5-ASA 衍生物，以前体药物的形式进入体内，在结肠内被细菌活化并裂解为 5-ASA。

2. 肾上腺皮质激素类

肾上腺皮质激素类药物是治疗 UC 的经典药物，能抑制磷脂酶 A1，阻止细胞膜磷脂中结合型花生四烯酸转化为游离型，使白三烯等炎症介质减少，降低中性粒细胞趋化活性，减轻肿瘤坏死因子 α（tumor necrosis factor-α，TNF-α）介导的细胞毒性，主要用于中、重度急性发作期或暴发型及 SASP、5-ASA 疗效不佳的患者。

传统激素类药物如泼尼松龙、可的松、氢化可的松对短期缓解症状有很好的效果，但长期使用易导致水钠潴留、向心性肥胖和小儿发育异常。近年来出现的新型制剂多以灌肠方式给药，全身副作用较小。

3. 免疫抑制剂

该类药物主要通过干扰嘌呤的生物合成或作用于免疫反应的某一环节而发挥免疫抑制作用。早期用于治疗 UC 的免疫抑制剂有硫唑嘌呤、6-巯基嘌呤及甲氨蝶呤等，由于该类药物起效较慢，毒性较大，特别是对骨髓造血功能有影响，因此其应用受到限制。

环孢素主要用于激素治疗无效的重症 UC 患者，使其度过危险期，是糖皮质激素安全、有效的替代治疗药物。

目前疗效较好的新型免疫抑制剂为他克莫司，可抑制 T 细胞反应。对难治性 UC，该药口服与静脉给药同样有效。最常见的不良反应是震颤、高血糖、高血压和感染。肾损害罕见，停药后消失。此外，尚未发现本药对孕妇及新生儿有不良影响。

4. 抗感染药与益生菌

UC 患者的肠道菌群发生明显改变，尤其以致病性肠球菌、变形杆菌、酵母菌的增加和双歧杆菌的减少为特征，这说明菌群失调是病因之一，因此抗生素可用于 UC 的治疗。益生菌通过宿主的内源性和免疫性防御屏障可拮抗致病菌，调节肠道菌群平衡，从而达到治疗 UC 的目的。

5. 生物制剂

促炎和抗炎细胞因子失衡在炎症性肠病的发病机制中起着重要的作用，近年来对细胞因子的研究有很大的进展。TNF-α 被认为是 IBD 发病机制中的一种重要的促炎因子，在组织破坏及炎症反应中起重要作用。现已用于临床的抗 TNF-α 的单克隆抗体有人鼠嵌合的英夫利西单抗（infliximab）、重组全人源化的阿达木单抗（adalimumab）等。

6. 其他

其他药物如钙通道阻滞剂（维拉帕米、硝苯地平、氟桂利嗪）、蒙脱石散、硫糖铝及其微粒化混悬剂、肝素、血栓素合成酶抑制剂、尼古丁、H_2-受体拮抗剂（西咪替丁、雷尼替丁等）、局部麻醉剂（罗哌卡因、利多卡因）、超氧化物歧化酶（SOD）自由基消除剂、免疫球蛋白、高压氧治疗、鱼油、色甘酸钠及酮替芬等均通过不同的机制对 UC 有一定的治疗作用，但缺乏多中心、大样本、随机、对照、双盲的前瞻性研究。

类胰蛋白酶的病理性改变在肥大细胞介导的过敏性炎症疾病中起重要作用，肠道中肥大细胞浸润和类胰蛋白酶活性升高与UC的发病机制有关。类胰蛋白酶抑制剂APC2059是第2代小分子肥大细胞类胰蛋白酶抑制剂，可特异性抑制胰蛋白酶的释放。在葡聚糖硫酸钠（DSS）诱导的小鼠结肠炎中，PPARγ激活剂BRL 49653（罗格列酮）明显缓解了结肠炎症状。PPARγ配体及其类似物如罗格列酮、丁酸盐、非甾体抗炎药（NSAID）等作为治疗UC的一类新药有潜在的价值。

（二）营养调控

对炎症性肠病患者而言，合理的饮食管理与药物治疗同样重要。饮食调整是控制病情、减少复发的重要手段。

为了补偿因长期腹泻导致的营养消耗，患者应选择高热量、高蛋白、高维生素的食物。同时，蛋白质应以优质蛋白为主，如鱼、瘦肉、蛋类等。炎症性肠病患者常伴有脂肪吸收不良和腹泻，因此饮食应低脂肪、少渣，避免摄入过多油脂和粗纤维食物。

主食可以选择精制米面及其制品，如大米、白馒头、白面包等，这些食物易消化，对肠道的负担较小。蔬菜可以选择去皮番茄、黄瓜、冬瓜等低纤维、易消化的蔬菜，避免摄入含粗纤维多的蔬菜，如芹菜、韭菜等。水果可以选择香蕉、桃子、苹果等，避免摄入过酸或过甜的水果。在肉类的选择上，建议减少红肉（牛羊肉）的摄入，可选择去皮及内脏的鸡、鸭等禽肉及猪瘦肉等，避免摄入过多脂肪。

① 肠内营养能够改善肠道菌群失衡，从而维持肠道内环境稳定和免疫调控功能。已有研究表明，CD患者的肠道菌群失衡主要表现在厚壁菌门细菌（包括梭状芽孢杆菌和粪肠球菌等）大幅度减少，而肠杆菌科细菌增多。肠内营养治疗能够显著改善上述肠道菌群的变化，并通过此机制减轻肠道的病理性损伤。

② 肠内营养改善了必需营养素的供给状况。IBD患者体内色氨酸（调节免疫功能）和苏氨酸（有助于修复黏液层和维持肠道屏障功能）含量较低，肠内营养能够有针对性地提供这些必需营养素。肠内营养的另一大优势是能够避免许多添加剂和食品中潜在的有害成分的摄入，并纠正微量元素的缺乏；不含

麸质的肠内营养制剂还能够提高麸质过敏患者的依从性。

③ 肠内营养能够有效调节各种炎症因子的水平。Wedrychowicz 等检测 IBD 患者血清中血管内皮生长因子（vascular endothelial growth factor，VEGF）和转化生长因子-β（transforming growth factor-β，TGF-β）水平，发现经过肠内营养治疗后，VEGF 在 UC 和 CD 患者中均下降，而 TGF-β1 在 CD 患者中升高，在 UC 患者中下降，提示肠内营养可能通过调节 VEGF 和 TGF-β1 达到治疗效果，同时也提示这可能是肠内营养治疗 CD 的效果优于 UC 的原因之一。

④ 肠内营养能改变肠道的通透性。Nahidi 等研究发现，肠内营养中的聚合配方（polymeric formula）能改善 TNF-α 引起的上皮屏障功能障碍，其恢复肠道屏障形态和功能的机制主要与抑制肌球蛋白轻链激酶有关。

一项研究发现，肠内营养能够有效降低 UC 儿童患者体内 VEGF 的浓度。一项前瞻性随机试验比较了全肠外营养和早期肠内营养（early enteral nutrition，EEN）支持作为糖皮质激素辅助治疗对急性重症 UC 患者的疗效，发现 EEN 组患者血清白蛋白平均增高 16.7%（－0.5%～30.4%），提示肠内营养作为辅助的营养支持治疗对重度活动期 UC 安全且有效。另外，一些探索性研究探讨了补充 ω-3 脂肪酸，以及可发酵的低聚糖、双糖、单糖和多元醇（fermentable oligosaccharides，disaccharides，monosaccharides，and polyols，FODMAP）的作用。FODMAP 等饮食辅助治疗对 UC 的疗效，虽然未得到明确的结论，但提示饮食治疗对 UC 有潜在的治疗作用。鉴于肠内营养在 UC 治疗中的证据不足，目前《欧洲临床营养和代谢学会指南》推荐肠内营养仅用于重度 UC 且能耐受肠内营养的患者的营养支持治疗，本质上是改善营养不良的支持疗法。

（三）外科手术

1. 溃疡性结肠炎的外科治疗

大多数溃疡性结肠炎可通过药物治疗控制症状，但仍有相当比例的患者对药物治疗反应不佳，最终需要外科手术治疗。

内科治疗效果不佳是 UC 手术的相对指征。正规内科治疗无效、反复发作、因严重药物不良反应而无法继续服药及并发不可耐受的肠外表现的 UC 患者，经多学科团队综合评估后，可进行择期外科手术治疗。

儿童生长发育障碍也是外科手术的适应证。慢性复发型UC需定期监测药物治疗效果，评估指标包括营养情况、C反应蛋白、内镜下黏膜愈合情况、病变范围等，药物治疗失败或反复住院者可能最终需进行结肠切除治疗。对于年龄大于50岁的UC患者，若合并多个并发症且药物治疗效果欠佳，尽早手术可获得更高的生存率，减少经济损失。UC手术尽量选择在疾病缓解期进行，避免在急重症阶段进行抢救性手术。

全结肠直肠切除＋回肠储袋-肛管吻合术（ileal pouch-anal anastomosis，IPAA）目前已成为绝大多数UC患者的标准术式。肠段切除能够在根本上治愈UC，而IPAA这一重建性术式恢复了消化道的连续性，保留了肛门括约肌功能，避免了术后永久性造瘘的痛苦，开创了UC外科治疗的新时代。

2. 克罗恩病的外科治疗

近年来，随着药物机制的深入研究、生物制剂的蓬勃发展，IBD的治疗前景日益光明，但多数CD患者在病程中难以避免进行手术干预，特别是伴有狭窄性病变、穿透性病变及腹盆腔脓肿者。对于存在严重并发症或内科治疗无效的CD患者，外科手术在其治疗方案中处于核心地位。CD手术的目的在于切除病变的部位，以最小风险、最大程度保留有功能的消化道，促进症状恢复，但仍存在一定复发的可能。有报道称，CD手术一年后复发率在5%～90%。

（1）有临床症状的纤维性狭窄　在CD慢性炎症刺激、炎症损伤后纤维修复过程中，肠道纤维组织过度增生，可导致肠道壁增厚、失去弹性，严重者可能发生狭窄。若CD引起的肠道狭窄是由肠道炎症引起的水肿和肿胀导致的，即为“炎症性狭窄”，可使用皮质醇等抗炎药物诱导和维持疾病缓解；若为长期炎症与修复过程形成的，称为“纤维化狭窄”，可导致反复发作的肠梗阻，降低患者的生活质量与营养状态，需要采用内镜下球囊扩张术或手术切除来治疗。

若肠道狭窄导致急性肠梗阻，患者往往存在腹痛腹胀、恶心呕吐、停止排气排便等临床症状，若无肠缺血、腹膜炎等征象，可考虑保守治疗，如胃肠减压等，缓解梗阻的同时，最大程度优化术前的营养状态并调整用药。若存在肠穿孔等急诊手术指征，需尽早切除病变肠段。

对于CD患者回肠末段狭窄范围较短（＜5cm）的情况，内镜下球囊扩张或手术切除都是合适的治疗选择。据国外研究报道，内镜通过狭窄率可达89.1%～90.6%，随访结束时无症状率为70.2%～80.8%，并发症发生率为2.8%～6.4%。尽管初始成功率很高，但73.5%～75%的患者在术后24个月内需要再次手术或进一步治疗。

（2）穿透性病变　CD炎症反复发作与肠道壁持续损伤可导致肠壁薄弱，

容易损伤。当炎症加重或形成深大溃疡时，可能穿透肠壁，在肠道与其他器官之间形成瘘管，肠道内容物通过瘘管刺激其他器官，导致反复消化道出血，甚至癌变。回肠末端位于骨盆腔内，若该处出现穿透性病变，由此产生的脓肿可蔓延到乙状结肠或膀胱，其中回肠-乙状结肠瘘最为常见。肠梗阻也可导致肠腔压力增加，使脆弱的肠壁组织破裂穿孔。

因此，对于局限性但药物治疗效果不佳的CD深大溃疡，以及经保守治疗后暂时闭合的肠瘘，建议及时行分期手术以清除腹腔感染。十二指肠穿孔不宜行造口，可以行瘘口修补，并行胃十二指肠置管减压，保证修补口以下的肠管畅通，以便术后给予肠内营养。

(3) 消化道大出血　CD深大溃疡可在肠道内逐渐扩大并深入，若侵蚀到血管，易导致血管破裂和出血。CD导致的肠道狭窄、肠梗阻及并发感染等因素可进一步增加血管通透性，导致消化道出血。

CD并发急性消化道大出血的发生率为0.9%～6.0%，通常继发于严重的炎性病变，具有发病急、病情重、非手术治疗困难、病死率较高等特点。出血部位往往为病变最严重处，可通过数字减影血管造影（DSA）结合CT等影像学检查评估病情，以判断出血部位。CD并发消化道出血可初步通过使用生长抑素、止血药和CD用药等保守治疗来控制，而介入栓塞容易导致肠缺血和肠坏死。对于病情稳定的患者可行内镜检查及止血，常见的内镜下止血方法包括夹闭、电凝与喷洒止血药物等。对于内科治疗失败、不适合内镜止血或出血量大且有休克风险的患者，需急诊手术切除病变部位。

3. 择期手术指征

CD患者由于长期肠道炎症发作，存在腹痛、腹泻、食欲下降等症状，营养物质无法足量摄入、良好吸收和利用，因此会影响患者的营养状态，甚至会导致青少年生长发育迟滞，10%～40%的CD患儿出现生长发育障碍。长期肠道炎症刺激也可能导致黏膜细胞发生异常增生，同时CD患者的免疫系统往往处于异常状态，进一步增加恶变风险。CD患者往往首选药物治疗，但存在内科治疗效果不佳、药物副作用大、患者对药物不敏感或不耐受等情况。为了改善患者生活质量，需制订个性化治疗方案，对于存在以上指征的患者可考虑手术治疗。

CD是慢性终身性疾病，无论是通过药物还是手术均无法治愈。CD手术需以损伤控制理念为准绳，避免加重炎症反应。手术的主要目的为切除活动性病变的肠管，使病情进入缓解期，再辅以积极的营养治疗与药物干预，最终目的为解除CD的临床症状的同时降低术后并发症的风险。

（俞旻皓）

第四节 炎症性肠病的中医治疗

一、理论溯源

在西医理论体系中，将炎症性肠病（IBD）分为三种病型，即溃疡性结肠炎（UC）、克罗恩病（CD）和未定型结肠炎（IC）。在中医学理论体系中，并无明确的中医学病名对IBD进行分型，但根据其临床症状，通常将其归结于以下疾病，现整理论述如下。

（一）先秦时期

中医理论中，关于IBD相关内容的记载最早可以追溯至先秦时期《黄帝内经》中的“肠澼”之说。《素问·卷第一·生气通天论篇第三》中记载道，“因而饱食，筋脉横解，肠澼为痔”。“澼”指垢腻黏滑、似涕如脓的液体，因自肠排出“澼澼有声”，故又称“肠澼”。《素问·卷第八·太阴阳明论篇第二十九》在论述脾胃功能时提及，“食饮不节，起居不时”者，则“入五藏，则䐜满闭塞，下为飧泄，久为肠澼”，即认为饮食摄入不加节制，生活习惯不按规律的患者，内在阴气先受损伤，进而影响五脏之脾，最终出现脘腹胀满不舒、大便闭塞不通的体征，表现为大便泄泻，日久发病而为本病。而在《素问·卷第二十二·至真要大论篇第七十四》针对六气相胜的疾病论治中，出现了“肠鸣飧泄，少腹痛，注下赤白”“腹满痛，溏泄，传为赤沃”以及“少腹痛，下沃赤白”等字样，首次指出了与IBD典型临床症状相同的疾病表现，即腹泻、腹痛、痢下赤白脓血。其中“赤沃”被认为是血痢之病，相比于“肠澼”，更突出了临床症状中血便或黏液脓血便的特征。春秋战国时期，扁鹊在《难经·第五十七难》中论述并区分了中医疾病“泄泻”的名称和症状，将其分为五种。其中，“小肠泄”表现为“溲而便脓血，少腹痛”，而“大瘕泄”则表现为“里急后重，数至圊而不能便，茎中痛”。上述描述与IBD的主要症状，即“腹痛、腹泻、里急后重，便下赤白脓血”是相符合的。

（二）汉晋时期

东汉末年，张仲景在《难经》学术思想的基础上加以总结归纳，将本病总称为“下利”。“下”者意指排泄大便，“利”同“痢”，意即排泄大便“力切而急，力度峻大”，囊括了 IBD 在内的一系列疾病的共同临床表现。

东晋时期，葛洪在其论著《肘后备急方》中将“下利”记载为“下痢”，并首次将“痢”作为单独病名进行论述、诊疗，详细论述了出现痢疾症状的时疫疾病种类。在治疗方面，葛洪强调黄连在治疗本病方面的重要性，这被认为是现代常用口服药复方小檗碱片的理论依据之一。

（三）隋唐时期

巢元方在其著作《诸病源候论·痢病诸候》中对痢疾进行了细致的分类，将其细化为水谷痢、赤白痢、赤痢、血痢、脓血痢、冷痢、热痢、冷热痢、杂痢、白滞痢、蛊注痢和肠蛊痢等 20 余种不同类型。其中，水谷痢等七种痢疾若在病后体弱，余邪未清，可发展为“久水谷痢”，即慢性痢疾。巢元方认为，所谓“久水谷痢”，是因为脾胃和大肠功能虚弱，风邪趁机侵袭人体，进而导致腹泻。如果身体虚弱没有及时恢复，病情就会持续迁延，久而久之形成慢性痢疾。同时，巢元方还提出了“休息痢”的概念，认为这是一种慢性复发型痢疾，其根本病因是胃脘部有停滞的饮液，且由于痢疾长期未愈，最终痢疾时发时止，因此得名“休息痢”。上述描述在中医学领域中首次详细阐述了 IBD 的明确特性，同时确定了其“休息痢”和“久痢”的称谓。孙思邈在《备急千金要方》中重点记载了女子产后各种痢疾，如寒下痢、赤白痢、泄痢、寒热痢等不同证型痢疾的证治，并指出痢疾常常伴有腹泻、腹痛之症，这与 IBD 的典型临床症状相一致。

（四）宋元时期

北宋时期，王怀隐在《太平圣惠方》中首次提到“肠风”的定义：“大肠中久积风冷，……风冷热毒，搏于大肠，大肠既虚，时时下血，故名肠风也。”他认为肠风的病因为大肠中长期积聚风冷之邪，并与热毒在大肠中相互作用，导致大肠虚弱，进而出现发作性便血的症状。而在北宋太医局整理的《圣济总录》中则将本病记述为“肠风下血”，认为患者肠胃中有风邪侵袭，并有气虚挟热，热邪逼迫血液脱离脉管，进而渗入肠间，最终发为本病。

在《太平惠民和剂局方》中，“痢疾”这一病名首次被提出，书中认为本病为“饮食失调，动伤脾胃，水谷相拌，运化失宜，留而不利，冷热相搏，遂成痢疾”。即由于饮食习惯不当，脾胃受损，摄入的食物没有得到良好的消化吸收，滞留于肠中未能顺利排出，冷热二邪相互斗争，最终形成痢疾。

（五）明清时期

明清时期，中医各家重在总结前辈学者对 IBD 的理解，进而形成了较为详细的经验总结。如清代医家周学霆在《三指禅》中总结了本病病名的演变过程，从《素问》的“肠澼”，到《难经》的“里急后重”，再到汉代的“滞下”，直至唐代才称之为“痢”。清代医学家吴谦在《医宗金鉴》中综合了历代医家的观点，对本病的病名和症状进行了总结，整理为“大瘕泄”“大肠泻”“小肠泻”“肠澼”等，并指出以上病名统称为“痢疾”。同时，吴谦认为痢疾的主要症状为“里急后重，下痢脓血，小便赤涩”，并详细解释了“里急后重”的具体含义，即“里急者，腹痛积滞也。后重者，下坠气滞也”。“里急”描述了患者腹痛和腹胀的感觉，“后重”则是指常常有便意的下坠感，生动地描述了痢疾患者时常腹痛、排便不净、常有便意的临床表现。

（六）现代指南

在中医理论中，对 UC 及 CD 的命名及病名归属主要根据临床表现。

根据《溃疡性结肠炎中医诊疗指南（2023）》，UC 在中医学中属于“痢疾”“肠澼”“滞下”等范畴。对于活动期与缓解期交替发生的 UC，中医称之为“休息痢”；慢性持续性的 UC 则归属于“久痢”的范畴；当 UC 患者在缓解期仅表现为大便溏薄、次数增多时，则可归类为“泄泻”。

根据《克罗恩病中医诊疗专家共识意见（2024）》，CD 的中医病名确定依据患者的主要症状和并发症表现，可以参考“腹痛”“休息痢”“久痢”“肠痈”和“虚劳”等病名。如果患者以腹痛为主要症状，则归属于中医的“腹痛”范畴；若以腹泻和便下脓血为主要症状，则属于“休息痢”或“久痢”的范畴；若主要表现为肠瘘和腹腔脓肿，则属于“痈”范畴；若主要表现为营养不良和发育迟缓，则归入“虚劳”范畴。

二、病因病机

在中医理论诊疗体系中，对病因病机的准确理解是制订治疗方案的基础。中医学四大经典之一的《黄帝内经》中指出，“谨守病机，各司其属，有者求之，无者求之，盛者责之，虚者责之”。即在治疗过程中必须精确识别疾病的起因、演变规律，以及病变过程中的主要和次要矛盾。这要求医生不仅要细致观察患者当前的症状，还要深入挖掘潜在的病因。在探讨了 IBD 在中医中的命名演变后，对其病因病机的准确理解变得至关重要。

历代中医学家根据临床经验总结认为，IBD的主要病因包括外感时邪、饮食不节、情志内伤以及脾肾不足等。这些病因主要涉及湿、热、毒、瘀等方面，尤其是“湿、热、毒”三者之间的复杂交互作用。病理性质多为本虚标实，其中本虚主要表现为脾肾亏虚，常伴有气血不足；标实则为湿毒蕴结、气血壅滞。由于UC和CD的临床表现和病变部位存在差异，它们在中医理论中的病因病机学说也有所不同。

UC根据病情活动与否分为活动期和缓解期。活动期以实证为主，常见的病机有湿热蕴肠、热毒炽盛和浊毒内蕴；缓解期则以虚证为主，常见的病机为脾气亏虚，可能伴有肝气郁结或肾阳不足。UC的基本病机是脾肾虚损、饮食情志伤害、伏毒腐化血肉为痈。当人体受到湿热邪气侵袭，邪气内陷，导致湿热内蕴肠腑，腑气壅滞，气滞血阻，气血与邪气相搏，肠络受损，腐败化为脓血，从而引发下痢血便或黏液脓血便；精神紧张、忧虑过度等情绪问题可致肝郁而失于疏泄，根据五行理论，肝脾为母子，肝气过旺则横逆犯脾，导致脾失健运，出现消化不良、腹泻、腹痛等症状；先天禀赋不足，后天饮食不节，导致脾胃气虚，升降失司，湿浊内生，湿浊或寒化或热化，导致寒湿、湿热壅滞肠道，气血运行不畅，化腐成脓，引发血便或黏液脓血便。

与UC相比，CD的病变范围更广，病变层次更深。CD的基本病机是湿毒蕴肠，损伤肠络，血败肉腐成疡。脾胃功能受损，运化失健，气机不利，表现为腹泻、腹痛；湿热蕴结肠道，损伤肠络，络损血溢，表现为便血或下痢脓血；湿毒炽盛，血败肉腐，流注成痈，表现为肠瘘、腹腔脓肿；湿毒稽留，气血瘀滞，表现为肠腑不通或腹部积块；湿热下注大肠，阻于谷道，表现为肛瘘或脓肿；幼年起病，脾肾亏虚，运化失健，精微生化不足，表现为发育不良或发育迟缓。

三、辨证分型

（一）2024年出版的《溃疡性结肠炎中西医结合诊疗指南》推荐了8种溃疡性结肠炎的中医证型，具体如下：

（1）湿热蕴肠证　主要症状为腹痛、腹泻、便下黏液脓血、里急后重、肛门灼热；次要症状包括身热、小便短赤、口干口苦、口臭；舌脉表现为舌质红，苔黄腻，脉滑数。

（2）热毒炽盛证　主要症状为便下脓血或血便、量多次频、发热；次要症状包括里急后重、腹胀、口渴、烦躁不安、腹痛明显；舌脉表现为舌质红，苔黄燥，脉滑数。

（3）浊毒内蕴证　主要症状为大便脓血并重、里急后重、大便黏腻、排便不爽；次要症状包括口干口苦、口黏、头身困重、面色秽滞、小便短赤不利、腹痛；舌脉表现为舌质红，苔白厚腻，脉弦滑。

（4）脾虚湿蕴证　主要症状为腹泻、夹有不消化食物、黏液脓血便、白多赤少或为白冻；次要症状包括肢体倦怠、神疲懒言、腹部隐痛、脘腹胀满、食少纳差；舌脉表现为舌质淡红，边有齿痕，苔白腻，脉细弱或细滑。

（5）寒热错杂证　主要症状为下痢稀薄、夹有黏冻、反复发作；次要症状包括四肢不温、腹部灼热、腹痛绵绵、口渴不欲饮；舌脉表现为舌质红或淡红，苔薄白腻微黄，脉弦或细弦。

（6）肝郁脾虚证　主要症状为常因情志因素诱发的大便次数增多、大便稀烂或黏液便、腹痛即泻、泻后痛减；次要症状包括排便不爽、饮食减少、腹胀、肠鸣；舌脉表现为舌质淡红，苔薄白，脉弦或弦细。

（7）瘀阻肠络证　主要症状为腹痛拒按、痛有定处、下利脓血、血色暗红或夹有血块；次要症状包括面色晦暗、腹部有痞块、胸胁胀痛、肌肤甲错、泻下不爽；舌脉表现为舌质暗红，有瘀点和瘀斑，脉涩或弦。

（8）脾肾阳虚证　主要症状为久泻不止、大便稀薄、夹有白冻，或伴有完谷不化，甚则滑脱不禁；次要症状包括腹胀、食少纳差、腹痛喜温喜按、形寒肢冷、腰酸膝软；舌脉表现为舌质淡胖，或有齿痕，苔薄白润，脉沉细。

以上 8 种证型的诊断标准为具备主症 2 项和次症 2 项，舌脉作为参考。

（二）《克罗恩病中医诊疗专家共识意见（2024）》推荐了 7 种克罗恩病的中医证型，具体如下：

1. 肠道湿热证

主症为腹痛、腹泻、黏液脓血便，甚至血便；次症包括肛门灼热、肛周脓肿、瘘口流脓、身热、小便短赤、口干口苦、口臭；舌脉表现为舌质红，苔黄腻，脉滑数。

2. 湿热瘀结证

主症为腹部胀痛或刺痛、腹部积块；次症包括大便不通或腹泻、便脓血、面色晦暗、形体消瘦、发热；舌脉表现为舌质紫暗或有瘀点，苔腻，脉弦滑。

3. 脾虚湿蕴证

主症为腹部隐痛、大便溏薄或有黏液便；次症包括肛周瘘口流脓、脓质清稀、肢体困倦、食少纳差、神疲懒言；舌脉表现为舌质淡红，边有齿痕，苔薄白腻，脉濡或细滑。

4. 寒热错杂证

主症为腹痛绵绵、大便溏薄、便次增多、夹有黏冻；次症包括畏寒怕冷、肛门灼热、口渴不欲饮、饥不欲食；舌脉表现为舌质红或淡红，苔薄黄，脉弦或滑。

5. 气血两虚证

主症为大便稀溏、腹痛隐隐；次症包括面色苍白或萎黄、形体消瘦、头晕目眩、四肢倦怠、气短懒言、纳差；舌脉表现为舌质淡，苔薄白，脉细弱或虚大无力。

6. 脾肾阳虚证

主症为反复泄泻，甚则完谷不化，腹痛隐隐；次症包括黎明腹痛、肠鸣即泻、形寒肢冷、喜温喜按、腰膝酸软；舌脉表现为舌质淡胖，或有齿痕，苔薄白润，脉沉细。

7. 阴精不足证

主症为幼年起病，腹痛、腹泻或便下脓血；次症包括发育迟缓、食欲不振、形体消瘦、神疲乏力、腰膝酸软；舌脉表现为舌体偏瘦，或舌红少苔，脉细无力。

以上证型，具备主症 2 项，加次症 2 项，参考舌脉，即可诊断。

四、治疗手段

（一）中药内服治疗

主要根据临床辨证分型选择对应的中药、中成药进行内服治疗。根据《溃疡性结肠炎中医诊疗指南（2023）》，许多临床研究因样本量不足、盲法设计欠缺及潜在的高偏倚风险，导致指南中的证据质量评定多为低（C）、极低（D）。针对这一问题，项目组严格筛选并提出了推荐意见。对于那些虽缺乏文献支持，但在临床实践中被广泛认可有效的中药方剂和中成药，项目组以共识建议的方式将其纳入指南，以确保推荐意见的实用性和可靠性。而在《克罗恩病中医诊疗专家共识意见（2024）》中则主要推荐了中医常规辨证论治和现代名家学术经验，没有进行严格的证据评价和等级划分。

（二）中医局部治疗

主要包括中药栓剂和中药灌肠。其中针对不同位置的 UC 病变，选择的中医局部治疗手段也有所差异。中药栓剂能够直接作用于直肠黏膜以快速发挥疗效，因此推荐用于直肠部位的病变。而中药灌肠能够使药物更广泛地覆盖到结肠区域，因此推荐用于直肠和乙状结肠部位的病变。一般将清热解毒、活血化瘀与敛疮生肌类药物配合应用，用中药灌肠治疗。

（三）其他中医技术

主要包括针灸治疗、埋线治疗、穴位注射、穴位贴敷等中医适宜技术。相较于常规药物治疗，中医适宜技术的优势主要体现在长期持续缓解症状、不良反应发生率低、改善患者负面情绪以及提高患者生活质量等方面。

（李俊峰，张涛）

参考文献

[1] Crohn B B，Ginzburg L，Oppenheimer G D. Landmark article Oct 15，1932. Regional ileitis. A pathological and clinical entity. By Burril B. Crohn，Leon Ginzburg，and Gordon D. Oppenheimer [J]. JAMA，1984，251（1）：73-79.

[2] Fielding J F. "Inflammatory" bowel disease[J]. British medical journal（Clinical research ed），1985，290（6461）：47-48.

[3] Kent T H，Ammon R K，DenBesten L. Differentiation of ulcerative colitis and regional enteritis of colon[J]. Archives of Pathology，1970，89（1）：20-29.

[4] Lee K S，Medline A，Shockey S. Indeterminate colitis in the spectrum of inflammatory bowel disease[J]. Archives of Pathology & Laboratory Medicine，1979，103（4）：173-176.

[5] 中华医学会消化病学分会炎症性肠病学组．炎症性肠病诊断与治疗的共识意见（2012 年·广州）[J]. 胃肠病学，2012，17（12）：763-781.

[6] Tripathi K，Feuerstein J D. New developments in ulcerative colitis：latest evidence on management，treatment，and maintenance[J]. Drugs in Context，2019，8：212572.

[7] Shivashankar R，Tremaine W J，Harmsen W S，et al. Incidence and prevalence of Crohn's disease and ulcerative colitis in Olmsted County，Minnesota from 1970 through 2010[J]. Clinical Gastroenterology and Hepatology，2017，15（6）：857-863.

[8] Leddin D，Tamim H，Levy A R. Decreasing incidence of inflammatory bowel disease in eastern Canada：a population database study[J]. BMC Gastroenterology，2014，14：140.

[9] Bitton A，Vutcovici M，Patenaude V，et al. Epidemiology of inflammatory bowel disease in québec：recent trends[J]. Inflammatory Bowel Diseases，2014，20（10）：1770-1776.

[10] Lophaven S N，Lynge E，Burisch J. The incidence of inflammatory bowel disease in Denmark 1980-2013：a nationwide cohort study[J]. Alimentary Pharmacology & Therapeutics，2017，45（7）：961-972.

[11] Ghione S, Sarter H, Fumery M, et al. Dramatic increase in incidence of ulcerative colitis and Crohn's disease (1988-2011): a population-based study of French adolescents[J]. The American Journal of Gastroenterology, 2018, 113 (2): 265-272.

[12] van den Heuvel T R A, Jeuring S F G, Zeegers M P, et al. A 20-year temporal change analysis in incidence, presenting phenotype and mortality, in the Dutch IBDSL cohort-can diagnostic factors explain the increase in IBD incidence? [J]. Journal of Crohn's & Colitis, 2017, 11 (10): 1169-1179.

[13] Burisch J, Jess T, Martinato M, et al. The burden of inflammatory bowel disease in Europe[J]. Journal of Crohn's and Colitis, 2013, 7 (4): 322-337.

[14] Yang S K, Yun S, Kim J H, et al. Epidemiology of inflammatory bowel disease in the Songpa-Kangdong district, Seoul, Korea, 1986-2005: a KASID study[J]. Inflammatory Bowel Diseases, 2008, 14 (4): 542-549.

[15] Ng S C, Leung W K, Shi H Y, et al. Epidemiology of inflammatory bowel disease from 1981 to 2014: results from a territory-wide population-based registry in Hong Kong[J]. Inflammatory Bowel Diseases, 2016, 22 (8): 1954-1960.

[16] Ng S C, Shi H Y, Hamidi N, et al. Worldwide incidence and prevalence of inflammatory bowel disease in the 21st century: a systematic review of population-based studies[J]. Lancet, 2017, 390 (10114): 2769-2778.

[17] Ng S C, Kaplan G G, Tang W, et al. Population density and risk of inflammatory bowel disease: a prospective population-based study in 13 countries or regions in Asia-Pacific[J]. The American Journal of Gastroenterology, 2019, 114 (1): 107-115.

[18] Wang Y C, Pan C W, Huang Y T, et al. Global epidemiology and geographic variations of pediatric-onset inflammatory bowel disease: a comprehensive analysis of the global burden of disease study 1990 to 2019[J]. Inflammatory Bowel Diseases, 2025, 31 (2): 376-385.

[19] Burisch J, Pedersen N, Čuković-Čavka S, et al. East-West gradient in the incidence of inflammatory bowel disease in Europe: the ECCO-EpiCom inception cohort[J]. Gut, 2014, 63 (4): 588-597.

[20] Kaplan G G, Windsor J W. The four epidemiological stages in the global evolution of inflammatory bowel disease[J]. Nature Reviews Gastroenterology & Hepatology, 2021, 18 (1): 56-66.

[21] Langner C, Magro F, Driessen A, et al. The histopathological approach to inflammatory bowel disease: a practice guide[J]. Virchows Archiv, 2014, 464 (5): 511-527.

[22] Cornaggia M, Leutner M, Mescoli C, et al. Chronic idiopathic inflammatory bowel diseases: the histology report[J]. Digestive and Liver Disease, 2011, 43 (Suppl 4): S293-S303.

[23] Villanacci V, Reggiani-Bonetti L, Caprioli F, et al. Histopathology of inflammatory bowel disease: position statement of the pathologists of the Italian Group for the study of inflammatory bowel disease (IG-IBD) and Italian Group of gastrointestinal pathologists (GIPAD-SIAPEC) [J]. Digestive and Liver Disease, 2020, 52 (3): 262-267.

[24] Canavese G, Villanacci V, Antonelli E, et al. Eosinophilia-associated basal plasmacytosis: an early and sensitive histologic feature of inflammatory bowel disease[J]. Apmis, 2017, 125 (3): 179-183.

［25］ Zezos P，Patsiaoura K，Nakos A，et al. Severe eosinophilic infiltration in colonic biopsies predicts patients with ulcerative colitis not responding to medical therapy[J]. Colorectal Disease，2014，16（12）：O420-O430.

［26］ Leoncini G，Villanacci V，Marin M G，et al. Colonic hypereosinophilia in ulcerative colitis may help to predict the failure of steroid therapy[J]. Techniques in Coloproctology，2018，22（12）：941-946.

［27］ Baumgart D C，Sandborn W J. Inflammatory bowel disease：clinical aspects and established and evolving therapies[J]. The Lancet，2007，369（9573）：1641-1657.

［28］ Malik T F，Aurelio D M. Extraintestinal Manifestations of Inflammatory Bowel Disease[M]. Treasure Island：StatPearls Publishing，2025.

［29］ Dolinger M，Torres J，Vermeire S. Crohn's disease[J]. The Lancet，2024，403（10432）：1177-1191.

［30］ 中华医学会消化病学分会炎症性肠病学组，中国炎症性肠病诊疗质量控制评估中心，吴开春，等. 中国溃疡性结肠炎诊治指南（2023年·西安）[J]. 胃肠病学，2024，29（3）：145-173.

［31］ 邓一脉，庄遥遥，陈缓缓，等. 益生菌联合美沙拉嗪肠溶片治疗溃疡性结肠炎的疗效及对肠道菌群分布的影响[J]. 吉林医学，2024，45（12）：3041-3045.

［32］ 木出布都木，欧阳森. 生物制剂治疗炎症性肠病失应答的研究现状及进展[J]. 中国现代医学杂志，2024，34（21）：52-57.

［33］ Adamina M，Minozzi S，Warusavitarne J，et al. ECCO guidelines on therapeutics in Crohn's disease：surgical treatment[J]. Journal of Crohn's & Colitis，2024，18（10）：1556-1582.

［34］ 范宇烁，缪应雷. 全肠内营养在炎症性肠病治疗中的研究现状[J]. 中国医学前沿杂志（电子版），2024，16（6）：65-70.

［35］ 黄美惠，张志谦，耿学斯. 溃疡性结肠炎的外科治疗进展[J]. 中国现代普通外科进展，2020，23（1）：78-81.

［36］ 中华医学会消化病学分会炎症性肠病学组，朱维铭. 炎症性肠病外科治疗专家共识[J]. 中华炎性肠病杂志（中英文），2020，4（3）：180-199.

［37］ 中华中医药学会《溃疡性结肠炎中医诊疗指南》项目组. 溃疡性结肠炎中医诊疗指南（2023）[J]. 中医杂志，2024，65（7）：763-768.

［38］ 中华中医药学会脾胃病分会，沈洪，朱磊，等. 克罗恩病中医诊疗专家共识意见（2024）[J]. 中医杂志，2024，65（16）：1734-1740.

［39］ 中国中西医结合学会. 溃疡性结肠炎中西医结合诊疗指南[J]. 中国中西医结合杂志，2024，44（9）：1029-1035.

［40］ Bao C H，Wu L Y，Wang D，et al. Acupuncture improves the symptoms，intestinal microbiota，and inflammation of patients with mild to moderate Crohn's disease：a randomized controlled trial[J]. EClinicalMedicine，2022，45：101300.

［41］ 陆志巧，李朝辉，刘艳芝. 中医针灸治疗慢性溃疡性结肠炎疗效探讨[J]. 黑龙江中医药，2021，50（4）：58-59.

［42］ 包春辉，钟捷，刘慧荣，等. 针灸对活动期克罗恩病患者负性情绪及血浆色氨酸代谢的影响[J]. 中国针灸，2021，41（1）：17-22.

［43］ 杨潇，李彩荣，刘欣艳. 八髎穴导气针法联合温针灸治疗脾肾阳虚型溃疡性结肠炎临床观察

[J]. 针灸临床杂志，2021，37（7）：29-32.

[44] Mills S E，Greenson J K，Hornick J L，等．斯滕伯格诊断外科病理学：第6版[M]. 回允中，主译．北京：北京大学医学出版社，2017.

[45] 李玉林．分子病理学[M]. 2版．北京：人民卫生出版社，2022.

[46] 林果为，王吉耀，葛均波．实用内科学[M]. 15版．北京：人民卫生出版社，2017.

[47] 中华医学会消化病学分会炎症性肠病学组病理分组，叶子茵，肖书渊，等．中国炎症性肠病病理诊断专家指导意见[J]. 中华炎性肠病杂志（中英文），2021，5（1）：5-20.

[48] 中华医学会消化病学分会炎症性肠病学组，中国炎症性肠病诊疗质量控制评估中心，陈旻湖，等．中国克罗恩病诊治指南（2023年·广州）[J]. 胃肠病学，2024，29（4）：200-235.

[49] 中华医学会消化病学分会炎症性肠病学组，中国炎症性肠病诊疗质量控制评估中心，吴开春，等．中国溃疡性结肠炎诊治指南（2023年·西安）[J]. 中华炎性肠病杂志（中英文），2024，8（1）：33-58.

[50] 中华医学会儿科学分会消化学组，中华医学会儿科学分会临床营养学组，陈洁，等．儿童炎症性肠病诊断和治疗专家共识[J]. 中华儿科杂志，2019，57（7）：501-507.

[51] 中华医学会肠内肠外营养学分会，中国医药教育协会炎症性肠病专业委员会．中国炎症性肠病营养诊疗共识[J]. 中华消化病与影像杂志．2021，11（1）：8-15.

[52] 卞修武，李一雷．病理学[M]. 10版．北京：人民卫生出版社，2024.

[53] 李玉林．病理学[M]. 8版．北京：人民卫生出版社，2013.

[54] 刘彤华．诊断病理学[M]. 3版．北京：人民卫生出版社，2013.

第二章

实验动物肠道解剖学、组织学及生理学

常见实验动物包括啮齿动物、犬、兔、灵长类和猪等，其肠道分段相似，分为小肠和大肠。肠道起自幽门，从前向后依次为十二指肠、空肠、回肠、盲肠、结肠和直肠，止于肛门。小肠包括十二指肠、空肠和回肠，是食物消化和吸收的主要部位。大肠包括盲肠、结肠和直肠，其主要功能是消化纤维素、吸收水分、形成和排出粪便。从大体的外观特征来看，小肠的三个部分之间没有解剖学上的区别特征，结构上的改变都是渐进性的。十二指肠悬韧带是十二指肠与空肠分界的解剖学标志，空肠和回肠间无明显的分界。大肠和小肠之间的分界是回肠和结肠连接部位向外分支形成的盲肠。结肠和直肠间的分界较明显，结肠内含有较多粪便，而直肠内容物少，其管壁厚而管腔细。不同动物的结肠大小、位置和形状虽不相同，但都可分为升结肠、横结肠和降结肠三部分。

组织形态结构上，各肠段由内而外均包括黏膜层、黏膜下层、肌层和浆膜四层。从肠道前段向后段，黏膜层有一些渐进性的组织形态改变，例如杯状细胞逐渐增多，小肠绒毛逐渐变短，大肠没有肠绒毛但皱襞更明显。肠道的组织结构是其功能的基础。小肠有绒毛和隐窝，十二指肠还有分布于黏膜下层的布伦纳腺（Brunner's gland），又称十二指肠腺。小肠的结构与其消化吸收能力强相适应。大肠富含杯状细胞，黏膜肌层更发达。大肠的结构与其分泌黏液和排泄粪便的能力相适应。不同实验动物肠道的组织学结构存在一些细微的差异，在本书中将做详细介绍。

肠道的主要生理功能包括消化生理学和免疫生理学两部分。肠道消化生理学主要研究肠道消化食物、吸收营养物质和排泄废物的功能，以及对应的调节机制。肠道是重要的免疫器官，承担动物机体全身免疫功能的70%左右，是动物机体防御的最前线。肠道免疫生理学主要研究肠道内免疫细胞的类型、免疫应答的机制。了解肠道的消化生理学和免疫生理学对于肠道相关研究具有重要意义。

第一节 实验动物肠道的解剖学

一、实验动物小肠的解剖学

（一）小肠的解剖学结构共性

小肠的一般解剖结构在不同动物种属之间是相似的，是一种中空管道，始于幽门，止于回盲瓣，包括十二指肠、空肠和回肠三个部分。小肠表面有脂肪性网膜，盘曲于腹腔，通过肠系膜悬挂于腹腔顶壁。小肠各段没有解剖学上的典型区别特征，小肠壁的一般结构相对均匀，部分形态结构发生渐进性改变。肠管的长度与食物的性质、数量等有关，通常食草动物的肠管较长，肉食动物的肠管较短，而杂食动物的肠管长度介于前两者之间。小肠与大肠相比，管径较小且明显较长。

十二指肠作为小肠的第一段，长度较短，上接幽门与胃相通，下连空肠，中间部位有胆总管开口。十二指肠的形态、位置在各类常见实验动物体内是相似的，起始部位均在肝脏的后方，并形成一个弯曲，然后沿右季肋部向前、向背侧延伸，在右肾附近转向左侧形成一个弯曲，再向前延伸，在未到达肝的位置之前移行为空肠。

十二指肠由十二指肠系膜或韧带固定（图 2-1），位置变动很小。在部分实验动物中，固定十二指肠的韧带或系膜与结肠相连，在较大型的动物中由骨骼肌组成，称为十二指肠悬韧带（Treitz 韧带）；在小型动物中则与十二指肠系膜相连。这种韧带或系膜因位于十二指肠和空肠交界处，在解剖学上常常以

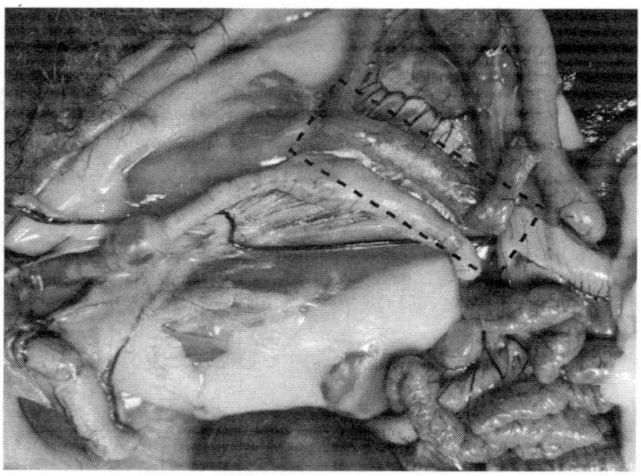

图 2-1　兔的十二指肠系膜（虚线框）（彩图见插页）

其位置作为十二指肠和空肠分界的标志。

空肠是小肠中最长的一段，作为大部分化学消化和吸收发生的地方，在进行解剖时其腔内容物很少，呈空虚状态。空肠形成很多的肠圈，并且由宽大的空肠系膜悬挂在腹腔顶壁，活动范围较大。空肠和回肠之间没有明显标志，通常定义空肠为小肠近端的3/5，定义回肠为小肠远端的2/5，因此空肠和回肠的比例通常约为3∶2。

回肠是小肠的最后一段，较长，虽然和空肠没有明显的分界，但是回肠的肠管较直、肠壁较厚。回肠肠壁较厚的原因是肠壁的固有层及黏膜下层组织内含有丰富的淋巴结，又称PP结（Peyer's patches)(图2-2)，正常情况下不易观察到，但当肠道发生炎症时，PP结因肿大而变得明显，呈白色的小结节状，表面有细小的红色网格（血管），略隆起于浆膜表面。回肠的末端开口于盲肠或盲肠与结肠的交界处，通常形成回盲褶（图2-3）。

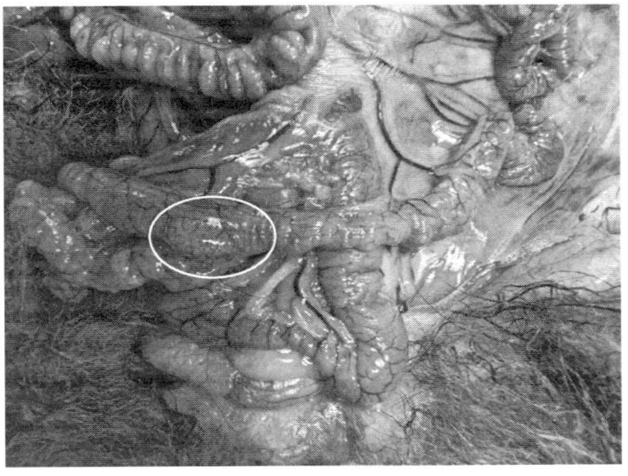

图2-2　兔的空肠浆膜面的PP结（彩图见插页）

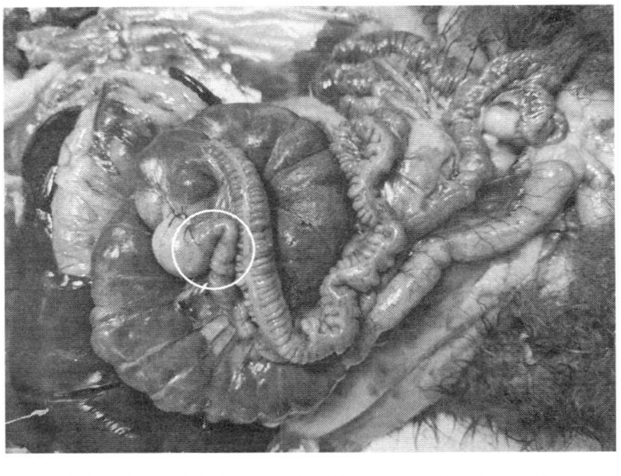

图2-3　兔的回盲褶（圈）(彩图见插页)

回肠与盲肠之间常有回盲瓣，回盲瓣是一种括约肌，是由回肠末端向盲肠的开口处肠壁内环形肌增厚所形成的两片半月形的皱襞，表面覆以黏膜。回盲瓣有两个功能，一是阻止小肠内容物过快地流入大肠，增加食物在小肠内停留的时间；二是阻止盲肠内容物反流入回肠。部分实验动物具有回盲瓣。部分实验动物在回肠和盲肠之间还有回盲韧带，也可作为区分回肠与盲肠的一种标志。

（二）不同实验动物小肠解剖结构的区别

1. 不同动物小肠各段长度的差别

不同成年实验动物小肠的总长度、各肠段的区分方法，以及十二指肠、空肠和回肠的比例存在差别。表 2-1 中列举了炎症性肠病研究中较常使用的 5 种实验动物小肠的长度，供参考。

表 2-1 不同实验动物的小肠各段长度

动物种类	小肠全长	十二指肠	空肠	回肠
小鼠	30cm	4～5cm	16～18cm	4～5cm
大鼠	100～125cm	7～7.5cm	71～72cm	9～13cm
犬	4m	25～40cm(约 5%)	2～3m(约 85%)	0.5～1m(约 10%)
兔	90cm	约 20cm	约 28cm	约 42cm
猪(大型)	16～21m	40～90cm	15～20m	约 50cm

小鼠小肠全长约 30cm，各段的分界与大鼠和其他哺乳动物相似。十二指肠较短，为 4～5cm，空肠最长，并有较丰富的肠袢，长度为 16～18cm，回肠较短，为 4～5cm。

大鼠的十二指肠较短，空肠最长，约占小肠全长的 70%。犬的小肠全长约 4 米，其中，十二指肠、空肠、回肠分别占小肠全长的 5%、85%和 10%左右。

兔的小肠从十二指肠、空肠到回肠，其长度逐渐增加。

猪的小肠全长 15～21m，其中空肠最长，约占小肠全长的 85%。

灵长类动物的肠道长度因物种、饮食习惯等因素而有所不同。一般来说，以植物性食物为主的灵长类动物肠道较长。例如，叶猴主要吃树叶，它们的肠道相对较长，可达 3～4m，因为树叶含有大量的纤维素，较长的肠道有利于微生物发酵分解，从而更好地获取营养。食果类灵长类动物肠道长度比食叶类的短一些，通常为 2～3m。杂食性猕猴的肠道长度介于食叶类和食果类灵长类之间，为 2.5～3.5m。通常来说，非人灵长类动物的小肠长度为体长的 4～8 倍。

2. 大体解剖学位置和形态的差别

总体来说，不同实验动物的腹腔内，小肠的相对位置相似，但某些细节的形态存在差别，例如十二指肠弯曲的形状、空肠肠袢的丰富程度和浆膜面的外观。

（1）十二指肠的弯曲　十二指肠的弯曲在形态上稍有差异，例如，非人灵长类动物和兔的十二指肠与人的相似，分为前部、降部、水平部和升部四个部分，呈“乙”状弯曲（图 2-4）；大鼠和小鼠的十二指肠则可分为降支（向右后行）、横支（水平部）、升支（向前行），构成一个不完全的环，包围着部分胰腺，呈“C”形或“U”形弯曲。

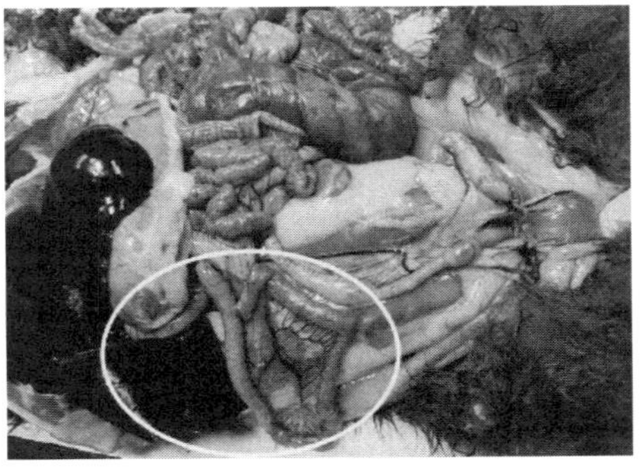

图 2-4　兔的十二指肠“乙”状弯曲（彩图见插页）

（2）空肠的折叠方式　空肠盘旋在腹腔的中上部，连于较长的空肠系膜，整体弯曲盘绕成多个肠袢。肠袢通常被定义为空肠迂回折叠形成的特定弯曲结构。兔作为草食动物，空肠的肠袢发达，肠袢数目多，堆叠形成花瓣状［图 2-5(a)］，更好地适应了兔作为草食动物的消化吸收需求。草食中营养成分浓度偏低，需要更长的消化道来吸收营养成分。相比之下，大鼠和小鼠的肠袢发达程

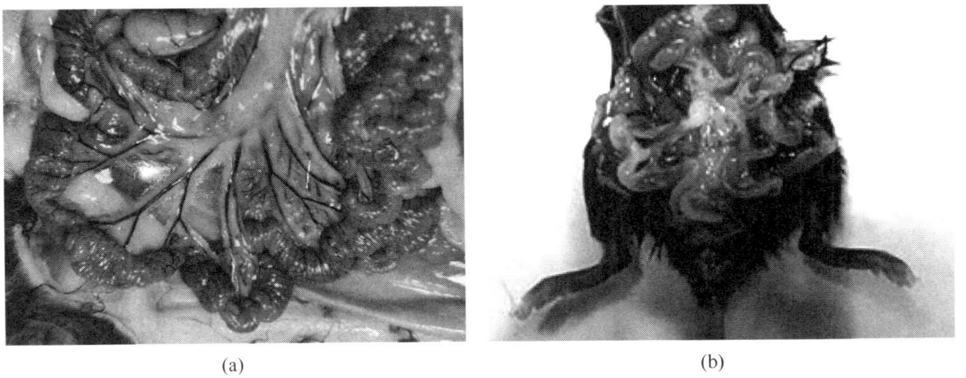

(a)　　(b)

图 2-5　兔和小鼠的空肠肠袢（彩图见插页）

度较低，数目较少［图 2-5(b)］，符合小型杂食性啮齿动物的生存适应性。

（3）小肠大体外观　兔的小肠和人类的小肠在小肠外表面均具有环状褶皱，其褶皱数量随着向后段延伸而逐渐增多；相对于人和兔，大鼠和小鼠的小肠大体外观则是光滑的（图 2-6）。

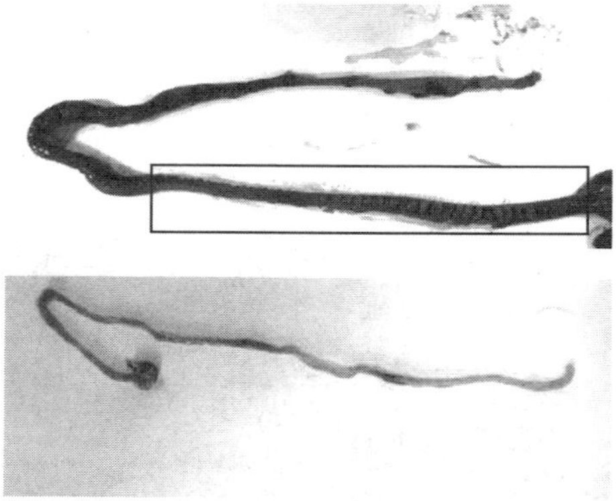

图 2-6　兔和小鼠的小肠大体外观（彩图见插页）

上方为兔的小肠，见环状褶皱；下方为小鼠的小肠，外表光滑

二、实验动物大肠的解剖学

（一）大肠的解剖学结构共性

大肠起始于回肠末段，分为盲肠、结肠和直肠。大肠的解剖形态整体呈“U”字形，长度比小肠短，管径与小肠相似，肠壁上无纵肌带和肠袋。盲肠位于体正中线右侧，大约第 3 腰椎水平，位于十二指肠袢内，是结肠前段的憩室，与结肠由盲结肠瓣相通。大多数实验动物，如犬、猪和非人灵长类动物，结肠分为升结肠、横结肠和降结肠。升结肠位于正中线右侧、右肾腹侧；横结肠与胃、胰相邻；降结肠位于左侧，在左肾腹侧和膀胱背侧。结肠的表面有 3 条纵行带，由纵行肌增厚而成。啮齿类动物的结肠走向不同，无明显的横结肠。直肠是大肠的末段，与结肠管径相近，直肠壶腹部宽大，可暂存粪便。不同实验动物在盲肠发达程度、结肠走向、外观和是否存在特殊结构等方面存在差异。

（二）不同实验动物大肠的解剖学结构差异

1. 盲肠的发达程度

不同动物盲肠的发达程度差异明显，兔的盲肠尤为发达［图 2-7(a)］，是兔腹腔中最大且最突出的器官，粗大、壁薄，表面形成较大的褶皱，在腹腔中约折了三折，呈螺旋形。同时，兔的盲肠近端（回肠末端）存在特殊的圆小囊结构，末端有阑尾。小鼠的盲肠远不如兔的发达，但与自身肠组织相比在比例上较大，呈明显的盲袋结构，表面较为光滑。与小鼠的盲肠相比，大鼠的盲肠则相对较小。大鼠和小鼠的盲肠整体呈现“C”形，但其尾部呈螺旋状［图2-7(b)］。相比之下，犬的盲肠小而短，呈螺旋状或“S”形弯曲。灵长类动物的盲肠很发达，无蚓突，但盲肠的大小在不同种类的非人灵长类中有差异，这和它们的食物类型等因素有关。

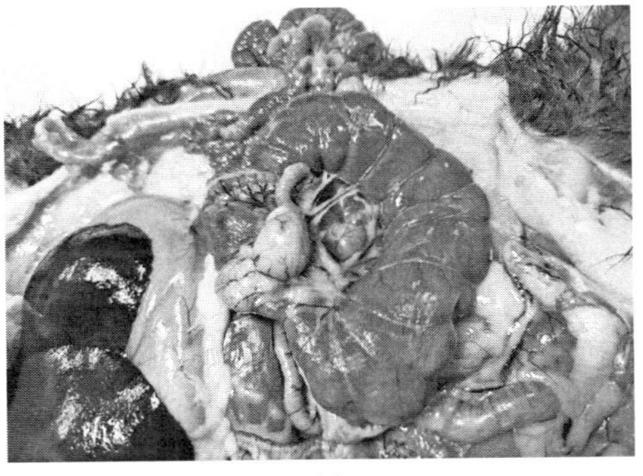

(a)

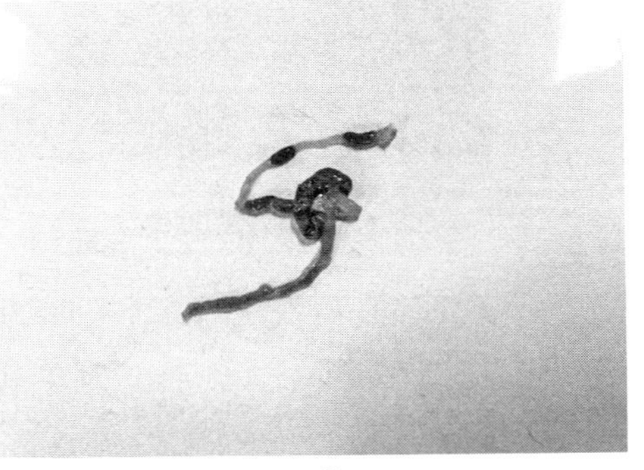

(b)

图 2-7 兔和小鼠的盲肠（彩图见插页）

2. 结肠的走向

大多数实验动物，包括兔、犬、猪、猴等，其结肠的走向基本一致，均为先升后降，通常分为升结肠、横结肠和降结肠三段［图 2-8(a)］。例如，兔的横结肠位于盲肠的折叠之间，从腹腔右侧横跨至左侧，其升结肠和横结肠位于腹腔的最表面。非人灵长类动物的结肠可分为 4 个部分：升结肠、横结肠、降结肠和乙状结肠，具有类似小肠的蠕动作用，但其蠕动频率较慢。但是，小鼠没有横结肠这个部位，其升结肠上行至腹腔最上部，再直接转折下降与直肠相连［图 2-8(b)］。在 IBD 研究中，采用直肠灌肠法造模时，要充分利用降结肠这一段，进针深度要足够，并可以考虑分段注射造模剂，使病变部位更多且分布相对散在。

3. 结肠的外观

兔的结肠为连续的囊状，有较多均匀的横行皱襞，并可见明显的纵带［图 2-9(a)］；犬、大鼠、小鼠的结肠表面光滑，无特殊的结构，大鼠和小鼠的结肠内可见颗粒状粪便［图 2-9(b)］。

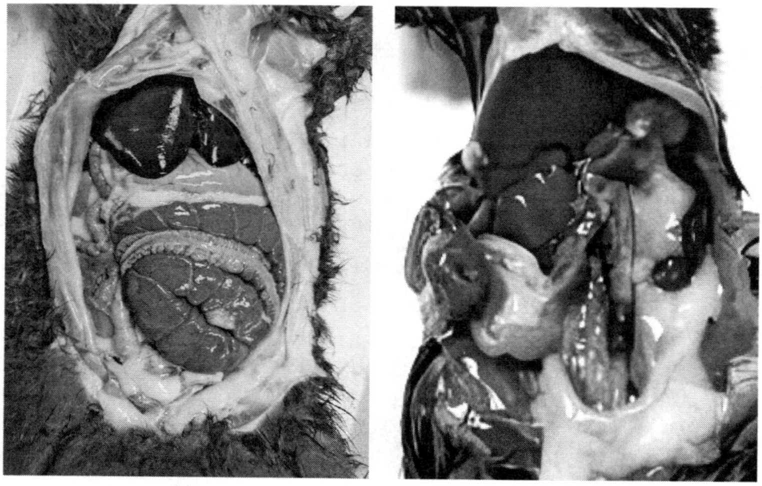

(a) (b)

图 2-8 兔和小鼠的结肠（彩图见插页）

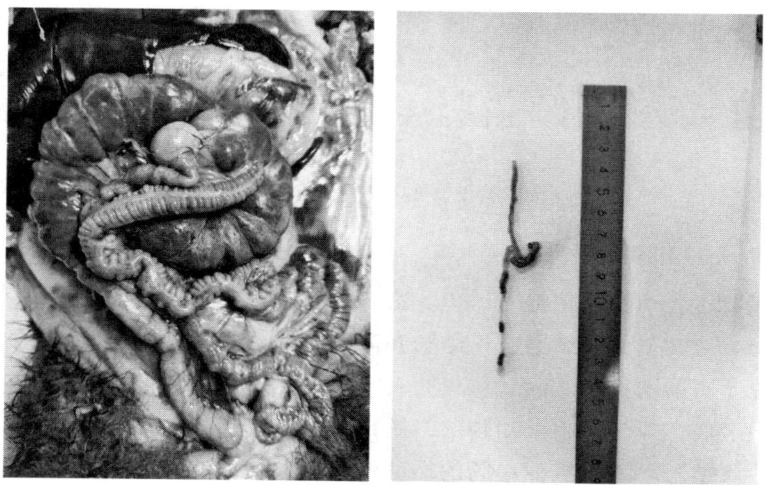

(a) (b)

图 2-9 兔和小鼠的结肠外观（彩图见插页）

4. 结肠袋和结肠带

结肠袋是由于结肠局部的外纵行肌层长度短于肠管本身，在环行肌的收缩作用下形成的向外膨出的囊状袋形结构，结肠表面呈半月形。其功能包括增加肠腔容量，延长粪便在肠腔内的停留时间以利于水分吸收，并为肠道微生物提供生存环境。结肠袋的数量和分布因物种而异。许多哺乳动物都有结肠袋，如灵长类动物人、黑猩猩和大猩猩等，食草动物牛、羊、马等。食肉动物如狗、猫等的结肠袋不如食草动物的结肠袋明显。啮齿类动物如豚鼠等也有结肠袋。没有结肠袋的动物包括鸟类、爬行动物和两栖动物，小鼠和大鼠也没有明显的结肠袋。

外纵行肌局部增厚，形成三条结肠带。无脊椎动物如软体动物、节肢动物，两栖动物如青蛙、蝾螈，爬行动物如蜥蜴和蛇，以及鱼类，这些动物的消化系统结构都较为简单，缺乏结肠外纵行肌。兔的结肠为连续的囊状，并且有纵带。兔的结肠厚实，聚集着大量的神经节细胞，负责肠管收缩步调的调整，以达到协同调控粪便排出的目的。

5. 直肠的外观

小鼠的直肠短而直，只有1～2mm，容易出现病理性脱垂。大鼠的直肠相对较长，直肠壶腹较为明显，储存粪便的能力相对较强。兔的直肠有数量不等的直肠袋和明显的壶腹部（图2-10）。犬和猪的直肠很短，前连结肠，后部直径增大的部位称为直肠壶腹，具有暂存粪便的功能，末端以肛门与外界相通。

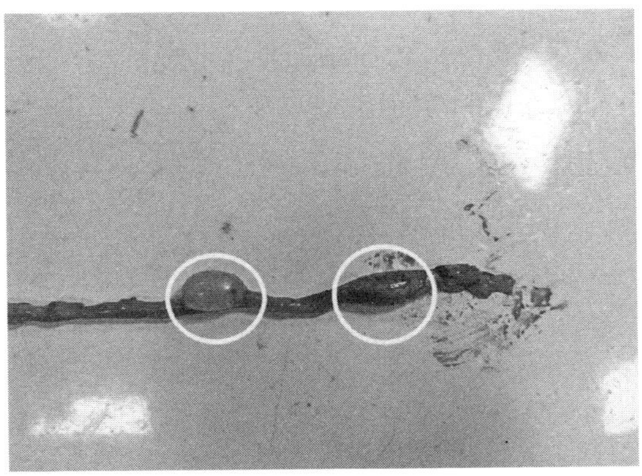

图2-10　兔的直肠外观（彩图见插页）

左侧圈内为结肠末端的结肠袋，右侧圈内为直肠壶腹部

6. 特殊的解剖结构

（1）圆小囊　圆小囊也叫作“盲肠扁桃体”（图2-11），是兔子独有的免疫应答器官，是回肠远端的一个球形的膨大组织，呈浅粉色的厚壁圆筒状，表面有红色网状血管，开口于盲肠第二回的背侧。

（2）阑尾　阑尾是一个具有丰富淋巴组织的结构，它从盲肠延伸出来。阑尾在消化过程中和免疫系统中也发挥着一定的作用，可以帮助机体抵御外来病原体的入侵。在实验动物中，灵长类动物和兔拥有阑尾。

（3）肛门腺　肛门腺主要存在于常用实验动物如犬、猫的肛门两侧，分泌

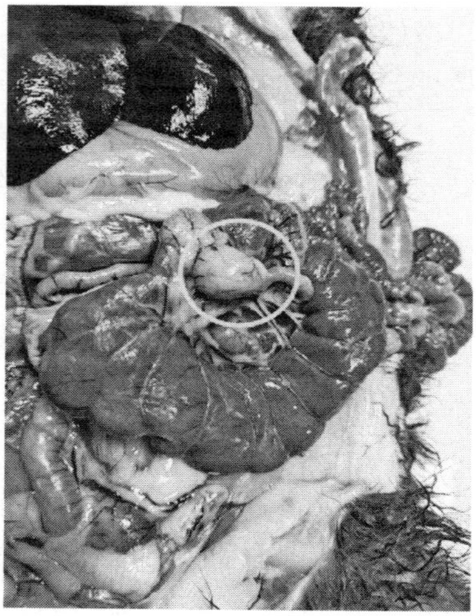

图 2-11　兔的圆小囊（彩图见插页）

具有强烈气味的液体。其分泌物具有润滑肛门、标记领地和识别个体的功能。

（4）回盲瓣　非人灵长类动物回肠和盲肠的连通口称为回盲口。回盲口处的黏膜折叠成上、下两个半月形的皱襞，称为回盲瓣。该瓣具有括约肌的作用，能阻止大肠内容物反流入回肠。

（邓佳佳，彭西）

第二节　实验动物肠道的组织学

一、小肠组织学

（一）小肠组织学的共性

不同实验动物小肠的组织学结构相似，由内向外分为四层，即黏膜层、黏膜下层、固有肌层和浆膜层（图 2-12）。

1. 黏膜层

黏膜层由上皮层、固有层和黏膜肌层组成。

（1）上皮层　包括柱状细胞（又称吸收细胞）、杯状细胞和少量分泌细胞，偶见随机分布于上皮细胞之间的上皮内淋巴细胞。

① 柱状细胞（columnar cell）　小肠的柱状细胞数量最多，呈单层高柱状，具有极性，其基部与固有层或黏膜下层的疏松结缔组织相连，其表面有丰富的

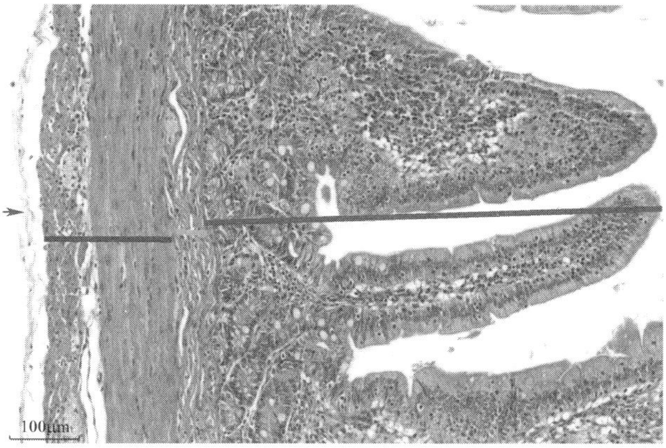

图 2-12　猪小肠的组织学结构（彩图见插页）

红、绿、蓝线分别标示猪十二指肠的黏膜层、黏膜下层和肌层。箭头示浆膜。

HE 染色，Bar＝100μm

微绒毛，在电镜下可见其整齐排列，呈刷状。柱状细胞表面的微绒毛显著增加了每个细胞的吸收面积。微绒毛在光镜下呈均质红染的薄层，称为纹状缘。柱状细胞的细胞核呈椭圆形，位于细胞基底部。

② 杯状细胞（goblet cell）　是分泌性上皮细胞，在小肠中的数量较少，散在分布于柱状细胞之间。在电镜下，可观察到杯状细胞下部细窄，上部膨大，呈典型的高脚酒杯形态，故而得名。在 HE 染色切片中，杯状细胞的胞核不易识别，胞浆中的黏蛋白通常不着色，故呈白色空泡状，有时呈淡蓝色丝网状。杯状细胞中的黏蛋白包括三种类型：酸性、中性和混合黏蛋白，经阿尔辛蓝-过碘酸希夫（AB-PAS）染色法，可区分不同类型黏蛋白（详见第五章）。

③ 内分泌细胞（endocrine cell）　人的肠道内分泌细胞种类很多，包括 G 细胞、I 细胞、K 细胞、M 细胞和 S 细胞等，能分泌多种胃肠激素，在调节消化腺的分泌和消化道的运动等方面发挥重要作用。实验动物肠道内分泌细胞的分类可基于其形态特征。赖为民等采用 Grimelius 银染法，研究了内分泌细胞在小鼠肠道中的分布规律。内分泌细胞被染成棕黄色，主要分布于小鼠胃肠道的黏膜上皮细胞之间，固有层中也偶有见到。小鼠、大鼠和人胎儿胃肠中嗜银的内分泌细胞形态相似，根据胞质突起的有无和指向，分为 4 种类型：A 型具有向腔面的胞质突起；B 型有向基底膜的胞质突起；AB 型具有双向的突起；NP 型则无胞质突起。A 型和 AB 型被称为开放型内分泌细胞，另外两种被称为闭锁型内分泌细胞。

（2）固有层　由富含网状纤维的疏松结缔组织构成，一部分为肠绒毛的轴心，另一部分位于肠腺（或肠隐窝）之间。固有层中的结缔组织成分包括血管、淋巴管、成纤维细胞及其产生的基质、网状细胞和网状纤维。固有层中还含有神经节和数量不等的免疫细胞。

（3）黏膜肌层　通常包括内环和外纵两层平滑肌。黏膜肌层较薄，其收缩可促进固有层内腺体分泌物的排出和血液的运行，有利于营养物质的吸收和转运。

2. 黏膜下层

黏膜下层是含有小动脉、小静脉、毛细血管和淋巴管的致密结缔组织，还有黏膜下神经丛，由多极神经元与无髓神经纤维构成，可调节黏膜肌的收缩和腺体分泌。在扫描电子显微镜下，黏膜下层具有复杂的多孔微观结构，其主要成分包括胶原蛋白、弹性蛋白、蛋白聚糖、糖胺聚糖（GAG）和黏附分子。胶原主要以胶原纤维的形式存在，主要由Ⅰ、Ⅲ、Ⅳ、Ⅶ型胶原纤维构成。Ⅰ型胶原是黏膜下层中最主要的胶原类型，广泛分布于结缔组织中，能提供机械强度和支撑，维持组织结构的稳定性，是粗大的纤维，排列紧密；Ⅲ型胶原在黏膜下层中与Ⅰ型胶原共存，尤其在血管周围和疏松结缔组织中，维持组织的弹性和柔韧性，参与组织修复和再生，是较细的纤维，常形成网状结构；Ⅳ型胶原主要存在于基底膜中，黏膜下层中较少，起过滤和支撑作用，参与细胞与基质的相互作用，形成网状结构；Ⅶ型胶原存在于其他上皮组织的基底膜中，如口腔黏膜、食管、角膜等，起到类似的锚定作用。

使用HE（苏木精-伊红）染色法使胶原呈粉红色，但无法区分不同类型。鉴定不同类型胶原的特殊染色通常包括Masson三色染色、Van Gieson染色和天狼星红染色等。Masson三色染色可以利用不同染料区分胶原、肌肉和细胞核，使胶原呈蓝色或绿色，肌肉呈红色，常用于区分黏膜下层中的Ⅰ型和Ⅲ型胶原。Van Gieson染色可以使胶原呈红色，其他组织呈黄色，适用于显示黏膜下层中的胶原。天狼星红染色后，天狼星红与胶原结合，在偏振光下显色，可使Ⅰ型胶原呈橙红色，Ⅲ型胶原呈绿色，可用于区分黏膜下层中的Ⅰ型和Ⅲ型胶原。

也可使用免疫组织化学法鉴别不同类型的胶原：Ⅰ型胶原使用抗Ⅰ型胶原抗体（如COL1A1），Ⅲ型胶原使用抗Ⅲ型胶原抗体（如COL3A1），Ⅳ型胶原使用抗Ⅳ型胶原抗体（如COL4A1），Ⅶ型胶原使用抗Ⅶ型胶原抗体（如COL7A1），在肠道固有层、黏膜下层和肌层的疏松结缔组织部位可观察到阳性反应。

3. 肌层

肌层位于黏膜下层和外膜之间，由很厚的内环行和相对较薄的外纵行两层平滑肌组成，两层之间有肌间神经丛。小肠的内环行肌层具有丰富的缝隙连接，小肠平滑肌的收缩依赖于这些缝隙连接，两种肌肉的收缩构成了紧张性收缩、分节运动和蠕动三种复杂的小肠运动形式。而肠肌的内在神经支配主要由两大神经丛构成：位于外纵行肌和内环行肌之间的肌间神经丛（又称奥尔巴赫神经丛），以及位于环行肌和黏膜肌层之间的黏膜下神经丛（又称迈斯纳神经丛）。

4. 浆膜层

浆膜由薄层结缔组织和间皮细胞共同组成，表面光滑，包绕小肠外表面的大部分区域。十二指肠起始段的外表面覆盖典型的浆膜，其余部分位于腹膜后间隙，其前表面覆以浆膜，而后表面为纤维膜。纤维膜仅含致密的结缔组织。

5. 小肠内的免疫细胞

在小肠壁内分布有数量不等的免疫细胞，主要为巨噬细胞、嗜酸性粒细胞、中性粒细胞、淋巴细胞和浆细胞（图 2-13），是黏膜免疫功能的执行者。不同免疫细胞的分类将在本章第四节详述。

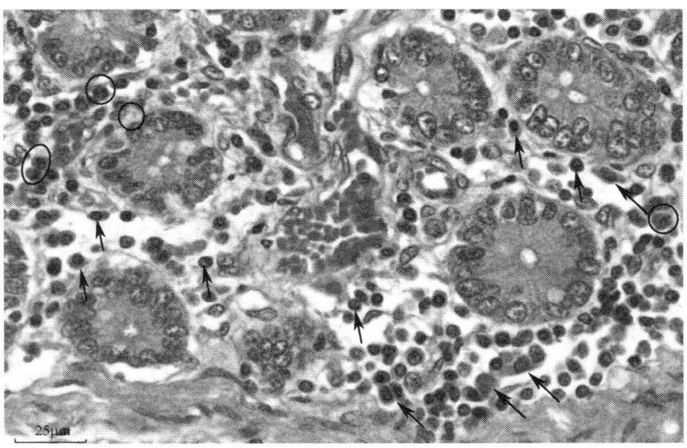

图 2-13　小肠内的免疫细胞（彩图见插页）

食蟹猴肠道黏膜固有层中的巨噬细胞（↑）、淋巴细胞（↑）、浆细胞（↑）和嗜酸性粒细胞（红圈），Bar＝25μm

（二）小肠黏膜的特殊结构

1. 肠绒毛（villi intestinales）

小肠黏膜和部分黏膜下层共同向肠腔突起形成皱襞，皱襞表面由黏膜上皮和固有层形成的指状突起称为小肠绒毛。从十二指肠、空肠到回肠，小肠绒毛的高度逐渐变低，密度逐渐下降，显示小肠从前段至后段消化吸收能力逐渐减弱的趋势。肠绒毛的中轴是固有层的一部分，其中央有 1～2 条毛细淋巴管，即中央乳糜管，其起始于绒毛顶部的盲端，向下穿过黏膜肌层进入黏膜下层，形成淋巴管丛。中央乳糜管的管壁为单层扁平上皮，无基膜，通透性很大，一些较大的物质如脂类可顺利进入管内。此外，还含有丰富的毛细血管网和纵行排列的平滑肌。毛细血管的内皮有孔，有利于吸收营养物质。平滑肌收缩可促进淋巴液和血液运行，有利于营养物质的运输。此外，肠绒毛的固有层中还含有纤维细胞及其产生的胶原纤维、网状细胞及其产生的网状纤维、数量不等的淋巴细胞、浆细胞、单核巨噬细胞、树突状细胞（CDs）和肥大细胞。

2. 肠腺（gl. interstinales）

肠腺又称为隐窝，是由肠黏膜上皮下陷到固有层内形成的单管状腺，开口于肠绒毛之间的黏膜表面。肠腺数量朝着小肠远端逐渐减小，肠腺主要由柱状细胞（表面吸收细胞）、杯状细胞、潘氏细胞、未分化细胞（undifferentiated cell）和内分泌细胞构成。柱状细胞是构成肠腺最主要的细胞，与肠绒毛的柱状细胞相似，但纹状缘薄或无。杯状细胞的大体形态与肠绒毛上的相似，但分泌的黏液量较少，HE 染色切片中呈小的空泡状。AB-PAS 染色结果显示，其主要分泌酸性黏蛋白，且分布较稀疏，因此染成淡蓝色或天蓝色。潘氏细胞是一种分布于小肠腺底部的分泌细胞，常三五成群。细胞较大，呈锥状或柱状。细胞核呈椭圆形，位于细胞的基底部。细胞质内含有粗大圆形的嗜酸性分泌颗粒，可分泌防御素（隐窝素）和溶菌酶。目前，低等脊椎动物（实验动物中的斑马鱼）和犬科动物的肠道中尚未明确发现典型的潘氏细胞，其他哺乳动物和鸟类的小肠中均存在潘氏细胞。未分化的干细胞位于肠腺基底部。细胞小，胞质嗜碱性。Lgr5 是肠道干细胞的标志物。$Lgr5^{+}$ 干细胞可产生多能祖细胞群，也称为过渡放大细胞（transit amplify cell，TAC），当 TAC 从肠隐窝迁移至绒毛区过程中，分化为肠上皮细胞、杯状细胞、潘氏细胞和肠内分泌细胞等。肠道上皮大约 7d 进行一次完全的更新，$Lgr5^{+}$ 干细胞则大约每 24h 发生一次不对称分裂，以维持肠上皮的持续更新。因此在隐窝部位常可观察到数量不等的分裂期细胞，当肠绒毛发生损伤时，分裂期细胞数量增多，体现其增殖能力增强以修复损伤的生理特性。

（三）小肠不同部位的形态学差异

（1）十二指肠腺　又称布伦纳腺（Brunner's glands），是十二指肠的特征腺体，主要分布于黏膜下层，为分支管状腺，由立方或柱状上皮构成，腺体导管开口于肠隐窝（图 2-14）。十二指肠腺在近端（靠近胃幽门处）最丰富，随十二指肠延伸逐渐减少。其功能为分泌碱性黏液，中和胃酸，保护十二指肠黏膜免受酸性食糜侵蚀，并为胰酶提供适宜的酸碱环境。

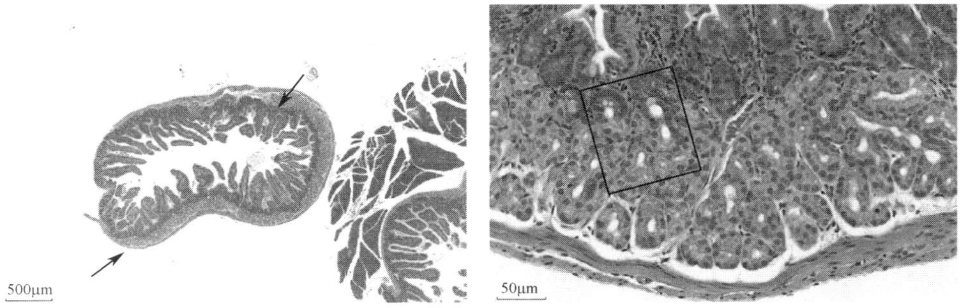

(a) (b)

图 2-14 十二指肠腺（彩图见插页）

图上箭头所指为十二指肠腺，方框所示为十二指肠腺开口。

图 2-14(a)，Bar＝500μm；图 2-14(b)，Bar＝50μm

（2）杯状细胞的数量变化 从十二指肠至回肠末端，杯状细胞逐渐增多。在 HE 染色切片中，黏液物质不着色，呈现近圆形空泡，因此可观察到从十二指肠、空肠到回肠，黏膜层的空泡数量逐渐增多的现象（图 2-15）。

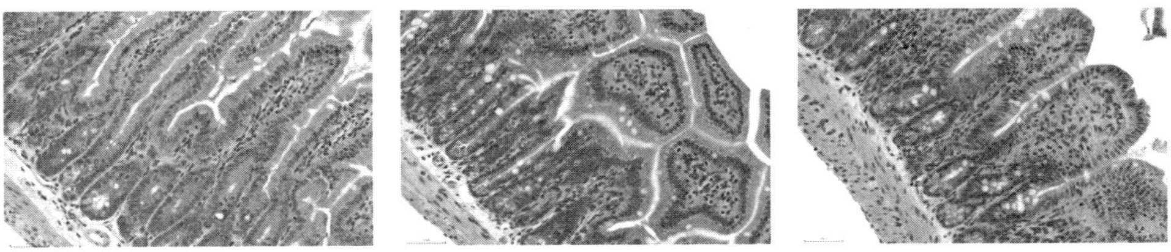

(a) (b) (c)

图 2-15 小鼠小肠的杯状细胞（彩图见插页）

从左到右依次为小鼠的十二指肠、空肠和回肠，显示空泡（杯状细胞）数量逐渐增多。

Bars＝50μm

（3）皱襞数量 在猪、犬、猴等哺乳动物中，从距离幽门 5cm 左右的十二指肠部分开始出现，最发达的部位位于十二指肠末段和空肠头段（图 2-16），之后逐渐变小直至在回肠中下段消失。

（4）肠绒毛的形态变化 小肠各段肠绒毛的形态相似，其基部稍宽，中部较为平直，顶部略尖或呈半圆形。以小鼠的小肠为例，从十二指肠到空肠，再到回肠，绒毛长度逐渐变短、宽度逐渐增大、密度逐渐降低（图 2-17）。

（5）PP 结的分布

据资料介绍，PP 结仅位于回肠的固有层中，这表明回肠有更强大的免疫功能。在笔者的工作经历中，偶尔也在十二指肠观察到 PP 结，提示 PP 结可

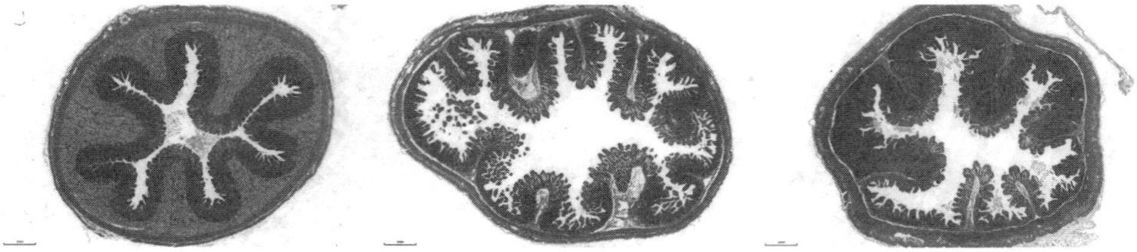

图 2-16　猪的小肠皱襞（彩图见插页）

从左到右依次为猪的十二指肠、空肠和回肠，显示空肠的皱襞最多。Bars＝1mm

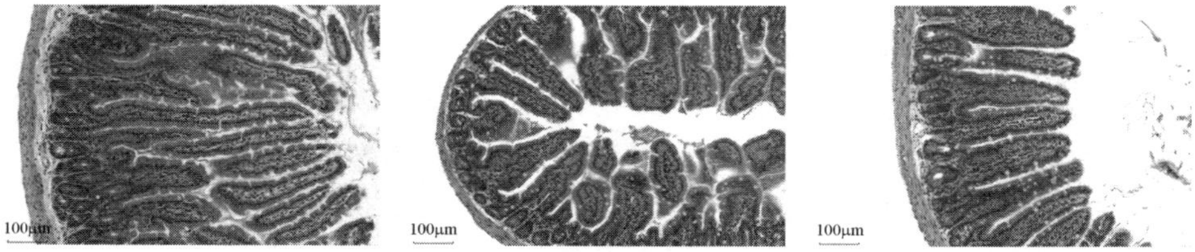

图 2-17　小鼠的小肠肠绒毛（彩图见插页）

从左到右依次为小鼠的十二指肠、空肠和回肠，显示肠绒毛逐渐变短，排列渐稀疏。Bars＝100μm

能在小肠全段均有分布，只是回肠段中数量更多，因此在切片中观察到 PP 结的概率更大。图 2-18(a) 显示在小鼠十二指肠中偶然观察到的 PP 结。猪的空肠和回肠均有较多的 PP 结，其中，在回肠中有更丰富的 PP 结，部分位于黏膜皱襞的固有层中［图 2-18(b) 和图 2-18(c)］。

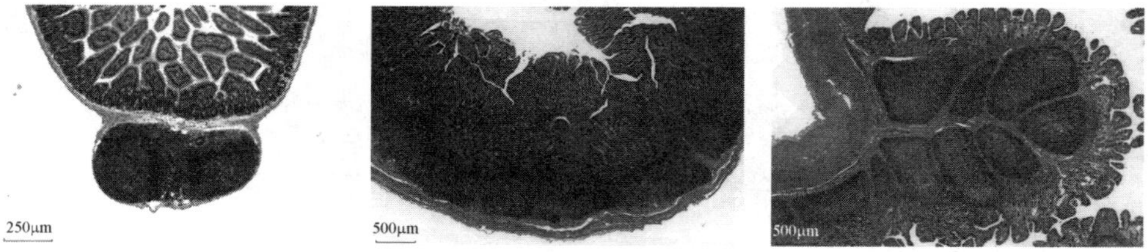

(a)　(b)　(c)

图 2-18　PP 结（彩图见插页）

(a) 小鼠十二指肠的 PP 结；(b) 猪空肠的 PP 结；(c) 猪回肠的 PP 结

图 2-18(a)，Bar＝250μm；图 2-18(b)、图 2-18(c)，Bars＝500μm

（四）不同实验动物的小肠组织学结构差异

1. 肠绒毛和隐窝的形态

在不同物种的实验动物中，肠绒毛纵切面的形态略有差异：啮齿动物的十二指肠绒毛呈长叶状，空肠的肠绒毛呈长圆柱状，回肠的肠绒毛呈短圆柱状；

犬类的肠绒毛呈圆柱状或舌状。

十二指肠的肠绒毛最长，呈现复杂的形态结构，分枝扭结、弯曲，或形成网状交联。空肠的肠绒毛呈中等大小，长而直。回肠的肠绒毛最短，间有浅裂，呈稍长的锥形或短嵴状。小鼠的肠绒毛与大鼠的相似，均从十二指肠远端向回肠逐渐减少，但肠绒毛数量在整个小肠上保持恒定。兔的十二指肠黏膜肠绒毛呈细长叶状，且平均长度长于空肠和回肠的肠绒毛，但差异并不明显。

猪的小肠段有丰富的皱襞，在十二指肠、空肠及回肠的肠绒毛均存在相似的渐变规律，即在相邻两皱襞的凹部，肠绒毛最长；而从凹部至皱襞顶端，其肠绒毛长度逐渐变短，甚至在顶端局部仅存在隐窝而无指状突起的肠绒毛结构［图 2-19(a) 和图 2-19(b)］。有时，可见肠绒毛形成分支或网状交联［图 2-19(c)］。

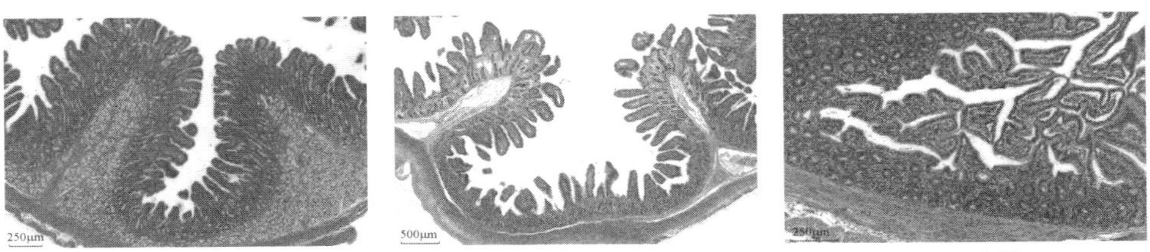

(a) 十二指肠　　(b) 回肠　　(c) 空肠

图 2-19　猪的小肠肠绒毛和隐窝（彩图见插页）

图 2-19(a)，Bar=250μm；图 2-19(b)，Bar=500μm；图 2-19(c)，Bar=250μm

兔回肠的肠绒毛呈棒状，隐窝深度与肠绒毛长度几乎相同。在非人灵长类动物的整个小肠中，肠绒毛经常含有不同程度突出扩张的“乳腺”，在肠绒毛顶端的固有层内经常存在巨噬细胞簇［图 2-20(a)］，当它们吞噬红细胞等后，

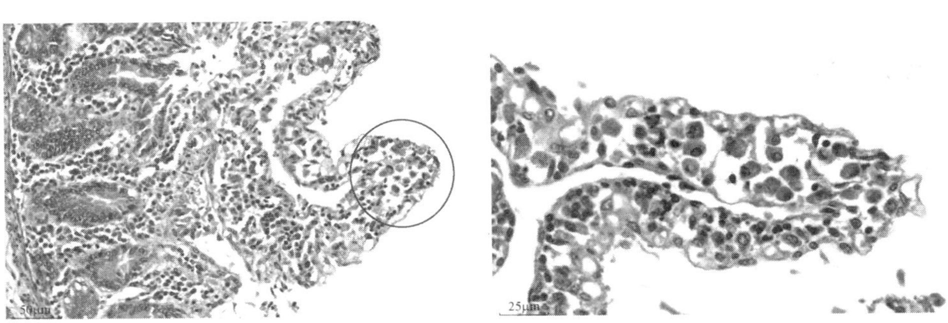

(a) 巨噬细胞簇（圈）　　(b) 色素巨噬细胞

图 2-20　食蟹猴肠绒毛顶端固有层（彩图见插页）

图 2-20(a)，Bar=50μm；图 2-20(b)，Bar=25μm

其胞浆呈棕黄色，此时可称为色素巨噬细胞［图 2-20(b)］。狗的小肠肠绒毛呈圆柱形或舌状，小肠的肠绒毛通常很长（肠绒毛高度＞500μm），空肠的肠绒毛比回肠的肠绒毛更宽更长。

2. 皱襞

啮齿类动物的小肠中没有皱襞，猪的小肠中有丰富的皱襞。例如，猪的空肠有丰富的皱襞［图 2-21(a)］，但小鼠的空肠无皱襞［图 2-21(b)］。

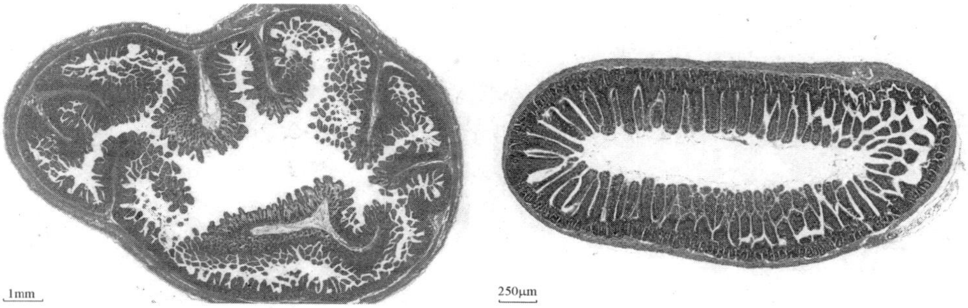

(a) 猪的空肠　(b) 小鼠的空肠

图 2-21　猪和小鼠的空肠（彩图见插页）

图 2-21(a)，Bar＝1mm；图 2-21(b)，Bar＝250μm

3. 黏膜免疫相关结构

兔的圆小囊由淋巴组织和巨噬细胞组成。在食蟹猴和恒河猴的肠道相关淋巴组织中，发现有少量的多核合胞体细胞（图 2-22），主要位于淋巴滤泡的生发中心，其胞体较大，见有 2 个以上细胞核或见分叶核，细胞核内染色质着色较浅。

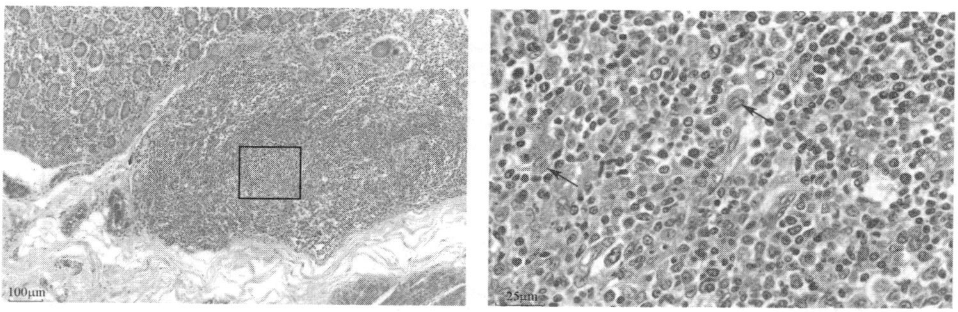

(a) 淋巴滤泡生发中心　(b) 多核合胞体细胞（箭头所示）

图 2-22　食蟹猴回肠黏膜下层（彩图见插页）

图 2-22(a)，Bar＝100μm；图 2-22(b)，Bar＝25μm

二、大肠组织学

(一)大肠组织学结构的共性

大肠壁的组织学结构与小肠的相似，均有黏膜、黏膜下层、肌层和浆膜共四层（图 2-23）。

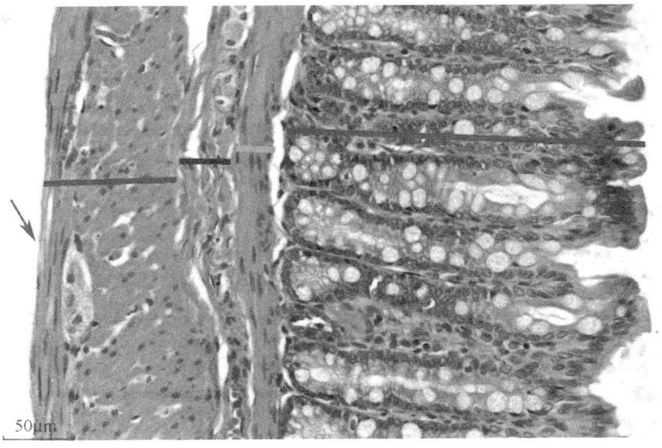

图 2-23　大肠壁的组织学结构（彩图见插页）

红、绿、蓝、棕色分别表示黏膜上皮层、黏膜肌层、黏膜下层和肌层，箭头表示浆膜层。

Bar＝50μm

（1）黏膜　表面光滑，无绒毛。上皮为单层高柱状，由吸收细胞和丰富的杯状细胞交错分布组成，纹状缘不明显。其发达的固有层中含有：①排列整齐，长且直的肠腺；②较多的淋巴孤结和少量淋巴集结；③丰富的弥散淋巴组织。大肠的黏膜肌层发达，由内环行肌和外纵行肌两层平滑肌组成。

（2）黏膜下层　是一层疏松结缔组织，包含小动脉、小静脉、淋巴管和神经丛，还含有较多成群的脂肪细胞。

（3）肌层　由内环行肌和外纵行肌两层平滑肌组成。内环行肌节段性局部增厚，形成结肠带。猪大肠的外纵行肌与人类的相似，局部增厚形成纵肌带。大鼠和小鼠的两层肌组织的厚薄均较均匀。浆膜在盲肠、横结肠、乙状结肠为浆膜；升结肠与降结肠的前壁为浆膜，后壁为纤维膜；直肠上 1/3 段的大部及中 1/3 段的前壁为浆膜，其余为纤维膜。外膜结缔组织中常有脂肪细胞聚集。

(二)大肠不同部位的组织学结构差异

1. 啮齿动物结肠前、中、后段的形态差异

笔者观察了大鼠结肠瑞士卷制作的 HE 染色切片（图 2-24），发现其结

肠前、中、后段的形态变化规律如下：一是皱襞数量和形态的变化，在结肠前段，有相对较高的皱襞，随着肠道向后延伸，皱襞逐渐变矮；在结肠中段偶见宽而矮的皱襞，部分区域皱襞消失，呈平直状态；至后段，又出现较宽大的连续性皱襞。二是肌层厚度的变化，肌层在前段和后段较厚，而中段较薄。

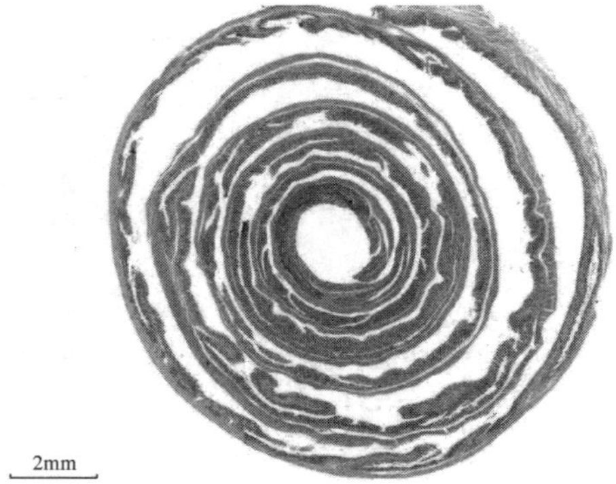

图 2-24　大鼠结肠瑞士卷（彩图见插页）

由外圈至内圈依次为结肠前段、中段和后段，各段皱襞数量、高度及肌层厚度存在差异。Bar＝2mm

三是杯状细胞分泌状态的差异。用 AB-PAS 染色法观察杯状细胞的分布，发现在结肠前段，隐窝部分的杯状细胞有旺盛的黏液分泌能力，其基部（黏膜层下 1/2）的杯状细胞内的黏液浓厚，呈深蓝色或深蓝紫色；中段至后段，隐窝部位细胞的胞浆内的黏蛋白蓝色着色强度逐渐下降，至结肠后段，隐窝中黏液染成天蓝色（图 2-25）。从结肠前段至后段，黏膜层表面（上 1/2）的杯状细胞数量逐渐减少，但单个细胞内的黏液含量增多。

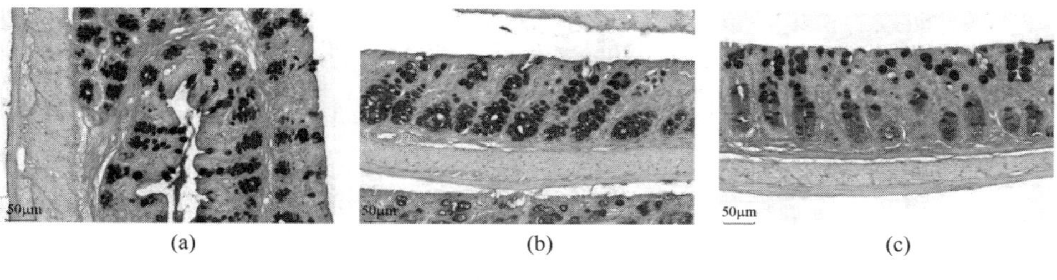

图 2-25　小鼠结肠前、中、后段的组织学差异（彩图见插页）

从左到右分别示小鼠结肠前、中、后段，隐窝基部的黏液从深蓝色逐渐变为浅蓝色，表层杯状细胞数量减少，但单细胞内黏液量增多。Bars＝50μm

2. 免疫细胞分布的差异

在动物（如小鼠、大鼠）的大肠中，不同解剖部位（盲肠、近端结肠、远端结肠、直肠）的免疫细胞分布存在显著差异，这种差异与各部位的微生物负荷、局部微环境、抗原暴露程度以及免疫功能分工密切相关。盲肠是发酵和菌群定植的核心区域，免疫细胞需平衡共生菌代谢产物（如短链脂肪酸）的利用与免疫耐受。盲肠固有层（lamina propria）中巨噬细胞密度最高，偏向抗炎表型（如 $CD206^+$ M2 型），参与维持对共生菌的耐受。因盲肠内高密度共生菌（如分节丝状菌）的刺激，Th17 细胞的比例显著高于结肠其他区域。此外，盲肠派尔集合淋巴结（Peyer patch）较少，但固有层中 IgA^+ 浆细胞较多，通过分泌 IgA 调控菌群。

近端结肠主要吸收水分和电解质，免疫细胞侧重抗原提呈与免疫耐受，以避免对食物残渣和共生菌的过度反应。其中 $FOXP3^+$ 调节性 T 细胞（Treg 细胞）比例较高，可通过分泌白细胞介素-10（IL-10）抑制过度炎症反应。树突状细胞中 $CD103^+$ $CD11b^+$ 树突状细胞占主导，摄取抗原后迁移至肠系膜淋巴结诱导免疫耐受。近端结肠上皮内 γδ T 细胞（IELs）较多，主要参与上皮修复和屏障维持。

远端结肠和直肠是病原体入侵的高风险区域，免疫细胞偏向促炎和防御反应，同时加强物理屏障（黏液层、紧密连接）。远端结肠固有层和上皮内 $CD8^+$ T 细胞比例升高，发挥细胞毒性功能，清除潜在病原体。直肠黏膜中的中性粒细胞浸润基线水平较高，可能因靠近肛门而易受病原体刺激。此外，远端结肠和直肠还可以通过分泌白细胞介素-22（IL-22）促进黏液分泌（如 MUC2），强化直肠屏障功能。

（三）不同实验动物的大肠组织学结构差异

不同实验动物的大肠组织学结构存在显著差异，这些差异主要体现在黏膜层结构、血液供应、蠕动功能等方面。例如，猪的结肠黏膜层较厚，富含绒毛，吸收功能强，蠕动较慢，有利于养分的吸收。大鼠和小鼠的结肠的前、中、后段在黏膜厚度、皱襞数量和肌层厚度等方面存在差异。

某些实验动物的大肠拥有特殊的结构，例如兔的圆小囊，分为黏膜层、黏膜下层、肌层和浆膜共四层。黏膜层内壁密布蜂窝状隐窝，隐窝底部及周围分布大量淋巴滤泡，形成类似扁桃体的淋巴组织聚集区。其余三层的结构与其他肠段的结构类似。灵长类动物和兔拥有阑尾，其组织学形态与结肠相似，黏膜和黏膜下层含有丰富的淋巴组织。

（彭西，韦祝梅）

第三节 实验动物肠道的消化和吸收

消化（digestion）是机体通过消化管的运动和消化腺分泌物的酶解作用，使体积较大、分子结构复杂的食物成分被分解为分子结构简单的小分子化学物质的过程。经过消化，食物变得容易被吸收。消化过程包括机械性消化、化学性消化和微生物消化。肠道的机械性消化作用通过肠壁肌肉的运动实现。肠道的化学性消化主要借助（依赖）消化腺产生的各种消化酶完成化学分解过程，如将蛋白质水解为氨基酸，将脂肪水解为脂肪酸和甘油，将多糖水解为葡萄糖等。食物被消化后形成的小分子营养物质被吸收后，为机体的生命活动提供能量。微生物消化是由栖居于动物消化道内的微生物来完成的消化。

经过胃部消化的食物被推进至肠道，进行进一步消化和吸收。肠道表面布满皱襞、绒毛和微绒毛，形成巨大的表面积，是食物消化和吸收的主战场。十二指肠接收来自胰腺的胰液（内含丰富的消化酶）以及来自肝脏的胆汁。通过肠道蠕动，胰液和胆汁与食物充分混合，发挥分解作用。

一、肠道的机械性消化

小肠的机械性消化依托于消化道平滑肌，完成紧张性收缩、分节运动和蠕动，实现混合食物和消化液以及推动食物向远端移动的功能。

（一）肠道平滑肌的生理特性

肠道平滑肌具有肌肉组织的共性，如兴奋性、传导性和收缩性等。

（1）兴奋性　肠道平滑肌兴奋性低，收缩的潜伏期、收缩期和舒张期较长，收缩缓慢。

（2）自动节律性　肠道平滑肌离体后，仍能在适宜的条件下节律性收缩。

（3）紧张性　肠道平滑肌经常处于微弱的持续收缩状态，使肠道管壁保持基础张力，有利于肠道形状和位置的维持。

（4）伸展性　肠道平滑肌的伸展性较强，以适应空腹和饱腹状态下肠道容量变化较大而不发生明显的压力变化。

（5）对理化刺激的敏感性　肠道平滑肌对某些化学物质、温度变化、牵张刺激有较高的敏感性，但对电刺激不敏感。

（二）肠道平滑肌的生物电活动

肠道平滑肌细胞主要有静息电位、慢波电位和动作电位这三种类型的生物电活动。

1. 静息电位

肠道平滑肌细胞的静息电位不稳定，在一定范围内波动。静息电位的产生主要由 K^+ 外流和生电性钠泵活动所形成，也有 Na^+、Cl^-、Ca^{2+} 的跨膜流动参与。

2. 慢波电位

在静息电位基础上，肠平滑肌自发产生节律性的去极化和复极化，称为慢波（slow wave），又称基本电节律（basal electrical rhythm，BER），决定平滑肌的收缩节律。慢波电位起源于纵行肌和环行肌之间的 Cajal 间质细胞（interstitial cell of Cajal，ICC），其兼具成纤维细胞和平滑肌细胞特性，彼此以缝隙连接相连，也与平滑肌细胞相连，故 ICC 产生的电活动传给邻近的平滑肌细胞。平滑肌细胞存在机械阈值（mechanical threshold）和电阈值（electrical threshold），是控制肌细胞收缩的两级开关。当去极化达到或超过阈值时，均通过 Ca^{2+} 内流激活肌细胞收缩，达到或超过电阈值后会使收缩进一步加强。

3. 动作电位

当慢波去极化达到阈电位时，即可产生动作电位。动作电位的去极化主要由 Ca^{2+} 内流引起，复极化由 K^+ 外流引起。动作电位常叠加在慢波的峰顶上，可以是单个或多个。通常慢波电位幅度越高，动作电位的频率也越高。慢波上出现的动作电位数目越多，肌细胞收缩就越强。

4. 慢波、动作电位和平滑肌收缩三者之间的关系

在慢波基础上，产生动作电位引发平滑肌收缩。慢波上出现的动作电位数目越多，肌细胞收缩就越强。

（三）肠道的运动

1. 肠道的运动形式

肠道的运动形式包括紧张性收缩、分节运动、蠕动等。回盲括约肌还具有特定的运动形式和功能。

（1）紧张性收缩　是小肠的基础运动方式。紧张性收缩增强时，食糜在肠腔内的混合和推进速度加快；紧张性收缩减弱时，肠腔易扩张，混合和推送食糜的功能也减弱。

（2）分节运动　是小肠特有的运动形式，是以肠壁环行肌收缩和舒张为主的节律性运动。其特征为：肠管上相隔一定间距的环行肌同时收缩，把食糜分割成许多节段；随后，原来收缩的部位开始舒张，舒张的部位开始收缩，如此交替，反复进行。分节运动的生理意义有三方面：一是使食糜与消化液充分混合，有利于化学性消化；二是使食糜与肠壁紧密接触；三是促进肠壁的血液与淋巴液回流。后两点有助于吸收。

（3）蠕动　是肠道平滑肌由上而下依次发生的推进性收缩运动。通常每个蠕动波将食糜向前推进数厘米后便消失。大肠存在集团蠕动方式，发生在进食后。其进程快、行程远，通常始于横结肠，可将大肠部分内容物推送至乙状结肠或直肠。在十二指肠和回肠末端有时还会出现与蠕动方向相反的蠕动，称为逆蠕动（antiperistalsis）。蠕动和逆蠕动可使食糜在肠管内来回移动，有利于充分消化和吸收。

（4）袋状往返运动　是结肠特有的运动形式，由环行肌不规律地收缩引起，使结肠出现一串结肠袋，结肠内压升高，使结肠袋内容物向前、后两个方向做短距离的位移。这种运动有助于水的吸收。

（5）分节推进或多袋推进运动　是一个或多个结肠袋同时收缩，把肠内容物缓慢推进到下一肠段的运动方式。进食后或受到拟副交感神经药物刺激时，该运动方式增强。

（6）其他运动形式　小肠有一种传播速度快、传播距离较远的蠕动，称为蠕动冲（peristaltic rush）。它可在几分钟内将食糜从小肠的始端一直推送至回肠末端，甚至结肠。蠕动冲常见于进食过程中，可能是由吞咽动作或食物进入十二指肠引起的。有些药物（泻药）的刺激可引起蠕动冲。小肠在消化间期也存在周期性移行性复合运动（MMC），它是胃 MMC 向下游扩布形成的，生理意义与胃 MMC 相似。

（7）回盲括约肌的特殊运动方式　回肠末端与盲肠交界处的环行肌明显增厚，称为回盲括约肌。回盲括约肌通常呈轻度收缩状态，当食物入胃后，通过胃-回肠反射使回肠蠕动加强。当蠕动波到达回肠末端时，回盲括约肌舒张，使较多内容物快速被推入结肠。盲肠内容物的机械扩张刺激可通过内在神经丛的局部反射，使回盲括约肌收缩加强，延缓回肠内容物推入结肠。因此，回盲括约肌既可防止回肠内容物过快地进入结肠，又可阻止结肠内容物反流入回肠。

2. 肠道运动的调节

肠道的平滑肌接受神经和体液的双重调节。神经调节包括内在神经和外来神经。内在神经指肌间神经丛，通过接受肠内容物的机械和化学刺激而调节肠蠕动，该调节具有自主性，即使在切断外来神经后肠蠕动仍会进行。外来神经中，交感和副交感神经分别抑制和促进小肠运动，其功能需要通过调节内在神经丛来实现。体液调节方面，乙酰胆碱、5-羟色胺、胃泌素、胆囊收缩素、胃动素、P 物质等促进肠道运动；血管活性肠肽、抑胃肽、内啡肽、促胰液素、肾上腺素、胰高血糖素等抑制肠道运动。

二、肠道的化学性消化

（一）胰液的消化功能与分泌调节

胰液是最重要的消化液，由胰腺腺泡细胞和小导管上皮细胞分泌，经胰腺导管排入十二指肠。胰液是无色、无味的碱性液体，含有水、HCO_3^-、Na^+、K^+、Cl^- 等无机离子及各种消化酶。

1. 胰液的成分和作用

（1）碳酸氢盐　主要由胰腺的小导管细胞分泌，主要作用是中和胃酸，维持十二指肠内适宜的 pH。不同实验动物的肠道 pH 存在较小的差异，如表 2-2 所示。肠道 pH 受到胆汁、胰液、菌群等多种因素的影响。

表 2-2　不同实验动物的肠道 pH

动物	小肠 pH 值	大肠 pH 值
人类	6.0～7.4	5.5～7.0
狗、猫	6.0～7.0	6.0～7.0
猪	6.0～7.5	6.0～7.0
兔	6.0～7.5	6.0～7.0
大鼠	6.0～7.5	6.0～7.0

（2）消化酶　消化酶由胰腺的腺泡细胞分泌，包括胰淀粉酶、胰脂肪酶、胰蛋白酶原和糜蛋白酶原等。胰淀粉酶（pancreatic amylase）能将淀粉分解为糊精、麦芽糖及麦芽寡糖，其最适工作 pH 为 6.7～7.0。胰脂肪酶（pancreatic lipase）可将三酰甘油分解成一酰甘油、甘油和脂肪酸，其最适工作 pH 为 7.5～8.5。胰脂肪酶需要在胰腺分泌的辅脂酶（colipase）的帮助下发挥作用。胰液中的胆固醇酯酶和磷脂酶 A2 分别水解胆固醇酯和磷脂。腺泡细胞分泌的胰蛋白酶原（trypsinogen）和糜蛋白酶原（chymotrypsinogen）以无活性的酶原形式存在于胰液中，进入小肠后，胰蛋白酶原被肠激酶（enterokinase）激活，转化为有活性的胰蛋白酶（trypsin），胰蛋白酶可进一步激活胰蛋白酶原，以及激活糜蛋白酶原为糜蛋白酶（chymotrypsin）。胰蛋白酶和糜蛋白酶都能分解蛋白质为际和胨，两者协同作用时，可分解蛋白质为多肽和氨基酸。此外，胰液中还含有羧基肽酶、核糖核酸酶、脱氧核糖核酸酶等水解酶。

正常生理状态下，胰液中的蛋白水解酶不会消化胰腺自身。一是因为胰液中的蛋白酶原无活性；二是胰腺组织分泌少量的胰蛋白酶抑制物（trypsin inhibitor）能与胰蛋白酶结合，阻止少量的胰蛋白酶活化。当胰腺受损或导管阻塞时，大量的胰液滞留在胰腺组织中，会导致胰腺组织自身消化，引起急性胰腺炎。如果胰液分泌障碍，会明显影响蛋白质和脂肪的消化和吸收。

2. 胰液分泌的调节

进食会引起大量胰液分泌，进食后时间越长，胰液分泌量逐渐减少，饥饿状态下胰液几乎不分泌。胰液分泌受神经和体液因素的双重调节，以体液调节为主。

（1）神经调节　食物的形状和气味，以及食物对口腔、食管、胃和小肠的刺激，均可通过神经反射引起胰液分泌。作为传出神经，迷走神经可直接作用于腺泡细胞，或通过促胃液素释放而间接作用于腺泡细胞，引起胰液分泌。如果切断迷走神经或注射阿托品，可显著抑制胰液分泌。迷走神经兴奋刺激分泌的胰液中，水和碳酸氢盐含量少，胰酶含量丰富。

（2）体液调节　促胰液素和缩胆囊素这两种胃肠激素主要调节胰腺的分泌，并有协同作用。促胰液素由小肠上段黏膜的S细胞分泌，主要作用于胰腺小导管细胞，引起水和碳酸氢盐的分泌。缩胆囊素由小肠黏膜的I细胞分泌，可促进腺泡细胞分泌胰酶及促进胆囊平滑肌收缩，还可作用于迷走神经传入纤维，通过神经反射刺激胰酶分泌。

（二）胆汁的消化功能与分泌调节

胆汁由机体最大的消化腺肝脏分泌，是一种味苦的液体，呈金黄色或橘黄色，在胆囊中呈深棕色或墨绿色。胆汁中无消化酶，其成分为水、钠、钾、钙、碳酸氢盐等无机成分和胆盐、胆色素、胆固醇、卵磷脂和黏蛋白等有机成分。肝细胞生成的胆汁一部分经胆管流出后通过胆总管排入十二指肠，另一部分经胆囊管输送到胆囊储存，在进食时再排至十二指肠。

1. 胆汁的消化功能

（1）乳化脂肪　胆汁中的胆盐、胆固醇和卵磷脂等作为乳化剂，降低脂肪的表面张力，将脂肪乳化成微滴，增加胰脂肪酶的作用面积，促进脂肪的消化分解。

（2）促进脂肪吸收　胆盐分子具有两亲性。胆盐将脂溶性物质包裹其中，形成亲水面向外的微胶粒（micell），能顺利通过肠黏膜表面的水相层，促进脂质的吸收。

（3）促进脂溶性维生素吸收　胆汁在促进脂质吸收的同时，促进脂溶性维生素A、维生素D、维生素E、维生素K的吸收。

（4）利胆作用　胆盐可通过肠-肝循环被再利用。其循环路径为：大部分肠道中的胆盐在回肠末端被吸收入血，经门静脉运送到肝脏。

2. 胆汁分泌和排出的调节

胆汁的分泌和排出受神经和体液因素的调节。进食动作、食物对胃肠的机械和化学刺激，均可通过迷走神经引起胆汁分泌和胆囊收缩。迷走神经所引起的促胃液素释放，也可间接促进胆汁分泌和胆囊收缩。体液因素包括促胃液素、促胰液素和缩胆囊素。促胃液素作用于肝细胞和胆囊；促胰液素主要作用于胆管系统；缩胆囊素可引起胆囊强烈收缩。三者协同调节胆汁的分泌和排出。

摄入不同类型的食物，对胆汁排出量的诱导作用不同。高蛋白质食物引起胆汁排出最多，高脂肪或混合食物次之，糖类食物的作用最小。

很多药物可以以原形或代谢产物形式经胆汁排泄，进入肠腔后随粪便排出，也可再随胆汁进入肠肝循环，引起药物的半衰期和作用时间延长。

（三）小肠液的消化功能与分泌调节

小肠液由十二指肠腺和小肠腺分泌，是一种弱碱性液体，pH 为 7.6，含水分、无机盐、肠激酶、黏蛋白等。小肠液的主要生理作用包括：①保护十二指肠黏膜免受胃酸侵蚀；②肠激酶可激活胰蛋白酶原，有助于蛋白质的消化；③稀释消化产物，使其渗透压降低，有利于消化产物的吸收。

肠上皮细胞的顶端膜上含有多种肽酶和寡糖酶，可对肠腔中的营养物质进行消化，这些酶可随脱落的肠上皮细胞进入肠腔，但对小肠内的消化不起作用。

小肠液的分泌受神经和体液因素的双重调节。通过肠壁内在神经丛的局部反射，食糜对肠黏膜的机械和化学刺激可引起小肠液的分泌。其中，小肠黏膜对扩张刺激敏感，小肠液的分泌量与肠腔内的食糜量呈正相关。体液因素包括促胃液素、促胰液素、胆囊收缩素等，都能刺激小肠液分泌。

（四）大肠液的消化功能及分泌调节

大肠的主要功能是：①吸收肠内容物中的水分和电解质，参与调节机体的水、电解质平衡；②吸收由大肠内细菌合成的维生素 B、维生素 K 等物质；③完成对食物残渣的加工，形成和暂存粪便，并控制排便。

大肠液由大肠黏膜表面的柱状上皮细胞和杯状细胞分泌，pH 为 8.3～8.4，主要成分是黏液和碳酸氢盐，起到保护肠黏膜和润滑粪便的作用。

大肠液的分泌主要受神经调节。食物残渣对肠壁的机械刺激可通过局部神经反射引起大肠液的分泌。副交感神经兴奋使大肠液分泌增加，交感神经兴奋使大肠液分泌减少。

三、肠道的吸收

肠道不同部位的吸收能力差异较大。小肠是吸收的主要部位，大部分水、电解质和营养物质在小肠被吸收；大肠主要吸收水分和无机盐。

肠道吸收营养物质的途径有两条：跨细胞途径和细胞旁途径。跨细胞途径是指营养物质通过小肠黏膜上皮细胞的顶端膜进入细胞内，再经过细胞的基底膜和侧膜进入组织间隙的过程；细胞旁途径是指肠腔内的营养物质通过上皮细胞间的紧密连接进入细胞间隙的过程。

不同营养物质的跨膜吸收方式不同，包括被动转运、主动转运、入胞和出胞等。本文将阐述主要营养物质的吸收，包括糖、蛋白质、脂类、维生素、水和无机盐，也附带介绍药物的吸收。

（一）糖的吸收

食物中的糖类必须被分解为单糖才能被小肠吸收。小肠内的单糖主要是葡萄糖，约占单糖总量的 80%，半乳糖和果糖的含量很少。各种单糖的吸收速率不同，以葡萄糖和半乳糖吸收最快，果糖次之，甘露糖最慢。葡萄糖的吸收是逆浓度差进行的消耗能量的主动转运过程。小肠绒毛上皮细胞顶端膜上有 Na^+-葡萄糖同向转运体，基底侧膜上有钠泵。钠泵的功能是维持细胞内外的 Na^+ 浓度梯度，Na^+ 经转运体不断转运进入细胞，从而为葡萄糖逆浓度梯度转运提供能量。

大部分单糖被吸收进入肠系膜静脉，经门静脉被运送到肝脏；小部分单糖进入肠绒毛的中央乳糜管，经淋巴转运。被微生物降解的多糖生成的短链脂肪酸（主要是乙酸、丙酸和丁酸）主要通过血液运输。从猪和兔的盲肠流回的血液中含有较多短链脂肪酸，表明猪和兔的大肠微生物消化能力较强。

（二）蛋白质的吸收

食物中的蛋白质经消化分解为氨基酸后才能被小肠吸收。吸收机制与葡萄糖的吸收机制相似，也是通过与 Na^+ 偶联进行的继发性主动转运过程。目前已在小肠壁发现 4 种转运氨基酸的载体，分别转运中性、酸性、碱性氨基酸，以及脯氨酸和羟脯氨酸。

小肠上皮细胞顶端膜上还存在着二肽和三肽转运系统，能将二肽和三肽完整地转运入胞，再被细胞内的二肽酶和三肽酶进一步水解成氨基酸后吸收入血。部分小肽在上皮细胞内不被肽酶分解，直接进入血液。新生的仔猪、犬崽可通过肠黏膜上皮的胞饮作用，完整地吸收初乳中的蛋白质，尤其是免疫球蛋白，由此获得被动免疫。该吸收能力通常在出生后 24～36h 消失。如果年龄较大的动物因肠黏膜损伤而完整吸收乳蛋白和大豆蛋白等，容易引起过敏反应。

（三）脂类物质的吸收

脂肪的消化产物，如脂肪酸、单酰甘油和甘油，都是脂溶性分子，在小肠内被包裹在由胆盐形成的微胶粒中。外表面具有亲水性的微胶粒能通过肠黏膜上皮细胞表面的静水层到达微绒毛表面。在此处，脂肪酸、单酰甘油从混合微胶粒中释放出来，通过微绒毛的细胞膜进入细胞，而胆盐则留在肠腔内继续发挥作用。

长链脂肪酸和单酰甘油进入细胞后重新合成三酰甘油，与细胞内的载脂蛋白合成乳糜微粒，再以出胞方式经过细胞间隙扩散入淋巴液。中、短链脂肪酸及单酰甘油可直接扩散进入血液。由于膳食中的动、植物油含长链脂肪酸较多，所以脂肪的吸收以淋巴途径为主。

小肠内的胆固醇主要有两类，即来自胆汁的游离胆固醇和来自食物的酯化胆固醇。游离胆固醇的吸收与长链脂肪酸及单酰甘油相似，需要和胆盐一起形成微胶粒，再进入肠黏膜上皮细胞。在细胞内，胆固醇被酯化成胆固醇酯，再形成乳糜微粒进入淋巴液。酯化胆固醇需在肠腔内胆固醇酯酶的作用下水解为游离胆固醇后才能被吸收。

部分磷脂被磷脂酶分解为游离脂肪酸和溶血磷脂（lysolecithin）。溶血磷脂被肠上皮细胞吸收，再被酯化。少部分磷脂以原形被肠上皮细胞吸收。

（四）维生素的吸收

多数水溶性维生素通过依赖于 Na^+ 的同向转运体，以扩散方式被吸收。

维生素 B_{12} 先与内因子结合形成复合物，然后在回肠被吸收；脂溶性维生素 A、维生素 D、维生素 E、维生素 K 的吸收机制与脂类相同。

（五）水的吸收

水分的吸收都是被动的，各种溶质，特别是 NaCl 主动吸收产生的渗透压梯度是水被吸收的主要动力。

（六）无机盐的吸收

1. 钠的吸收

肠内容物中 95%～99%的钠可被吸收。不同肠段对钠的吸收能力差异较大，以空肠吸收最多，回肠次之，结肠最少。钠的吸收是主动转运过程，依赖于钠泵的活动。肠腔内的 Na^+ 吸收与小肠黏膜对葡萄糖或氨基酸的转运相偶联，并为葡萄糖和氨基酸的吸收提供动力。由于肠腔内的葡萄糖、氨基酸可增加 Na^+ 的吸收，临床给分泌性腹泻的患病动物口服含有葡萄糖和 Na^+ 等的溶液，可加快葡萄糖、NaCl 和水的吸收，以补偿丢失的盐和水。

2. 铁的吸收

铁主要在十二指肠和空肠被主动吸收。食物中的铁大部分是三价铁，不易被吸收，需还原为亚铁才能被吸收。亚铁的吸收速度是等量三价铁的二至五倍，维生素 C 能将三价铁还原为亚铁而促进铁的吸收。胃液中的盐酸促进铁的吸收，胃酸减少的动物常伴有缺铁性贫血。小肠上皮细胞合成的转铁蛋白（transferrin），与肠腔内铁离子结合，形成复合物，再以受体介导的胞吞方式进入上皮细胞内。上皮细胞内的铁一部分进入血液，一部分与铁蛋白（ferritin）结合并留在胞内，具有防止铁过量吸收的作用。缺铁时（如缺铁性贫血），小肠吸收铁的能力增加。

3. 钙的吸收

肠各段均吸收钙，但最终仅有部分钙被吸收。钙的吸收主要在十二指肠，通过小肠上皮细胞基底膜上钙泵的活动实现。多种因素影响钙的吸收，如维生素 D 的代谢产物 1,25-二羟维生素 D_3、胆汁酸、脂肪酸可促进小肠对钙的吸收；而脂肪酸、磷酸盐可与钙结合成不易溶解的钙盐，妨碍钙的吸收。

4. 负离子的吸收

小钠泵活动产生的电位差可促进肠腔内的负离子，如 Cl^- 和 HCO_3^- 向细胞内转移而被动吸收。

四、肠道的微生物消化

与小肠相比，大肠（包括盲肠和结肠）含有相对丰富的微生物。大肠微生物的主要作用包括：①将纤维素、半纤维素等分解为挥发性脂肪酸，供大肠吸收；②利用大肠内容物中的非蛋白质氮合成微生物蛋白，可被水解为氨基酸，并被部分吸收；③合成B族维生素和维生素K，并被大肠吸收，供机体利用。

实验动物中，兔是一种草食动物，其盲肠的容积大，具备微生物生存的适宜条件，肠腔内含有微生物发酵的丰富底物，包括淀粉和双糖等可溶性糖、纤维素和半纤维素等不可溶性糖以及蛋白质。大肠内微生物消化对兔而言具有极重要的意义，大肠内的微生物发酵产物可提供大量的能量。对其他实验动物来说，大肠的微生物消化也是一种能量的补充方式。

（邱怡，黄世远）

第四节　实验动物肠道的免疫功能

肠道黏膜免疫系统由肠道相关淋巴组织（GALT）、肠上皮屏障及其免疫细胞网络共同构成。其核心包括：GALT（如派尔集合淋巴结和孤立淋巴滤泡），负责抗原摄取并启动适应性免疫；固有层中聚集的T细胞（Th17细胞、Treg细胞）、B细胞/浆细胞（分泌IgA）、巨噬细胞和树突状细胞协调免疫耐受与病原体清除；肠上皮层内的上皮内淋巴细胞（如γδ T细胞和$CD8^+$ αβ T细胞）及杯状细胞、潘氏细胞，通过快速杀伤病原、分泌黏液和抗菌肽维持屏障防御；此外，肠系膜淋巴结整合肠道抗原信息，调控全身性免疫应答。该系统通过动态平衡共生菌群耐受与病原体防御，依赖细胞间信号（如IL-10、TGF-β）和菌群代谢物（如短链脂肪酸）维持肠道稳态，是机体抵御感染和炎症的关键防线。肠道免疫细胞的分布受肠道菌群、饮食成分和炎症状态的影响。共生菌能够通过代谢产物（如短链脂肪酸）调节Treg细胞和Th17细胞的分化。饮食中含的维生素A可促进树突状细胞分泌视黄酸，诱导T细胞归巢至肠道。当感染或存在炎症时，中性粒细胞、Th1细胞和Th17细胞数量增多，稳态下以Treg细胞为主。

一、免疫细胞的类型及分布规律

不同区域的主要免疫细胞和功能见表 2-3。

表 2-3 不同区域的主要免疫细胞和功能

区域	主要免疫细胞	核心功能
PP 结	B 细胞、T 细胞、树突状细胞、M 细胞	抗原摄取与适应性免疫启动
固有层	Treg 细胞、Th17、浆细胞、巨噬细胞	免疫耐受、病原体清除、IgA 分泌
肠上皮层	γδ T 细胞、$CD8^+$ IELs	快速防御、上皮修复
肠系膜淋巴结	T 细胞、B 细胞、树突状细胞	适应性免疫应答协调

1. B 淋巴细胞

B 细胞主要存在于固有层和 PP 结中。B 细胞可分为 B1 和 B2 两个亚群。B1 细胞分布于胸腔和腹膜腔内，表达 $CD5^+$ 和 $MAC\text{-}1^+$ 分子。部分腹腔中的 B1 细胞可移行至肠黏膜固有层，分化成熟后分泌 IgA。B2 细胞来源于骨髓，定植于 PP 结和孤立淋巴滤泡，不表达 CD5 和 MAC-1 分子，低表达 IgM，高表达 IgD。

PP 结中的 B 细胞主要分布在淋巴滤泡内。在受抗原刺激后，淋巴滤泡的生发中心扩大，并生成大量增殖的淋巴母细胞，最终转化为浆细胞。浆细胞以 IgA^+ 细胞为主，还含有少量 IgM^+ 和 IgD^+ 细胞。这些浆细胞不仅存在于滤泡内，也有少量位于滤泡间。

2. T 淋巴细胞

T 淋巴细胞主要存在于 PP 结中、固有层中以及肠上皮细胞间。T 淋巴细胞有 $CD4^+$ 和 $CD8^+$ 等 T 细胞亚群。在 PP 结中的 T 细胞主要位于滤泡间区，包括 $CD4^+$ 和 $CD8^+$ 等 T 细胞亚群。$CD4^+$ T 细胞主要为辅助性 T 细胞（Th 细胞），并通常表达 αβT 细胞受体（αβTCR），另有少量表达 γδT 细胞受体（γδTCR）。$CD4^+$ T 细胞主要为细胞毒性 T 细胞和抑制性 T 细胞。

上皮内淋巴细胞（intraepithelial lymphocyte，IEL）具有自然杀伤活性，能直接识别未加工的抗原，进而产生溶细胞活性，能够杀死受损伤的以及病毒感染的上皮细胞。上皮内淋巴细胞主要是 $CD8^+$ T 细胞。在人类中，多数 IEL 同时表达 αβTCR 和 CD8，$γδTCR^+$ T 细胞占 5%～30%。小鼠的 IEL 也以 αβTCR 和 CD8 双阳性 T 细胞为主，含 20%～40%的 $γδTCR^+$ T 细胞。

固有层中的 T 细胞以 $CD4^+$ T 细胞为主，包括 Th17 细胞，其能分泌 IL-

17、IL-22，抵御胞外病原体；还有 Treg 细胞，其能分泌 IL-10 和 TGF-β，抑制过度炎症反应。

3. 树突状细胞

树突状细胞广泛分布于肠上皮层、固有层、引流淋巴结和 PP 结。PP 结中存在的树突状细胞主要类型为 $CD103^{+}$ CD11b 树突状细胞，它们能够捕获抗原后迁移至 T 细胞区，激活初始 T 细胞。

肠道黏膜中的树突状细胞的亚群主要包括 $CD103^{+}$ $CD11b^{+}$ 树突状细胞、$CD103^{+}$ $CD11b^{-}$ 树突状细胞和 $CD103^{-}$ $CD11b^{+}$ 树突状细胞。

小肠固有层（LP）中主要有 $CD103^{+}$ $CD11c^{+}$ MHC-$Ⅱ^{+}$ 树突状细胞，广泛分布于人类和小鼠小肠的绒毛固有层。此外，$CD103^{+}$ $CD11b^{+}$ 树突状细胞也在小鼠的小肠固有层中显著存在。$CD103^{+}$ 树突状细胞是小肠 LP 中主要的迁移性树突状细胞群体，这些细胞会迁移到引流淋巴结，在那里将抗原呈递给初始 T 细胞。在人类小肠 LP 中，$CD103^{+}$ DNGR-1^{+} 树突状细胞（相当于小鼠的 $CD103^{+}$ $CD11b^{+}$ 树突状细胞）广泛分布。

4. 巨噬细胞

巨噬细胞主要存在于固有层、PP 结、肠道黏膜上皮和孤立淋巴滤泡中，具有吞噬和清除病原体的功能，还能递呈抗原给 T 细胞。肠道黏膜巨噬细胞最密集的区域是固有层（位于肠上皮下方的疏松结缔组织层），这些巨噬细胞能够通过表达模式识别受体（如 TLRs、NLRs）实时监测病原体入侵来发挥免疫监视作用，也可以快速吞噬病原体、死亡细胞及共生菌的代谢产物，还可以通过分泌抗炎因子（如 IL-10、TGF-β）维持对无害抗原的免疫耐受。固有层中的巨噬细胞多为 *CX3CR1* 表型，具有高度移动性，可沿肠道“巡逻”，并在炎症时转化为促炎表型。

在肠道相关的淋巴滤泡（如派尔集合淋巴结）中，巨噬细胞集中于滤泡相关上皮（FAE）下的区域。PP 结中的巨噬细胞能够通过 M 细胞摄取肠腔抗原并参与抗原的加工和呈递，还能与树突状细胞协作，激活 T/B 细胞，启动适应性免疫应答。PP 结中的巨噬细胞高表达 CD11c 和 CD11b，部分表达 CD169（Siglec-1）的巨噬细胞，擅长捕获颗粒性抗原。肠道上皮层下方的部分巨噬细胞能够紧贴肠上皮基底膜分布，形成“哨兵”网络，通过树突状伪足延伸至肠上皮细胞间隙，直接捕获穿过上皮屏障的抗原，实现快速反应。这些巨噬细胞与肠上皮细胞（IECs）相互作用，协调抗菌肽（如防御素）的分泌。

在散在的孤立淋巴滤泡中，巨噬细胞分布于滤泡周围及生发中心。其中的巨噬细胞参与滤泡的发育和维持，支持 IgA^{+} 浆细胞的分化，并通过识别共生菌信号（如多糖 A），促进免疫耐受。

5. 微皱褶细胞（M 细胞）

微皱褶细胞（microfold cell，M 细胞）是在小肠 PP 结表面覆盖的 FAE 内的一种特化上皮细胞，具有较短的微绒毛、较多的微皱褶，游离面缺失，表面糖萼不发达，顶部和周边胞质很薄，终末网不发达，有丰富的囊泡和较多的线粒体。基底膜向肠腔方向凹陷，形成上皮内袋样结构，聚集着 T、B 淋巴细胞及少量巨噬细胞。M 细胞下方的基底膜是不连续的，淋巴细胞能自由通过，M 细胞特异的形态结构和定位有利于其抗原转运功能。M 细胞顶膜面的糖萼由糖复合物构成，糖基排列和构成与邻近肠上皮细胞不同，存在物种和部位差异，在不同动物种属或同种动物肠道的不同区段，甚至在同一 FAE 中的不同 M 细胞之间，其顶膜表达的糖萼不同，有助于 M 细胞黏附并摄取各种微生物，提高 M 细胞的抗原取样效率。病原体黏附 M 细胞会激活 M 细胞内信号转导途径，导致局部胞浆钙浓度升高，引起 M 细胞骨架改变，细胞膜突起变皱，使病原体被胞吞。M 细胞能从肠腔摄入抗原，跨上皮转运，传递给其下方的淋巴组织，在诱导黏膜和系统免疫反应中起重要作用。

二、免疫应答

（一）非特异性免疫细胞的免疫应答反应

肠道黏膜的非特异性免疫（即固有免疫）是抵御病原体的第一道防线，依赖于物理屏障、化学屏障和固有免疫细胞的快速反应，无需抗原特异性识别。

肠道黏膜由单层肠上皮细胞（如吸收细胞、杯状细胞）构成，细胞间通过紧密连接（由 claudin、occludin 等蛋白构成）形成封闭屏障，阻止病原体穿透肠黏膜。杯状细胞分泌的黏液形成双层黏液结构，外层（疏松层）能够捕获病原体和颗粒，防止其接触上皮；内层（致密层）紧贴上皮，几乎无菌，保护上皮免受物理损伤和细菌黏附。肠上皮细胞每 3～5d 更新一次，通过快速脱落清除表面附着的病原体。

此外，肠黏膜还会分泌抗菌肽，和分泌型 IgA 组成化学屏障来阻止病原体进入。位于小肠隐窝的潘氏细胞释放 α-防御素（如 HD5）、溶菌酶等，直接破坏细菌细胞膜。上皮细胞还能分泌如 cathelicidins（LL-37）等抗菌肽来抑制细菌生长。

肠道黏膜中的固有免疫细胞在非特异性免疫应答中发挥着至关重要的作用。主要位于固有层的巨噬细胞通过吞噬病原体、释放炎症因子（如 TNF-α、IL-1β）和活性氧（ROS）直接杀伤病原体，清除死亡细胞，维持组织稳态。

在病原体进入肠道黏膜时，自然杀伤细胞（NK 细胞）能够通过表面受体（如 NKG2D）识别应激或感染的上皮细胞，释放颗粒酶和穿孔素诱导靶细胞凋亡。在感染早期，中性粒细胞通过趋化因子（如 IL-8）被招募至炎症部位，吞噬病原体并释放杀菌物质（如髓过氧化物酶）。树突状细胞能够通过模式识别受体（PRRs）识别病原体相关分子模式（PAMPs），分泌细胞因子（如 IL-12、IL-23）激活固有免疫反应。

（二） B 淋巴细胞相关的免疫应答

B 细胞主要存在于固有层和 PP 结，通过其表面的 B 细胞受体（B cell receptor，BCR）捕获抗原，并在加工后递呈给 T 细胞。活化的 B 细胞分化为浆细胞，主要分泌分泌型 IgA（sIgA）(占肠道抗体的 80%以上)。少量分化为分泌 IgM 或 IgG 的浆细胞。

黏膜固有层浆细胞产生的 IgA 是由 J 链连接的二聚体，与分泌成分（SC）结合后形成分泌型 IgA。研究发现，小鼠存在两种功能不同的 sIgA 抗体，分别由两种 B 细胞产生，一种是经典的、起源于骨髓的 B-2 细胞。B-2 细胞最初进入 PP 结，病原体经由 PP 结的 M 细胞进入黏膜淋巴组织后，经 APC 加工后递呈给 PP 结生发中心的 B-2 细胞，在 T 细胞和细胞因子的作用下发生 IgM-IgA 类型转换，然后 B-2 细胞经传出淋巴管移行到肠系膜淋巴结（MLN）继续分裂和分化，最后离开 MLN，经胸导管进入血液循环，在归巢受体介导下移行到肠黏膜固有层，分化为成熟的 IgA 浆细胞，产生对病原体具有高亲和力和高特异性的 IgA 抗体，进行免疫清除。这是与 B-2 细胞相关、由共同黏膜免疫系统（CMIS）介导的 IgA 反应。另一种来源于腹膜的 B-1 细胞，不进入 PP 结，归巢到肠黏膜固有层发生类型转换，分化为成熟的 IgA 浆细胞，产生的 IgA 特异性和亲和力较低，对维持宿主与定植于肠腔的共生菌的平衡起重要作用。这是与 B-1 细胞相关、不依赖共同黏膜免疫系统的 IgA 反应。

（三） T 淋巴细胞相关的免疫应答

肠黏膜中的 T 淋巴细胞是适应性免疫的核心执行者，通过精准的分化与调控来平衡免疫防御与耐受。T 细胞主要分布于上皮层和固有层，根据微环境信号分化为不同功能亚群：Th1 细胞（分泌 IFN-γ，清除胞内病原体）、Th17 细胞（分泌 IL-17/IL-22，抵御真菌和胞外细菌）、Treg 细胞（分泌 IL-10/TGF-β，抑制炎症并维持共生菌耐受）以及细胞毒性 T 细胞（CTLs）(直接杀伤感染细胞)。这些亚群通过树突状细胞呈递的抗原及局部细胞因子（如 IL-12、TGF-β）激活，并与 B 细胞协同产生分泌型 IgA。Th1 细胞主要分泌 IL-

2、IFN-γ、TNF、TGF-β等细胞因子；Th2细胞主要分泌IL-4、IL-5、IL-6等细胞因子。IL-4和TGF-β促进B细胞发生IgA类型转换，IFN-γ通过拮抗IL-4抑制IgA抗体的分泌。Th2细胞分泌的细胞因子IL-5、IL-6和IL-10可以增强IgA分泌，促进IgA定向性B细胞的分裂。IL-5能促进B-1细胞发育，IL-6促进B-2细胞发育。

此外，肠道菌群代谢产物（如短链脂肪酸）和微环境信号（如视黄酸）进一步调控T细胞极化，确保对病原体的高效清除与对共生菌的免疫耐受。T细胞应答的失衡可导致IBD或感染扩散，这凸显了其在肠道稳态中的关键作用。

（四）肠黏膜淋巴细胞归巢

黏膜淋巴细胞从诱导部位归巢到效应部位，受到一系列表达于淋巴细胞和高内皮微静脉（HEV）上的受体与配体之间的相互作用的调控。特异性黏附分子、趋化因子和受体参与介导淋巴细胞在黏膜组织中的移行和归巢。黏膜相关淋巴细胞表达的归巢受体不同，黏附分子在血管内皮细胞上的表达也呈组织特异性。在归巢受体介导下，PP结中致敏的淋巴细胞移行到致敏部位的肠黏膜上皮和固有层，或移行到肠黏膜外的效应部位。黏膜特异性与非特异性黏附分子的表达是黏膜免疫局部反应与共同黏膜免疫反应的分子基础。

（彭西，陈兴民）

第五节　实验动物的肠道微生物

肠道微生物是指动物肠道中存在的数量庞大的微生物，包括细菌、真菌、病毒和古菌等。这群微生物依靠动物的肠道生活，同时帮助宿主完成多种生理生化功能。微生物通过直接与宿主免疫系统互作或间接调节特定肠道微生物丰度、向细菌转移DNA并影响细菌适应性和毒力等机制，在维持肠道稳态、促进营养物质吸收以及调节宿主免疫系统等方面发挥着至关重要的作用。

一、肠道微生物的组成

（一）肠道菌群

1. 肠道菌群的组成与分布

实验动物的肠道菌群具有高度的复杂性和多样性。在门分类上，主要包括拟杆菌门（Bacteroidetes）、厚壁菌门（Firmicutes）、变形菌门（Proteobacteria）、Epsilonbacteraeota门和疣微菌门（Verrucomicrobia）。在小鼠和大鼠肠道中，前三者占据90%以上。其中厚壁菌门和拟杆菌门的比例相对较为稳定，但在不同生理状态或疾病模型下会发生变化。在属分类上，肠道菌群物种多样性程度高，主要为未分类的*Muribaculaceae*属、毛螺菌属NK4A136组（*Lachnospiraceae*_NK4A136_ group）、另枝菌属（*Alistipes*）、拟普雷沃菌属（*Alloprevotella*）、拟杆菌属（*Bacteroides*）、*Muribaculum*属和乳杆菌属（*Lactobacillus*）。小鼠十二指肠、空肠和回肠的肠道菌群种类相对较少，而盲肠和结肠中肠道菌群种类数量明显增多，多样性丰富且物种丰度比较均衡。将粪便样本与不同肠段的肠道菌群进行比较分析，发现粪便样本与结肠的肠道菌群构成相似性最高。

根据肠道菌群与宿主的关系，大致可以将肠道菌群分为三大类：有益性菌群、有害性菌群和中间性菌群。①有益性菌群：主要是肠道专性厌氧菌，包括拟杆菌属、优杆菌属、双歧杆菌属等。这些菌群数量大，持续存在，与宿主处于共生状态。有益性菌群是构成生物拮抗和生物屏障的主要菌群，对宿主发挥免疫、代谢和营养等生理功能，具有保持宿主健康的作用。②有害性菌群：主要是数量较少的厌氧菌，包括葡萄球菌、假单胞菌、变形杆菌等。在正常情况下，这些菌群不会对宿主致病，但如果数量增多，超出一定范围则可引起感染而致病。③中间性菌群：数量介于有益性菌群和有害性菌群之间，其作用也介于两者之间，是具有有益和有害作用的双向性菌群。中间性菌群增加可导致腐败物质、致癌物质和毒素增加，促进宿主老化。以上菌群有益性与有害性的分类是在肠道菌群内部，并且与宿主维持平衡（微生态平衡）时的表现。如果发生微生态失衡（肠道菌群紊乱），各种菌群对宿主的作用可能发生转化，从而致病。

人体的消化道自上而下包括口腔、咽、食管、胃、小肠和大肠。消化道内的细菌可构成一个巨大而复杂的生态系统。在人体中，口腔是菌群第二丰富的部位，仅次于大肠。一些口腔内的共生菌，如链球菌（*Streptococcus*）和牙龈颗粒菌（*Granulicatella gingiva*）等，能够增强人体的免疫功能，从而防止有害菌定植。食管菌群的组成和口腔菌群极为相似，主要来自厚壁菌门、拟杆菌门、放线菌门、变形菌门和梭杆菌门。进入胃的细菌绝大多数被胃酸杀灭，胃内细菌浓度$<10^3$CFU/mL（CFU即colony forming unit，菌落形成单位），剩下的主要是革兰氏阳性需氧菌。尽管胃的pH、黏膜厚度和蠕动限制了微生物的生长，但胃内微生物群的种类丰富，主要包括厚壁菌门、拟杆菌门、梭菌门、放线菌门和变形菌门。小肠菌群的多样性和丰度较低，近端小肠的菌丛与

胃内菌丛相近，但常能分离出大肠埃希菌和厌氧菌。远端回肠厌氧菌的数量开始超过需氧菌，其中大肠埃希菌恒定存在，厌氧菌如拟杆菌属、双歧杆菌属、梭状芽孢杆菌属，都有相当数量。在回盲瓣的远端，细菌浓度急剧上升，结肠细菌浓度高达 $10^{11}\sim10^{12}$CFU/mL，细菌总量几乎占粪便干重的 1/3。其中厌氧菌达需氧菌的 $10^{3}\sim10^{4}$ 倍，主要菌种为粪杆菌属、双歧杆菌属和真杆菌属。消化道菌群分布和特征见表 2-4。

表 2-4 消化道菌群分布和特征

消化道部位	细菌分布特征	细菌种群特征	细菌种类
胃	细菌种类和数量少	需氧抗酸细菌	链球菌、乳酸杆菌、表皮葡萄球菌和白色念珠菌
十二指肠	细菌菌群数量少	—	链球菌和乳酸杆菌
空肠	细菌相对较少，但较前段消化道增加	少量革兰氏阴性好氧菌为主	革兰氏阴性好氧菌为主，少量其他细菌，如链球菌、葡萄球菌、乳杆菌、大肠埃希菌等
回肠	相比空肠，数量增加	厌氧菌为主	大量拟杆菌、双歧杆菌、大肠埃希菌等
盲肠、升结肠	细菌繁殖迅速	厌氧菌占多数	包括革兰氏阳性厌氧杆菌、梭杆菌、革兰氏阳性厌氧芽孢杆菌及多样厌氧肠球菌等
降结肠、结肠末端	细菌繁殖缓慢，腐败菌繁殖增多	厌氧菌占多数	与升结肠区域类似，但梭杆菌等能发酵和分解蛋白质的细菌更活跃
直肠、乙状结肠	细菌繁殖缓慢，腐败菌繁殖增多	厌氧菌占多数	大量球形梭菌、拟杆菌、双歧杆菌、乳酸杆菌、链球菌等

2. 肠道菌群的功能

（1）营养作用 膳食中的多糖，包括淀粉和非淀粉多糖（膳食纤维），在小肠中无法消化，会由生活在盲肠和结肠中的厌氧菌发酵，产生短链脂肪酸(short-chain fatty acids，SCFAs)，包括乙酸、丙酸和丁酸等。SCFAs 不仅可以为结肠上皮细胞提供能量，还能调节肠道的生理功能，如促进肠道蠕动、增加肠道屏障完整性等。此外，肠道菌群，如双歧杆菌、乳杆菌等能合成多种生长发育所必需的维生素（B 族维生素、维生素 K、烟酸、泛酸等），在无菌动物中，如果不人工补给维生素 K，会出现凝血异常。肠道菌群还可以把不溶性蛋白质转化为可溶性物质，合成非必需氨基酸，如天冬氨酸、丙氨酸、缬氨酸和苏氨酸；参与酪蛋白水解，氨基酸的脱羧基、脱氨基作用，以及胆汁和胆固醇代谢等。

（2）调节代谢 肠道正常菌群参与一些口服药物的代谢，可使药物的活性或毒性发生改变。例如，柳氮磺吡啶口服后，大部分进入小肠和结肠，在肠道微生物的作用下，分解为有抗炎与免疫作用的5-氨基水杨酸。肠道微生态不仅是药物代谢的补充通路，还能激活哺乳动物肝脏的酶系统，显著影响动物对外来化合物（如药物）的代谢过程。

（3）免疫调节　肠道菌群与宿主免疫系统之间存在着复杂的相互作用。在免疫系统发育过程中，肠道菌群起到了"教育"免疫系统的作用。例如，无菌动物的免疫系统发育不完善，免疫细胞数量和功能相对低下。正常肠道菌群可以刺激肠道相关淋巴组织发育，促进免疫球蛋白A（IgA）的分泌，IgA能够包被肠道内的细菌等病原体，防止其过度黏附和入侵。同时，肠道菌群还可以调节免疫细胞的分化和功能，如诱导Treg细胞的产生，Treg细胞能够抑制过度的免疫反应，维持肠道免疫稳态。

（4）屏障功能的维持　肠道菌群通过多种方式参与肠道屏障功能的维持。一方面，有益菌能够竞争营养物质和黏附位点，抑制有害菌的定植和入侵。另一方面，肠道菌群代谢产物如SCFAs可以促进肠道上皮细胞紧密连接蛋白的表达，增强肠道上皮屏障的完整性。例如，丁酸能够上调紧密连接蛋白occludin和claudin的表达，降低肠道通透性，防止肠道内的有害物质（如细菌毒素等）进入血液循环，从而避免全身性炎症反应的发生。

（二）肠道病毒

1. 肠道病毒的组成

肠道病毒是一类广泛存在于肠道中的微生物，其组成复杂，包括噬菌体、真核病毒和内源性病毒。其中，噬菌体占绝大多数，超过90%，它们特异性感染细菌，对肠道菌群的结构和宿主健康有着重要影响。根据遗传物质的不同，肠道噬菌体可分为双链DNA（dsDNA）、单链DNA（ssDNA）、双链RNA（dsRNA）或单链RNA（ssRNA）病毒；根据形态不同可分为有尾噬菌体、多面体病毒、丝状噬菌体和多形性噬菌体。

真核病毒在肠道中也少量存在，属于小RNA病毒科，是一类无包膜、呈二十面体对称结构的单正链RNA病毒。其直径为27～30nm，在自然环境中较为稳定，不含类脂体，能耐受胃酸、胆汁及其他脂溶剂，对各种抗生素、抗病毒药、去污剂有抵抗作用。真核病毒包含多种类型，如脊髓灰质炎病毒、柯萨奇病毒A组、柯萨奇病毒B组、埃可病毒、诺如病毒以及新型肠道病毒等，可引起手足口病、疱疹性咽炎、无菌性脑膜炎等传染病，带来严重的公共卫生问题。这些病毒通常寄生于肠道，仅在少数情况下进入血液或神经组织。

内源性逆转录病毒则是宿主基因组上的内源性病毒元件，在肠道中大量存在，占基因组的5%至8%。这类病毒能整合到宿主染色体中，潜伏于宿主细胞内，稳定地进行复制，逃避宿主免疫防御，并和宿主保持共生关系。

2. 肠道病毒的功能

（1）调节肠道菌群与宿主代谢　肠道病毒通过与共生细菌和肠道屏障的相互作用，促进肠道健康。例如，温和噬菌体（溶原性噬菌体）在感染宿主菌的过程中，会根据环境调节其裂解-溶原决策，从而影响肠道菌群的结构。此外，使用限菌小鼠模型进行研究时，发现噬菌体对其靶细菌的直接影响可对菌群造成级联效应，波及其他菌群成员，导致肠道代谢组改变，从而对宿主产生影响。

（2）肠道微生物群落的相互作用　肠道病毒与肠道内的共生微生物之间存在复杂的相互作用。一方面，肠道病毒与肠道内的其他微生物共同竞争营养物质和生存空间，有助于维持肠道微生物群落的多样性和稳定性，防止某些微生物过度生长而打破肠道微生态平衡。另一方面，轮状病毒、诺如病毒和星状病毒等病毒感染可显著降低肠道菌群的多样性，以拟杆菌、双歧杆菌和乳杆菌等有益菌的丰度减少，而厚壁菌门中的肠球菌、链球菌、梭状芽孢杆菌等条件致病菌丰度增加为主要特征。这种肠道微生物群落的失衡可影响肠道微生态平衡，形成病毒-细菌-宿主相互作用的复杂网络，共同参与肠道疾病的发生和发展过程。此外，肠道微生物群落与肠道病毒在诱导肠道免疫炎症反应方面也存在协同作用，它们共同作用于肠道免疫系统，打破免疫耐受，促进炎症性肠病的发生和发展。

（3）免疫调节　肠道病毒在肠道免疫系统的发育和成熟过程中可能发挥着一定的作用。在生命早期，肠道病毒的感染或暴露可能刺激肠道相关淋巴组织的发育，诱导免疫细胞的分化和成熟，促进肠道免疫耐受的形成。这种免疫耐受对于避免肠道对正常食物抗原和共生菌产生过度的免疫反应至关重要，是维持肠道正常生理功能的重要保障。

在炎症性肠病易感动物中，免疫应答往往出现调节失衡。肠道病毒感染肠道上皮细胞后，上皮细胞可分泌多种细胞因子和趋化因子，如白细胞介素-6（IL-6）、白细胞介素-8（IL-8）、单核细胞趋化蛋白-1（MCP-1）等。这些细胞因子和趋化因子可募集大量的免疫细胞，如中性粒细胞、单核细胞、淋巴细胞等向肠道感染部位聚集。在炎症性肠病背景下，免疫细胞可能过度活化，从而导致功能失调。此外，肠道病毒还可能通过分子模拟机制，诱导机体产生自身抗体，攻击自身肠道组织，进一步加重肠道炎症损伤。

（4）直接损伤肠道上皮细胞　肠道病毒可通过其表面的病毒蛋白与肠道上皮细胞表面的特异性受体结合，侵入细胞内。例如，柯萨奇病毒B组可识别并结合肠道上皮细胞上的柯萨奇-腺病毒受体，进入细胞后，病毒在细胞内大量复制，干扰细胞正常的代谢和生理功能。一方面，病毒复制过程中会消耗细胞内大量的能量和营养物质，导致细胞能量代谢紊乱，影响细胞的正常生长和修复；另一方面，病毒的复制产物如病毒 RNA 和新合成的病毒蛋白可诱导细胞产生应激反应，激活细胞内的凋亡信号通路，促使肠道上皮细胞发生凋亡，破坏肠道黏膜的完整性，使得肠道屏障功能受损，肠道内的细菌及其毒素、抗原等有害物质更容易穿过肠黏膜进入黏膜下层和血液循环，引发肠道局部及全身的免疫炎症反应。

（三）肠道真菌

实验动物肠道内存在一定数量的真菌，主要包括念珠菌属（*Candida*）、酵母菌属（*Saccharomyces*）等。在正常情况下，肠道真菌数量相对较少，仅占肠道总微生物量的 0.1%。这些真菌在肠道不同部位的分布存在差异，其中结肠部位的真菌数量相对较多且种类更为丰富。肠道真菌与肠道细菌等其他微生物共同栖息在肠道环境中，相互影响并维持着肠道微生态的平衡。

定植于肠道的真菌与宿主免疫系统间的相互作用对维持宿主肠道健康极为重要。真菌细胞壁成分如 β-葡聚糖、甘露聚糖等可被肠道免疫细胞表面的模式识别受体识别，例如 Toll 样受体和 C 型凝集素受体等。激活后的免疫细胞会分泌一系列细胞因子和趋化因子，如 IL-1β、IL-6、IL-17 等促炎因子，吸引更多免疫细胞聚集到肠道黏膜，从而破坏肠道免疫稳态。在炎症性肠病群体中，这种免疫激活反应往往更为强烈且持续存在，导致肠道慢性炎症。

此外，肠道真菌与细菌之间存在复杂的相互作用网络，这种相互作用的失衡也可能参与炎症性肠病的发病。真菌与细菌通过物理接触或分泌物直接相互作用，保护肠道免受病原菌的侵袭，维持肠道微生态的稳态。由于两者在肠道黏膜表面具有相似的生态位并且能够相互作用，肠道内真菌菌群的失调会引起细菌菌群组成的变化。同时，真菌和细菌在肠道内竞争营养物质和生存空间，某些真菌的代谢产物可能影响细菌的生长繁殖，反之亦然。例如，一些肠道细菌产生的短链脂肪酸可抑制念珠菌的过度生长，而当肠道细菌群落紊乱时，这种抑制作用减弱，念珠菌可能大量繁殖并引发炎症。另外，真菌与细菌之间还可能通过协同作用共同促进肠道炎症的发生，如某些细菌可增强真菌对肠道上皮细胞的黏附和侵袭能力，从而加重肠道黏膜损伤。

（四）肠道古菌

古菌是一类单细胞微生物，它们与细菌和真核生物共同构成了地球上生命的三个领域。肠道古菌是肠道微生物组中独特的一类微生物，具有独特的细胞壁组成，能适应肠道内复杂的环境条件，如厌氧环境等。其中，产甲烷古菌是肠道古菌的主要代表，常见的有甲烷短杆菌属（*Methanobrevibacter*）等。产甲烷古菌可利用氢气和二氧化碳等底物产生甲烷，在肠道的物质循环和能量代谢中具有特殊地位，并且其代谢活动与肠道内其他微生物相互关联，共同影响肠道微生态平衡。它们作为肠道微生物群落的一部分，其数量和功能的改变可能与肠道微生态的整体变化相关联，在一些肠道疾病模型中已证实伴随着产甲烷菌数量或活性的改变，这提示其可能在疾病的发生发展过程中发挥一定的辅助作用。目前关于肠道古菌与炎症性肠病的研究仍处于起步阶段，许多问题有待进一步深入探究。

二、肠道微生物群落动态变化的影响因素

（一）年龄因素

在实验动物的生长发育过程中，肠道微生物群落会发生显著变化。新生动物的肠道最初是无菌的，随着动物开始进食和接触外界环境，微生物逐渐定植。例如，在小鼠出生后的几天内，肠道内开始出现一些兼性厌氧菌，如肠杆菌科细菌等，随后逐渐被严格厌氧菌，如双歧杆菌等取代。在幼年期，肠道菌群的多样性逐渐增加，到成年期达到相对稳定的状态。而老年期实验动物肠道菌群又会发生变化，有益菌数量减少，而一些具有潜在致病性的细菌数量增加，同时肠道菌群的代谢功能也可能发生改变，如短链脂肪酸的产量降低等，这可能与老年动物肠道功能衰退、免疫功能下降等因素有关。

（二）昼夜节律因素

微生物-肠道-大脑轴包含了肠道微生物与大脑功能和行为之间的双向交流模式。微生物群落的组成和丰度受昼夜变化和宿主昼夜节律的共同影响。小鼠的细菌负荷在夜间 23 时达到高峰（夜行性动物的活跃期），对应于细菌菌门相对丰度的峰值，并在上午 7 时（静止期）达到谷值，对应于厚壁菌门占比的显著升高。另一方面，宿主的生物钟通过神经内分泌和代谢途径对肠道微生物群落产生调控作用。在白天，当宿主处于进食和活动状态时，肠道微生物的代谢活动相对活跃，参与营养物质的消化和吸收过程，如双歧杆菌等能够在日间分解膳食纤维产生短链脂肪酸，为肠上皮细胞提供能量并调节肠道免疫。而在夜间睡眠期间，肠道微生物群落的组成和代谢会发生调整，一些细菌的生长繁殖速度减缓，以适应宿主在睡眠期间较低的代谢需求。昼夜节律的紊乱，如长期

的昼夜颠倒或睡眠障碍，可能会导致肠道微生物群落失衡，进而影响宿主的健康，增加肥胖、糖尿病、肠道炎症等疾病的发生风险。

（三）饮食因素

均衡的饮食为人体提供了大量营养素（糖类、蛋白质和脂肪）以及适量的微量营养素（维生素和矿物质），从而实现体内的平衡并保持人体健康。不同类型的食物为肠道微生物提供了不同的营养底物，调节了微生物的生理生化过程，从而塑造了不同的微生物群落结构。高纤维饮食（如蔬菜、水果、全谷物等）能够促进肠道有益菌（如双歧杆菌和乳酸杆菌）的生长，因为这些细菌能够利用膳食纤维进行发酵，产生短链脂肪酸，这些短链脂肪酸不仅可以为肠道上皮细胞提供能量，维持肠道屏障功能，还能够调节肠道免疫细胞的活性，抑制炎症反应。相反，高糖、高脂肪饮食往往会导致肠道菌群失调，厚壁菌门与拟杆菌门比例改变，厚壁菌门相对增加，拟杆菌门相对减少，同时伴随着肠道通透性增加和炎症反应。长期给予小鼠高脂肪饮食后，其肠道内的内毒素水平升高，引发低度炎症反应，这与肠道菌群变化导致的肠道屏障功能受损密切相关。此外，饮食中的蛋白质来源和含量也会影响肠道微生物的组成，不同的蛋白质类型可能被不同的肠道细菌利用，进而影响细菌的生长和代谢。食物中的添加剂、防腐剂、抗生素残留等也可能对肠道微生物群落产生不良影响。

（四）环境因素

环境因素对肠道微生物群落的形成和变化也有着不可忽视的作用。生活环境中的微生物暴露情况在很大程度上影响着肠道微生物群落的初始定植和后续发展。例如，在无菌环境下饲养的动物肠道菌群组成与在普通环境下饲养的动物有很大差异，无菌动物肠道菌群极度缺乏，其肠道生理和免疫功能也明显不同于常规动物。而在不同的动物设施中，由于卫生条件、通风情况以及动物密度等因素不同，实验动物的肠道微生物群落也可能存在差异。过度清洁的环境可能会减少微生物的暴露，不利于肠道微生物群落的正常发育和多样性的维持。此外，环境中的应激因素（如噪声、温度变化等）也可能间接影响肠道微生物群落。长期处于应激状态下的实验动物，其肠道菌群多样性可能降低，某些有益菌数量减少，有害菌数量增加，导致肠道免疫功能紊乱，增加肠道疾病的易感性。

（五）药物因素

许多药物会影响肠道微生物群落的平衡。抗生素是最为典型的例子，口服抗生素会对微生物的生长造成直接影响，在治疗细菌感染的同时，抗生素往往会无差别地杀灭肠道内的有益菌和致病菌，导致肠道微生物群落的多样性急剧下降，微生物组成发生显著改变。这种肠道微生物群落的破坏可能会引发一系列的副作用，如腹泻、艰难梭菌感染等。即使在停用抗生素后，肠道微生物群落的恢复也可能需要较长时间，而且可能无法完全恢复到初始状态。抗生素处理后肠道微生物群落的响应及随后的恢复取决于治疗前微生物菌群的组成、功能冗余程度、条件致病菌丰度和抗生素耐药基因水平。此外，抗生素可以通过影响肠道环境（如内黏液层减少、抗菌肽丢失、丁酸盐产量降低等）来影响肠道微生物，如丁酸盐（一种对维持肠道厌氧菌很重要的微生物代谢物）产量的减少可能导致复杂的厌氧菌群落被取代。

除了抗生素，其他药物如质子泵抑制剂、非甾体抗炎药等也会对肠道微生物群落产生影响。质子泵抑制剂可改变肠道内的酸碱环境，影响微生物的生存和代谢，可能导致肠道微生物群落失调，增加肠道感染的风险。非甾体抗炎药则可能通过损伤肠道黏膜、改变肠道微环境，间接影响肠道微生物群落的组成和功能。

（六）宿主遗传因素

宿主的遗传背景在一定程度上决定了肠道微生物群落的特征。肠道菌群是影响宿主基因表达的表观遗传因子。研究表明，宿主能够通过表观遗传变化影响其肠道菌群，包括影响免疫基因的宿主基因表达、肠道屏障功能，以及通过非编码 RNA 的组蛋白和 DNA 修饰。例如，在肠上皮细胞中去除组蛋白去乙酰化酶 3（HDAC3）的小鼠敲除模型中，这些小鼠表现出抗菌基因表达减少、肠道屏障功能丧失以及肠道菌群构成变化，其中变形菌门（Proteobacteria）丰度增加。然而，宿主遗传因素对肠道微生物群落的影响并非孤立的，而是与饮食、环境等因素相互作用，共同塑造肠道微生物群落的动态变化。

三、肠道微生物的研究技术与方法

随着对肠道微生物在炎症性肠病发生发展过程中重要性的认识不断深入，一系列用于研究肠道微生物的技术与方法应运而生。这些技术与方法为揭示肠道微生物群落的组成、功能及其与宿主的相互作用机制提供了有力工具，对于深入理解炎症性肠病的病理生理学以及开发新型治疗策略具有至关重要的意义。

（一）传统培养技术

微生物培养的起源可以追溯到19世纪中叶，在微生物研究中，多种策略可以应用于富集并分离特定微生物，其中许多策略依赖于培养物的表型和基因型特征。传统培养技术是最早用于研究微生物的技术之一。通过将肠道样本接种到特定的培养基上，在适宜的温度、气体环境等条件下培养，使微生物生长繁殖形成可见的菌落，然后对菌落进行形态学观察、生化鉴定等分析。这种方法能够分离和鉴定出一些可培养的肠道微生物，对于研究已知的、能够在常规培养条件下生长的微生物种类具有一定的价值。例如，采用厌氧培养技术可以培养出肠道内的厌氧细菌，如双歧杆菌等。然而，传统培养技术存在明显的局限性。肠道微生物群落极其复杂，大量的微生物在现有的培养条件下难以生长，这就导致采用传统培养技术所获得的肠道微生物信息存在严重的片面性，无法全面反映肠道微生物群落的真实组成和多样性。

（二）创新培养技术

传统的培养方法耗时耗力，研究人员也开发了一些创新的培养方法，旨在提高感兴趣微生物的分离效率，主要包括基于微流控和膜扩散的培养方法等。基于微流控的培养方法具有实验装置小型化、可扩展、高通量等优点，可在不同底物或不同物理化学条件下并行培养单个微生物，并可有效分离出低丰度菌株。微流控系统可以维持无氧或低氧含量的环境，因此可用于厌氧微生物的培养。基于膜扩散的培养方法可利用过滤膜实现微生物之间的分离，同时允许微生物与自然栖息环境有限接触。在这种基于膜扩散的培养结构中，微生物可以从其自然环境中获得必要的生长因子，从而形成理想的菌落。创新的培养方法在肠道微生物培养研究中的应用还处于探索阶段，要实现广泛应用还需要克服许多困难。

（三）分子生物学技术

基于核酸的分子生物学技术极大地推动了肠道微生物学研究。聚合酶链式反应（polymerase chain reaction，PCR）技术可以扩增特定微生物的基因片段，用于检测和定量肠道微生物。例如，通过扩增16S rRNA基因，可以对肠道细菌进行分类鉴定和相对定量分析；通过扩增18S rRNA基因，可以对肠道真菌进行分类鉴定和分析。变性梯度凝胶电泳（denaturing gradient gel electrophoresis，DGGE）和温度梯度凝胶电泳（temperature gradient gel electrophoresis，TGGE）技术可以根据不同微生物16S rRNA基因片段在变性梯度凝胶或温度梯度凝胶中的迁移差异，将其分离并形成不同的条带，从而直观地反映肠道微生物群落的多样性和组成变化。PCR 技术具有高度的敏感性和特异性，能够检测到低丰度的微生物，且操作相对简便、快速，可用于大量样本的初步筛选和分析。

荧光原位杂交（fluorescence in situ hybridization，FISH）技术是将荧光标记的核酸探针与固定在载玻片上的肠道组织或微生物样本中的互补核酸序列进行杂交，然后通过荧光显微镜观察杂交信号的位置和强度，从而确定特定微生物在样本中的分布和数量。这种技术可以在组织水平上直观地显示微生物与肠道组织的相互关系，但其对样本的处理和操作要求较高，且需要专业的荧光显微镜设备进行观察。

（四）高通量测序技术

高通量测序技术的出现极大地推动了肠道微生物研究的发展。该技术能够对肠道微生物群落中的所有微生物基因组进行大规模平行测序，检测到极低丰度的微生物，获得肠道微生物群落的全面组成信息，包括各种细菌的种类、相对丰度以及不同样本之间肠道微生物群落的差异等。目前常用的高通量测序平台包括 Illumina、Ion Torrent 等。在肠道微生物研究中，主要针对 16S rRNA 基因的 V3-V4 区或其他可变区进行测序。通过对测序数据进行生物信息学分析，可以确定肠道微生物群落的组成、多样性、物种丰度以及微生物之间的相互关系等。高通量测序技术具有通量高、信息全面、准确性较好等优点，能够深入挖掘肠道微生物群落的复杂结构和功能信息。然而，其产生的数据量巨大，对数据存储、计算资源和生物信息学分析能力提出了较高的要求。

（五）宏基因组学测序技术

宏基因组学技术是直接对环境样品（如肠道内容物）中的所有微生物基因组进行测序和分析，而不依赖于微生物的培养。该技术不仅能够分析微生物的种类组成，还能深入了解微生物的基因功能、代谢途径等信息，为研究肠道微生物与宿主之间的相互作用提供更全面的数据支持。通过对宏基因组测序数据的分析，可以挖掘到许多未知的微生物基因和功能，发现新的微生物物种或功能菌株。宏基因组学技术为深入了解肠道微生物群落的功能潜力及其与宿主健康和疾病之间的复杂关系提供了前所未有的视角，但同样面临着数据处理和分析复杂、成本较高等挑战。

（六）蛋白质组学技术

蛋白质组学技术聚焦于研究生物体内蛋白质的表达、修饰、相互作用等情况。在肠道微生物研究中，通过对肠道微生物群落表达的蛋白质进行分析，可以了解微生物的功能活性、与宿主相互作用的蛋白以及在疾病过程中的变化。例如，利用二维凝胶电泳（2-DE）、质谱技术（如 MALDI-TOF MS、LC-MS/MS）等蛋白质组学方法，可以鉴定出肠道微生物分泌的与免疫调节相关的蛋白质，如某些细菌分泌的外膜蛋白可以与宿主肠道上皮细胞表面的受体结合，调节免疫信号通路。在炎症性肠病中，肠道微生物蛋白质组的变化可能影响肠道免疫平衡和炎症反应的进程。蛋白质组学技术能够从蛋白质水平揭示肠道微生物的功能和作用机制，但蛋白质的分离、鉴定和定量过程相对复杂，且受到样本处理和技术灵敏度的限制。

（七）代谢组学技术

基于质谱的代谢组学是微生物组研究的关键技术之一，可检测和识别菌群产生的小分子，并了解这些菌群代谢物的功能作用。在肠道微生物研究中，通过对肠道内容物、血液、尿液等样本中的代谢物进行检测和分析，可以反映肠道微生物群落的代谢功能及其对宿主代谢的影响。常用的代谢组学分析技术包括气相色谱-质谱联用（GC-MS）、液相色谱-质谱联用（LC-MS）和核磁共振（NMR）等。例如，肠道微生物发酵膳食纤维产生的短链脂肪酸（乙酸、丙酸、丁酸等）是重要的代谢产物，其在肠道内的含量变化可以通过代谢组学技术进行精确测定。代谢组学技术能够在代谢物水平上直观地反映肠道微生物群落与宿主的相互作用状态，为疾病的诊断、治疗效果评估及机制研究提供重要的生物标志物和信息。但代谢组学数据的复杂性和多样性也需要借助强大的生物信息学工具进行处理和解读。

（八）多组学联合分析技术

由于肠道微生物与宿主之间的相互作用是一个极其复杂的系统，单一的组学技术往往只能提供局部的信息。因此，多组学联合分析技术应运而生，将基因组学、转录组学、蛋白质组学、代谢组学等不同组学的数据进行整合分析，能够更全面、深入地揭示肠道微生物群落与宿主在炎症性肠病等病理生理过程中的相互作用机制。例如，将宏基因组学与代谢组学联合，可以将肠道微生物的基因组成信息与代谢产物信息相联系，确定哪些微生物基因的变化导致了特定代谢产物的改变，进而影响宿主的健康状态；将转录组学与蛋白质组学联合，可以研究肠道微生物基因转录水平的变化如何影响蛋白质的表达和功能，以及这些变化在炎症性肠病发病过程中的作用。多组学联合分析技术虽然能够提供更丰富的信息，但也对数据整合、分析方法和研究团队的跨学科协作能力提出了更高的要求。

（九）其他

单细胞技术是微生物组研究的前沿技术，包括液滴微流控方法和基于微阵列（微孔板）的方法。这些技术能够分离、培养、分析复杂群落中的单个微生物的基因组和转录组，揭示微生物的功能异质性。合成生物学方法可以通过构建合成微生物群落，模拟微生物的互利共生关系，为肠道微生物群落的研究提供新的视角。肠道芯片作为一种微流控装置，可以比传统体外模型更好地模拟真实、复杂的肠道结构和功能，通过控制流体动力学、机械变形、氧梯度和分区培养，实现人类肠道多种细胞与微生物的长期共培养。这种技术能够精确模拟肠道的生理和病理环境，为研究宿主-微生物组互作提供了先进的体外平台。

四、肠道微生物与实验动物模型

（一）葡聚糖硫酸钠诱导模型

葡聚糖硫酸钠（dextran sulfate sodium salt，DSS）诱导的结肠炎模型是研究炎症性肠病较为常用的化学诱导模型之一。在该模型的构建过程中，肠道微生物发挥着关键作用。正常情况下，肠道微生物与肠上皮细胞相互作用，维持肠道内环境的稳定。给动物饮用 DSS 溶液后，DSS 可破坏肠道黏膜屏障，使肠道微生物及其产物更容易接触并激活肠道免疫系统。同时，DSS 诱导肠道微生物组成发生改变，有益菌数量减少，如双歧杆菌和乳酸杆菌等的丰度降低，而一些条件致病菌，如肠杆菌科细菌，数量增加。这些微生物组成的变化进一步加剧了肠道炎症反应，促进了 DSS 诱导的结肠炎模型的形成。研究发现，无菌小鼠对 DSS 诱导的结肠炎具有抵抗力，而当给无菌小鼠定植特定的肠道微生物菌群后，其对 DSS 的敏感性显著增加，这也表明肠道微生物是 DSS 诱导结肠炎模型成功构建的重要因素之一。

（二）三硝基苯磺酸诱导模型

2,4,6-三硝基苯磺酸（2,4,6-trinitrobenzenesulfonic acid，TNBS）诱导的结肠炎模型也是常用的化学诱导模型之一。TNBS 可与肠道内的蛋白质结合形成半抗原-载体复合物，激活肠道免疫系统引发炎症反应。在肠道微生物正常的动物中，TNBS诱导后肠道微生物可通过刺激固有免疫细胞（如巨噬细胞、树突状细胞等）分泌促炎细胞因子，如TNF-α、IL-1β等，从而放大炎症反应。此外，肠道微生物还参与了TNBS诱导的肠道黏膜屏障破坏过程，一些细菌产生的酶或毒素可损伤肠上皮细胞间的紧密连接，增加肠道通透性，使TNBS更容易进入肠黏膜组织，从而加重炎症损伤。

（三）*Il-10* 基因敲除模型

白细胞介素-10（interleukin-10，IL-10）是一种重要的抗炎细胞因子，*Il-10* 基因敲除小鼠常被用于炎症性肠病研究。在这类模型中，肠道微生物的组成和功能发生明显变化。由于缺乏IL-10的免疫调节作用，肠道微生物群落的稳态失衡，一些潜在的有害菌，如分段丝状菌等过度生长。这些有害菌可激活肠道免疫系统，促使Th1细胞和Th17细胞过度活化，产生大量的促炎细胞因子，如IFN-γ、IL-17等，导致肠道慢性炎症的发生。此外，将 *Il-10* 基因敲除小鼠置于无菌环境中，其肠道炎症的严重程度明显减轻，进一步证明了肠道微生物在 *Il-10* 基因敲除诱导的炎症性肠病模型中的关键作用。

（四）*Nod 2* 基因敲除模型

NOD2是一种细胞内模式识别受体，在肠道免疫防御中发挥重要作用。*Nod2* 基因敲除小鼠易发生肠道炎症，这与肠道微生物密切相关。正常情况下，NOD2可识别肠道微生物的特定成分，调节肠道免疫反应，维持肠道微生物平衡。在NOD2缺陷的小鼠中，潘氏细胞内α-防御素表达下降，回肠末端共生菌和致病菌增加，特别是在定植了肝螺杆菌的NOD2缺陷小鼠的回肠处，可见以Th1细胞相关基因和炎性细胞因子表达增加为特征的肉芽肿性炎。另有研究表明，缺乏NOD2会增加小鼠IgA逆向转运，其介导的对肠道微生物的黏膜反应的调节与克罗恩病患者肠道炎症和菌群失调有关。

（五）其他

SAMP1/Yit小鼠是一种自发性炎症性肠病模型，随着年龄增长，小鼠会逐渐出现肠道炎症病变。肠道微生物在该模型中的作用机制较为复杂。在SAMP1/Yit小鼠肠道内，微生物群落的多样性和稳定性逐渐下降，一些特定的微生物种类，如变形菌门细菌的相对丰度增加。这些微生物变化与肠道黏膜免疫细胞的异常活化密切相关，可导致Th1/Th17细胞免疫应答增强，产生大量促炎细胞因子，破坏肠道屏障功能，最终引发肠道炎症。此外，通过饮食干预调节SAMP1/Yit小鼠的肠道微生物组成，能够在一定程度上减缓其肠道炎症的进展，这进一步凸显了肠道微生物在该自发性模型构建和疾病进程中的重要性。

五、肠道微生物与药物研发

了解实验动物肠道微生物与炎症性肠病的关系对药物研发具有重要意义。肠道微生物具有丰富多样的代谢途径，这些代谢过程与炎症性肠病的发生发展密切相关。例如，某些肠道微生物能够参与合成 SCFAs，而在炎症性肠病患者中，肠道微生物群落失衡常导致 SCFAs 的产生减少。因此，研发能够调节肠道微生物代谢、促进 SCFAs 合成的药物成为潜在的治疗策略。通过靶向微生物代谢途径中的关键酶或转运蛋白，有可能恢复肠道内 SCFAs 的正常水平，从而减轻肠道炎症。

许多药物的疗效可能受到肠道微生物的影响。例如，一些抗生素类药物在治疗肠道炎症时，不仅会杀灭有害菌，还可能影响肠道有益菌的数量和功能，从而改变肠道微生物群落结构，影响药物的长期疗效，甚至引发其他并发症。而一些新型的治疗方式，如益生菌制剂、粪菌移植等则是直接针对肠道微生物群落进行调节。此外，肠道微生物能够产生多种酶，这些酶可以对药物进行代谢转化，从而影响药物的疗效和毒性。例如，某些肠道细菌具有 β-葡萄糖醛酸酶活性，可催化多种药物及内源性激素的葡萄糖醛酸苷发生水解反应，影响药物的药代动力学过程和效应的发挥。在炎症性肠病治疗中，如果使用的药物是通过葡萄糖醛酸结合进行解毒代谢的，那么肠道微生物对该酶活性的改变可能会影响药物在体内的残留时间和作用强度。另外，值得注意的是，某些药物（如伊立替康、吲哚美辛等）的葡萄糖醛酸化产物可被肠道菌群的 β-葡萄糖醛酸酶快速水解为具有强毒性的苷元，后者在肠道局部累积可引发严重的胃肠不良反应。因此，在药物研发过程中，需要充分考虑肠道微生物对药物代谢酶的调节作用，评估不同肠道微生物状态下药物的药代动力学参数，以便优化药物剂量和给药方案。

实验动物的肠道微生物是一个复杂而动态的生态系统，包括肠道菌群、肠道病毒、真菌和古菌等多种微生物。它们在维持实验动物的肠道生理功能、免疫调节、屏障功能等方面发挥着不可或缺的作用，并且与炎症性肠病等肠道疾病的发生发展密切相关。多种实验技术和方法的应用为全面深入地研究肠道微生物提供了有力的工具。同时，通过深入研究这些微生物群体，可以更好地理解炎症性肠病等肠道相关疾病的发病机制，并为药物开发和治疗提供新的视角。

（王冉冉，陈海燕）

参考文献

[1] Bekiaris V, Persson E K, Agace W W. Intestinal dendritic cells in the regulation of mucosal immunity[J]. Immunological Reviews, 2014, 260 (1): 86-101.

[2] Mowat A M, Bain C C. Mucosal macrophages in intestinal homeostasis and inflammation[J]. Journal of Innate Immunity, 2011, 3 (6): 550-564.

[3] Fan Y, Pedersen O. Gut microbiota in human metabolic health and disease[J]. Nature Reviews Microbiology, 2021, 19 (1): 55-71.

[4] Kayama H, Okumura R, Takeda K. Interaction between the microbiota, epithelia, and immune cells in the intestine[J]. Annual Review of Immunology, 2020, 38: 23-48.

[5] 黄树武，闵凡贵，王静，等．常用小鼠、大鼠肠道菌群比较研究[J]．中国实验动物学报，2021，29 (6): 777-784.

[6] Wei S D, Bahl M I, Baunwall S M D, et al. Determining gut microbial dysbiosis: a review of applied indexes for assessment of intestinal microbiota imbalances[J]. Applied and Environmental Microbiology, 2021, 87 (11): e00395-21.

[7] Martinez-Guryn K, Leone V, Chang E B. Regional diversity of the gastrointestinal microbiome [J]. Cell Host Microbe, 2019, 26 (3): 314-324.

[8] May M, Abrams J A. Emerging insights into the esophageal microbiome[J]. Current Treatment Options in Gastroenterology, 2018, 16 (1): 72-85.

[9] O'Hara A M, Shanahan F. The gut flora as a forgotten organ[J]. EMBO Reports, 2006, 7 (7): 688-693.

[10] McCallum G, Tropini C. The gut microbiota and its biogeography[J]. Nature Reviews Microbiology, 2024, 22 (2): 105-118.

[11] Li D Y, Chen H Q, Mao B Y, et al. Microbial biogeography and core microbiota of the rat digestive tract[J]. Scientific Reports, 2017, 8: 45840.

[12] Wu J Y, Wang K, Wang X M, et al. The role of the gut microbiome and its metabolites in metabolic diseases[J]. Protein & Cell, 2021, 12 (5): 360-373.

[13] Chu J N, Traverso G. Foundations of gastrointestinal-based drug delivery and future developments[J]. Nature Reviews Gastroenterology & Hepatology, 2022, 19 (4): 219-238.

[14] Rollenske T, Burkhalter S, Muerner L, et al. Parallelism of intestinal secretory IgA shapes functional microbial fitness[J]. Nature, 2021, 598 (7882): 657-661.

[15] Wang Z H, Guo K, Liu Y Y, et al. Dynamic impact of virome on colitis and colorectal cancer: immunity, inflammation, prevention and treatment[J]. Seminars in Cancer Biology, 2022, 86: 943-954.

[16] Phan T G, Kapusinszky B, Wang C L, et al. The fecal viral flora of wild rodents[J]. PLoS Pathogens, 2011, 7 (9): e1002218.

[17] Harris K G, Coyne C B. Enter at your own risk: How enteroviruses navigate the dangerous world of pattern recognition receptor signaling[J]. Cytokine, 2013, 63 (3): 230-236.

[18] 王安民，张国荣，陶万银，等．肠道病毒的研究进展[J]. 中华炎性肠病杂志（中英文）2019, 03 (1): 56-60.

[19] Duan Y, Young R, Schnabl B. Bacteriophages and their potential for treatment of gastrointestinal diseases[J]. Nature Reviews Gastroenterology & Hepatology, 2022, 19 (2): 135-144.

[20] Hsu B B, Gibson T E, Yeliseyev V, et al. Dynamic modulation of the gut microbiota and metabolome by bacteriophages in a mouse model[J]. Cell Host & Microbe, 2019, 25 (6): 803-814. e5.

[21] 张娣，李景南．肠道微生态调控在病毒感染性疾病中作用的研究进展[J]. 中华内科杂志，2020, 59 (6): 477-480.

[22] Ma C F, Wu X K, Nawaz M, et al. Molecular characterization of fecal microbiota in patients with viral diarrhea[J]. Current Microbiology, 2011, 63 (3): 259-266.

[23] Dallari S, Heaney T, Rosas-Villegas A, et al. Enteric viruses evoke broad host immune responses resembling those elicited by the bacterial microbiome[J]. Cell Host & Microbe, 2021, 29 (6): 1014-1029. e8.

[24] Xu L F, Zheng Q B, Zhu R, et al. Cryo-EM structures reveal the molecular basis of receptor-initiated coxsackievirus uncoating[J]. Cell Host & Microbe, 2021, 29 (3): 448-462. e5.

[25] Li J Y, Chen D W, Yu B, et al. Fungi in gastrointestinal tracts of human and mice: from community to functions[J]. Microbial Ecology, 2018, 75 (4): 821-829.

[26] Richard M L, Sokol H. The gut mycobiota: insights into analysis, environmental interactions and role in gastrointestinal diseases[J]. Nature Reviews Gastroenterology & Hepatology, 2019, 16 (6): 331-345.

[27] van Tilburg Bernardes E, Pettersen V K, Gutierrez M W, et al. Intestinal fungi are causally implicated in microbiome assembly and immune development in mice[J]. Nature Communications, 2020, 11 (1): 2577.

[28] Iliev I D, Leonardi I. Fungal dysbiosis: immunity and interactions at mucosal barriers[J]. Nature Reviews Immunology, 2017, 17 (10): 635-646.

[29] 刘佳，陈月，肖惠文，等．肠道真菌研究进展[J]. 菌物学报，2023, 42 (1): 26-37.

[30] Hoegenauer C, Hammer H F, Mahnert A, et al. Methanogenic Archaea in the human gastrointestinal tract[J]. Nature Reviews Gastroenterology & Hepatology, 2022, 19 (12): 805-813.

[31] 易鑫，肖嫩群，谭周进．肠道产甲烷菌与肠道疾病的关系研究进展[J]. 中国感染控制杂志，2022, 21 (11): 1151-1156.

[32] Anwar H, Iftikhar A, Muzaffar H, et al. Biodiversity of gut microbiota: impact of various host and environmental factors[J]. BioMed Research International, 2021, 2021: 5575245.

[33] Teichman E M, O'Riordan K J, Gahan C G M, et al. When rhythms meet the blues: circadian interactions with the microbiota-gut-brain axis[J]. Cell Metabolism, 2020, 31 (3): 448-471.

[34] Leone V, Gibbons S M, Martinez K, et al. Effects of diurnal variation of gut microbes and high-fat feeding on host circadian clock function and metabolism[J]. Cell Host & Microbe, 2015, 17 (5): 681-689.

[35] Fassarella M, Blaak E E, Penders J, et al. Gut microbiome stability and resilience: elucidating the response to perturbations in order to modulate gut health[J]. Gut, 2021, 70 (3): 595-605.

[36] Howard E J, Lam T K T, Duca F A. The gut microbiome: connecting diet, glucose homeostasis, and disease[J]. Annual Review of Medicine, 2022, 73: 469-481.

[37] Gacesa R, Kurilshikov A, Vich Vila A, et al. Environmental factors shaping the gut microbiome in a Dutch population[J]. Nature, 2022, 604 (7907): 732-739.

[38] 胡雅谦，王珊珊，张童，等．无菌动物在肠道微生物组研究中的应用与发展[J]．中国实验动物学报，2023，31 (7)：946-954.

[39] Maier L S, Pruteanu M, Kuhn M, et al. Extensive impact of non-antibiotic drugs on human gut bacteria[J]. Nature, 2018, 555 (7698): 623-628.

[40] 蒋亚静，孟立娜．长期应用质子泵抑制剂对炎症性肠病影响的研究进展[J]．中华炎性肠病杂志，2023，07 (2)：168-170.

[41] 李雨宸，潘子倩，肖梦雪，等．非甾体类抗炎药致小肠损伤及药物防治的研究进展[J]．中国药科大学学报，2023，54 (2)：150-158.

[42] Pepke M L, Hansen S B, Limborg M T. Unraveling host regulation of gut microbiota through the epigenome-microbiome axis[J]. Trends in Microbiology, 2024, 32 (12): 1229-1240.

[43] 刘莎，陈从英．肠道微生物培养的研究进展及应用[J]．微生物学报，2023，63 (3)：881-899.

[44] Ma L, Kim J, Hatzenpichler R, et al. Gene-targeted microfluidic cultivation validated by isolation of a gut bacterium listed in Human Microbiome Project's Most Wanted taxa[J]. Proceedings of the National Academy of Sciences of the United States of America, 2014, 111 (27): 9768-9773.

[45] Kaeberlein T, Lewis K, Epstein S S. Isolating "uncultivable" Microorganisms in pure culture in a simulated natural environment[J]. Science, 2002, 296 (5570): 1127-1129.

[46] Zheng W S, Zhao S J, Yin Y H, et al. High-throughput, single-microbe genomics with strain resolution, applied to a human gut microbiome[J]. Science, 2022, 376 (6597): eabm1483.

[47] Neri U, Wolf Y I, Roux S, et al. Expansion of the global RNA virome reveals diverse clades of bacteriophages[J]. Cell, 2022, 185 (21): 4023-4037. e18.

[48] Ojala T, Häkkinen A E, Kankuri E, et al. Current concepts, advances, and challenges in deciphering the human microbiota with metatranscriptomics[J]. Trends in Genetics, 2023, 39 (9): 686-702.

[49] Van Den Bossche T, Arntzen M Ø, Becher D, et al. The Metaproteomics Initiative: a coordinated approach for propelling the functional characterization of microbiomes[J]. Microbiome, 2021, 9 (1): 243.

[50] Gentry E C, Collins S L, Panitchpakdi M, et al. Reverse metabolomics for the discovery of chemical structures from humans[J]. Nature, 2024, 626 (7998): 419-426.

[51] Han S, Van Treuren W, Fischer C R, et al. A metabolomics pipeline for the mechanistic interrogation of the gut microbiome[J]. Nature, 2021, 595 (7867): 415-420.

[52] Kuchina A, Brettner L M, Paleologu L, et al. Microbial single-cell RNA sequencing by split-pool barcoding[J]. Science, 2021, 371 (6531): eaba5257.

[53] Ma P J, Amemiya H M, He L L, et al. Bacterial droplet-based single-cell RNA-seq reveals anti-

biotic-associated heterogeneous cellular states[J]. Cell, 2023, 186 (4): 877-891. e14.

[54] Patel J R, Oh J, Wang S Q, et al. Cross-Kingdom expression of synthetic genetic elements promotes discovery of metabolites in the human microbiome[J]. Cell, 2022, 185 (9): 1487-1505. e14.

[55] Russell B J, Brown S D, Siguenza N, et al. Intestinal transgene delivery with native E. coli chassis allows persistent physiological changes[J]. Cell, 2022, 185 (17): 3263-3277. e15.

[56] Nelson M T, Charbonneau M R, Coia H G, et al. Characterization of an engineered live bacterial therapeutic for the treatment of phenylketonuria in a human gut-on-a-chip[J]. Nature Communications, 2021, 12 (1): 2805.

[57] Nikolaev M, Mitrofanova O, Broguiere N, et al. Homeostatic mini-intestines through scaffold-guided organoid morphogenesis[J]. Nature, 2020, 585 (7826): 574-578.

[58] Huang L, Zheng J P, Sun G J, et al. 5-Aminosalicylic acid ameliorates dextran sulfate sodium-induced colitis in mice by modulating gut microbiota and bile acid metabolism[J]. Cellular and Molecular Life Sciences, 2022, 79 (8): 460.

[59] Lu S, Na K, Wei J N, et al. Alginate oligosaccharide structures differentially affect DSS-induced colitis in mice by modulating gut microbiota[J]. Carbohydrate Polymers, 2023, 312: 120806.

[60] Forster S C, Clare S, Beresford-Jones B S, et al. Identification of gut microbial species linked with disease variability in a widely used mouse model of colitis[J]. Nature Microbiology, 2022, 7 (4): 590-599.

[61] Kühn R, Löhler J, Rennick D, et al. Interleukin-10-deficient mice develop chronic enterocolitis [J]. Cell, 1993, 75 (2): 263-274.

[62] 徐鹏飞，周千惠，廖雨晗，等．易感基因-潘氏细胞-肠道微生态轴在炎症性肠病中的作用[J]. 中华炎性肠病杂志，2022，06 (1)：83-86.

[63] Rochereau N, Roblin X, Michaud E, et al. NOD2 deficiency increases retrograde transport of secretory IgA complexes in Crohn's disease[J]. Nature Communications, 2021, 12 (1): 261.

[64] Komatsu Y, Shimizu Y, Yamano M, et al. Disease progression-associated alterations in fecal metabolites in SAMP1/YitFc mice, a Crohn's disease model[J]. Metabolomics, 2020, 16 (4): 48.

[65] Matsumoto S, Watanabe N, Imaoka A, et al. Preventive effects of Bifidobacterium-and Lactobacillus-fermented milk on the development of inflammatory bowel disease in senescence-accelerated mouse P1/Yit strain mice[J]. Digestion, 2001, 64 (2): 92-99.

[66] Nitzan O, Elias M, Peretz A, et al. Role of antibiotics for treatment of inflammatory bowel disease[J]. World Journal of Gastroenterology, 2016, 22 (3): 1078-1087.

[67] Roy S, Dhaneshwar S. Role of prebiotics, probiotics, and synbiotics in management of inflammatory bowel disease: current perspectives[J]. World Journal of Gastroenterology, 2023, 29 (14): 2078-2100.

[68] Yadegar A, Bar-Yoseph H, Monaghan T M, et al. Fecal microbiota transplantation: current challenges and future landscapes[J]. Clinical Microbiology Reviews, 2024, 37 (2): e0006022.

[69] Haneishi Y, Furuya Y, Hasegawa M, et al. Inflammatory bowel diseases and gut microbiota [J]. International Journal of Molecular Sciences, 2023, 24 (4): 3817.

［70］ 翁仔森，吕珊珊，葛广波，等．肠道菌 β-葡萄糖醛酸苷酶抑制剂的研究进展[J]. 药学进展，2018，42（3）：177-186.

［71］ 多恩，古迪，埃文斯，等．犬猫解剖学彩色图谱[M]. 陈耀星，曹静，主译．2版．沈阳：辽宁科学技术出版社，2020.

［72］ 张金龙，雷治海．实验动物解剖学[M]. 北京：中国农业出版社，2020.

［73］ 安铁洙．犬解剖学[M]. 长春：吉林科学技术出版社，2003.

［74］ 刘霞，李清，武亮亮，等．消化系统疾病临床治疗实践[M]. 上海：上海科学普及出版社，2022.

［75］ 王太一，韩子玉．实验动物解剖图谱[M]. 沈阳：辽宁美术出版社，2000.

［76］ 孙祖越．常用实验动物解剖病理取材图谱[M]. 上海：上海科学技术出版社，2007.

［77］ 张惠铭，姚大林．药物毒性诊断病理学[M]. 北京：科学出版社，2021.

［78］ Satish Keshav，Adam Bailey. 胃肠道系统：第2版[M]. 郑明华，主译．北京：人民卫生出版社，2018.

第三章

炎症性肠病的体内外模型

第一节　动物体内造模方法

炎症性肠病（IBD）作为一种复杂且严重影响肠道健康的疾病，其发病机制至今尚未完全阐明。动物体内模型在深入探究炎症性肠病的病理生理过程、筛选潜在治疗药物以及开发新型治疗策略等方面发挥着不可替代的关键作用。

在本章中，我们将详细介绍多种炎症性肠病的动物体内模型。化学诱导模型通过特定化学物质处理动物，可在一定程度上模拟人类炎症性肠病的肠道炎症特征，为研究疾病的炎症起始与发展提供重要线索。中医模型则从传统中医理论出发，构建具有中医证型特点的动物模型，有助于挖掘中医在炎症性肠病治疗方面的独特视角与机制。基因工程模型利用现代基因编辑技术，精准改变动物的基因表达，使我们能够深入研究特定基因在炎症性肠病发生发展中的功能与调控网络。细菌诱导模型聚焦于疾病进程中的作用机制。细胞移植动物模型将特定细胞移植到动物体内，观察其对肠道微环境的影响及引发炎症的过程。

本书通过对这些不同类型炎症性肠病动物体内模型的全面阐述，旨在为从事炎症性肠病研究的科研人员、医学工作者以及相关专业学生提供系统的知识参考，助力其在该领域的深入探索与研究创新，进一步推动炎症性肠病研究的发展与突破。

一、化学诱导模型

化学药物诱导的实验性 IBD 模型是目前使用最多的模型，如用 TNBS、DSS、噁唑酮（oxazolone，OXZ）等，因其周期短、操作简单、成功率高、与临床症状相似且重现性好而被广泛应用。

（一） TNBS 模型

1. 造模原理及模型表现

TNBS 是一种有机酸半抗原，能和乙醇配制成混合物，利用乙醇损害肠黏膜屏障功能，使 TNBS 向肠壁渗透，导致裸露的蛋白与 TNBS 结合形成自身抗原，引发机体以 Th 反应为主的免疫反应，形成以肠壁溃疡、增厚、狭窄、肉芽肿为特征的节段分布的透壁性炎症，结肠黏膜上皮出现淋巴细胞或巨噬细胞浸润。

2. 造模方法

小鼠经肛门导管滴注溶于 30% 乙醇的 200mg/kg 的 TNBS 溶液。经直肠重复给予 2 次低剂量（100μL，5mg/mL 溶于 50% 乙醇）的 TNBS 溶液，可诱导慢性透壁性结肠炎，表现为严重腹泻、体重减轻和直肠脱垂等症状。

3. 应用

利用大鼠、小鼠和斑马鱼 TNBS 模型筛选和评估治疗 IBD 的药物。例如，四逆散、α-香附酮、异长叶烯、俞氏清热活血方、优化溃结方、苓桂术甘汤、芍药甘草汤、电针等可通过抑制炎症因子的表达、调控 TLR4/NF-κB（Toll 样受体 4/核因子 κB）信号通路、抗凋亡等机制减轻和治疗 IBD。

4. 优缺点

（1）优点

① 能较好地模拟人类溃疡性结肠炎的慢性复发性炎症过程，包括肠道炎症、黏膜损伤、溃疡形成以及纤维化等病理特征，在病理表现上与人类溃疡性结肠炎具有较高的相似度，有助于研究疾病的发病机制和病理生理过程。

② 稳定性和可重复性，造模方法相对成熟，在严格控制造模条件（如 TNBS 浓度、注射剂量、动物品系等）的情况下，模型的成功率较高，不同实验室之间的可重复性较好，便于进行大规模的实验研究和药物筛选。

③ 广泛适用性，可应用于多种动物，如大鼠、小鼠等，且可根据研究需要选择不同的品系，以满足不同研究方向对动物模型的要求。

（2）缺点

① 疾病特异性有限，虽然能模拟溃疡性结肠炎的部分特征，但与克罗恩病等其他类型炎症性肠病在病理表现上仍存在差异，不能完全涵盖所有炎症性肠病的特点，对于研究炎症性肠病的全貌有一定局限性。

② 炎症反应过于强烈。TNBS 诱导的免疫反应较为剧烈，可能导致动物出现严重的临床症状，如腹泻、体重急剧下降甚至死亡等，这可能会影响对疾

病慢性过程和长期治疗效果的观察，并且对动物福利也有一定的影响。

③ 缺乏对遗传因素的模拟，主要是基于化学物质诱导的免疫反应，没有考虑到人类炎症性肠病中遗传因素的重要作用，在研究遗传与环境因素在炎症性肠病发病中的相互作用机制方面存在不足。

（二） OXZ 模型

1. 造模原理及模型表现

OXZ 多采用直肠给药，可引起严重的结肠炎。OXZ 诱导的小鼠结肠炎病变位于远端结肠，主要位于黏膜层和黏膜下层，主要表现为：大便次数增多、稀便、便上有黏液或脓点、肛周有粪便粘连等，或可见黏液血便；腹腔内可见大量腹水；结直肠水肿扩张，肠壁颜色变暗、变薄，形成伪膜；肠道黏膜充血水肿、糜烂和浅表溃疡形成；黏膜下水肿，杯状细胞和腺体减少，固有层有弥漫性中性粒细胞、淋巴细胞浸润，黏膜下淋巴细胞增生。

2. 造模方法

通过施用 200μL 0.03g/mL OXZ 的丙酮/橄榄油（4∶1）溶液对小鼠腹部皮肤（预先剃毛处理）进行预致敏。并在第 8d，用 50% 乙醇配制的 100μL 1% OXZ 通过直肠给药，完成后将小鼠尾巴提起倒置约 30s，使致敏小鼠二次受到药物刺激从而诱导形成结肠炎。

3. 应用

C57BL/6 小鼠是应用最为广泛的 OXZ 造模动物，其基因背景清晰，有大量的转基因和基因敲除小鼠资源可供选择，方便研究特定基因在 OXZ 诱导的炎症性肠病模型中的作用。利用小鼠 OXZ 模型筛选和评估治疗 IBD 的药物：糖皮质激素类药物、生物制剂、中药及提取物（黄芪多糖、香连止泻片、葶苈草颗粒）等可通过抗炎、调节免疫平衡、调节细胞因子等机制减轻和治疗 IBD。

4. 优缺点

（1） 优点

① 免疫反应特征性强，主要诱导 Th2 型免疫反应，这与人类某些类型的炎症性肠病（如部分溃疡性结肠炎患者存在 Th2 型免疫偏移）具有一定相似性，有助于深入研究 Th2 型免疫反应在炎症性肠病发病机制中的作用以及针对 Th2 型免疫反应的治疗策略。

② 造模周期相对较短，OXZ 模型能够在较短时间内（一般 1～2 周）诱导出较为明显的肠道炎症病变，便于快速观察药物疗效和研究疾病早期病理生

理过程。

③ 可重复性较好，在严格控制造模条件（如OXZ浓度、注射剂量、动物品系等）下，模型的成功率较高。

（2）缺点

① 疾病代表性有限，虽然能模拟Th2型免疫反应相关的炎症性肠病特征，但不能全面反映炎症性肠病的多种免疫病理类型，如克罗恩病中常见的以Th1/Th17型免疫反应为主的病理过程无法很好地体现，对于研究炎症性肠病的整体复杂性有一定局限性。

② 动物适用性较窄，主要适用于小鼠，对于大鼠等其他较大体型动物的造模效果不如小鼠理想，限制了其在一些需要大动物模型的研究（如药物临床前药代动力学和药效学研究）中的应用。

③ 炎症程度调控难度较大。OXZ诱导的炎症反应程度在一定程度上较难精确控制，容易出现炎症过重或过轻的情况，可能影响实验结果的稳定性和准确性，尤其是在药物疗效评价实验中可能导致误判。

（三）DSS模型

1. 造模原理及模型表现

DSS是一种水溶性硫酸多糖，可损伤肠上皮，致使固有层和黏膜下层直接与肠道细菌和抗原接触，从而引发炎症；DSS可直接破坏肠道屏障的完整性，改变结肠黏液层菌群，致使肠内细菌损伤上皮细胞，使结肠紧密连接蛋白和紧密连接相关蛋白occludin、ZO-1表达下降，结肠黏膜屏障紧密性降低和肠道菌群失调，从而导致急性结肠炎的发生。模型表现为体重减轻、直肠出血、血性腹泻、溃疡、上皮细胞丧失和中性粒细胞浸润。

2. 造模方法

选取分子量范围为36000～50000的DSS配制成2%～5%的DSS饮用水，连续4～9d喂给小鼠，单个周期即可诱发急性结肠炎；也可通过低浓度重复刺激诱导慢性炎症。去除DSS并换回常规饮用水后，其炎症一般可在2周内恢复。

3. 优缺点

（1）优点

① 操作简便，只需将DSS添加到动物饮用水中，不需要复杂的手术操作和特殊的设备，容易掌握和实施，实验成本相对较低。

② 与人类疾病相似性高，能够很好地模拟人类溃疡性结肠炎的急性发作和慢性复发过程，对于研究溃疡性结肠炎的发病机制和药物治疗效果具有重要价值。

③ 可调控性强，可以通过调整 DSS 的分子量、浓度和给药时间来控制炎症的严重程度，从而满足不同实验目的的需求，如轻度炎症模型用于研究疾病早期阶段，重度炎症模型用于药物疗效评估等。

（2）缺点

① 不能完全模拟所有 IBD 类型。

② 肠道菌群的影响复杂。DSS 造模过程中，肠道菌群会发生改变，而且这种改变对模型的影响较为复杂。

③ 动物个体差异影响结果，不同动物个体对 DSS 的敏感性存在差异，可能导致造模结果不够稳定。

4. 应用

利用 DSS 模型筛选和评估治疗 IBD 的药物，如氨基水杨酸类药物（如美沙拉嗪）、生物制剂（如阿达木单抗）、天然药物（如姜黄素）等可通过抗炎、抗氧化等机制减轻和治疗 IBD。

（四）乙酸模型

1. 造模原理及模型表现

乙酸（acetic acid）是一种有机酸，在将其引入肠道后，会对肠道黏膜产生直接的化学刺激。乙酸可以破坏肠道黏膜的完整性，使黏膜上皮细胞的细胞膜通透性增加，导致细胞内的物质外流，同时外界的有害物质更容易进入细胞内。这种直接的损伤会引发局部的炎症反应，激活肠道黏膜中的免疫细胞，如巨噬细胞和肥大细胞。这些细胞在受到刺激后，会释放出一些炎症介质，如组胺、前列腺素 E_2 等，从而启动炎症过程。初期释放的炎症介质会进一步招募更多的炎症细胞，如中性粒细胞向炎症部位聚集。中性粒细胞会释放蛋白水解酶和 ROS，这些物质会进一步加重肠道黏膜的损伤。同时，炎症介质还会作用于血管内皮细胞，使血管通透性增加，导致组织水肿，进一步加剧炎症反应，从而模拟炎症性肠病肠道炎症的病理过程。

动物肠道在乙酸刺激后，肠管外观会出现明显变化。肠壁充血、红肿，部分肠段可能出现水肿，使肠管直径增大。严重情况下，肠黏膜表面会有出血点，甚至形成小溃疡，溃疡面一般较小，呈点状或短线状分布。粪便也会发生改变，可能出现稀便或带有少量血液。光镜下观察，肠道黏膜上皮细胞呈现不同程度的损伤，包括细胞肿胀、变性，部分细胞坏死、脱落。固有层有大量炎症细胞浸润，主要是中性粒细胞，也有少量淋巴细胞和浆细胞。隐窝结构紊乱，隐窝细胞可能出现增生或凋亡细胞数量增多，黏膜下层可见血管扩张、充血和组织水肿，还可能出现少量纤维组织增生。

2. 造模方法

使用微量注射器将乙酸溶液（一般浓度为3%～5%）缓慢注入动物的直肠，注入量一般为0.5～1mL，具体量根据动物的体重和实验设计而定。注射后，动物应保持倒立数分钟，防止乙酸溶液漏出。

3. 应用

利用乙酸诱导的IBD模型筛选和评估治疗IBD的药物，地塞米松、硫糖铝、黄连素、复合膳食纤维等可通过抗炎、抑菌、抗氧化、调节生长因子等机制减轻和治疗IBD。

4. 优缺点

（1）优点

① 造模过程相对简单，操作时间短。

② 通过改变乙酸的浓度和注入量，可以在一定程度上控制炎症的严重程度，便于研究不同程度炎症下的病理生理变化和药物疗效。

（2）缺点

① 主要模拟了炎症性肠病的急性炎症阶段，不能很好地体现疾病的慢性化过程、复发特点以及肠道纤维化等复杂的病理变化，在全面研究炎症性肠病的病理过程方面存在不足。

② 在炎症的诱发因素和发病机制方面，与人类炎症性肠病存在较大差异。人类炎症性肠病是由遗传、环境、免疫等多种因素综合作用引起的，而乙酸模型主要是基于化学刺激建立的，缺乏对其他因素的考虑。

（五）角叉菜胶模型

1. 造模原理及模型表现

角叉菜胶是一种从红藻中提取的多糖，当它进入肠道后，会破坏肠道黏膜屏障的完整性。它可以干扰肠道上皮细胞之间的紧密连接，使细胞间的连接变得松散。这种连接的破坏导致肠道通透性增加，肠道内的细菌及其毒素等有害物质更容易穿过肠壁进入黏膜下层和固有层。一旦这些有害物质进入黏膜下层和固有层，就会激活宿主的免疫系统。首先被激活的是抗原呈递细胞，如树突状细胞和巨噬细胞，这些细胞识别外来抗原后，会启动免疫反应，释放一系列炎症因子，包括 TNF-α、IL-1β 和 IL-6 等，从而引发肠道炎症。炎症因子的释放会进一步招募中性粒细胞等炎症细胞向炎症部位聚集。中性粒细胞释放的蛋白水解酶和活性氧会加重肠道黏膜的损伤。同时，炎症因子还会引起血管内皮细胞的变化，导致血管通透性增加，引发组织水肿，进一步加剧炎症反应，最终模拟出炎症性肠病的病理过程。

动物在被角叉菜胶诱导后，肠道出现明显变化。光镜下观察发现肠道黏膜上皮细胞发生损伤，表现为细胞肿胀、变性，部分细胞坏死、脱落。固有层有大量炎症细胞浸润，其中以中性粒细胞为主，还可见淋巴细胞和浆细胞。隐窝结构受到影响，出现隐窝炎，即隐窝内有炎症细胞浸润，甚至形成隐窝脓肿。黏膜下层有血管扩张、充血和组织水肿，炎症后期可能会出现纤维组织增生。

2. 造模方法

在生理盐水中溶解角叉菜胶，浓度一般为 0.02g/mL 或 0.03g/mL。将角叉菜胶加热至 60～70℃，并不断搅拌以确保完全溶解，冷却至室温备用。麻醉后，通过腹腔注射（0.5mL/100g 体重），灌胃（10mL/kg 体重）或结肠灌注（0.5mL/100g 体重）。

3. 应用

利用角叉菜胶模型筛选和评估治疗 IBD 的药物，氨基水杨酸类药物（如美沙拉嗪）、生物制剂（如英夫利西单抗）、中药方剂（如白头翁汤）等可通过抗炎、抑菌、抗氧化等机制治疗 IBD。

4. 优缺点

（1）优点　① 操作相对简便，造模过程主要是灌肠操作，不需要复杂的仪器设备，容易掌握。

② 炎症反应与部分 IBD 类似，可调控性较好。

（2）缺点　① 不能完全模拟 IBD 全貌，主要侧重于模拟肠道黏膜炎症。

② 肠道菌群影响复杂，不同动物个体对角叉菜胶的敏感性可能存在差异，这会影响实验的准确性和重复性。

二、中医模型

溃疡性结肠炎在中医上可分为 8 个证型，其中肝郁脾虚型、大肠湿热型、脾虚湿蕴型、脾肾阳虚型、寒热错杂型的动物模型已成功建立，现对以上 5 种分型的模型建立进行阐述。

（一）大肠湿热型

1. 造模原理及模型表现

在中医理论中，大肠湿热证是由于外感湿热之邪，或饮食不节，湿热内生，蕴结大肠所致。湿热之邪阻滞大肠气机，导致气血凝滞，肠道传导失司，从而出现泄泻、痢疾等症状。其核心病机是湿热蕴结大肠，涉及湿、热、气滞、血瘀等多种病理因素。从现代医学角度来理解，湿热环境可能影响肠道微生物的生态平衡，使有害菌增多、有益菌减少。同时，湿热导致的机体功能紊乱可能涉及免疫系统的异常激活、肠道黏膜屏障功能受损以及炎症介质的释放增加等，这些因素与炎症性肠病的发病机制有一定的相似之处。

造模过程通过多种方式模拟大肠湿热证的形成。例如，采用高糖、高脂饮食结合湿热环境因素，高糖、高脂饮食易生湿化热，类似于中医饮食不节导致湿热内生。湿热环境（如高温高湿环境箱）可使动物机体处于一种外湿与内湿相结合的状态，从而促进湿热证的形成。同时，部分造模方法还会配合一些化学刺激，如灌服少量的脂多糖（LPS），脂多糖是革兰氏阴性菌细胞壁的成分，可模拟肠道细菌感染，激发机体的炎症反应，增强湿热证的表现。因为在中医理论中，外感湿热之邪也包括肠道细菌等病原体感染。

症状表现为粪便性状改变，动物出现腹泻症状，粪便稀溏，甚至呈水样便，有的还带有黏液，肛周红肿，精神萎靡，饮食减少。

病理表现为光镜下可见肠道黏膜充血、水肿，有不同程度的炎症细胞浸润，主要为中性粒细胞和淋巴细胞。黏膜上皮细胞出现变性、坏死，部分隐窝结构破坏，有隐窝炎或隐窝脓肿形成，这与炎症性肠病的肠道黏膜炎症病理改变相似。

2. 造模方法

（1）饮食因素　通过高糖高脂饲料诱导动物产生湿热内生状态。研究报道采用在基础饲料中添加蔗糖（10%～20%）、猪油（10%～15%）等高热量成分的方法，如用含猪油、蔗糖的特殊配方饲料（脂肪热量占比 60%）持续喂养，或用含蛋黄粉、白砂糖的高脂高糖饲料连续干预。一般建议配方比例为 70%～80%基础饲料、10%～20%蔗糖、10%～15%猪油，持续 2～3 周以稳定形成湿热内蕴的病理基础。

（2）环境因素　结合高温高湿环境模拟外邪侵袭。实验设计多采用人工气候箱，设定温度 30～35℃、相对湿度 80%～95%，每日暴露 8～12h，持续 1～2 周，也有部分学者延长至 5 周，通过湿热外环境与内伤饮食交互作用加剧病理进程。

（3）复合刺激因素　造模后期联合化学或免疫刺激以强化肠道炎症。常见方法包括：①DSS 溶液诱导结肠黏膜损伤（如 3% DSS 溶液自由饮用 7d）；②化学致敏联合局部刺激（如 DNCB/乙醇复合灌注致肠道炎症）；③辅助使用脂多糖（1～2mg/kg 体重灌胃，每周 2～3 次，持续 1～2 周）以增强急性炎症反应。综合应用饮食-环境-刺激三因素可系统性模拟湿热阻滞证候的“内外合邪”病机特点及肠道病理表现。

3. 应用

利用大肠湿热型模型筛选和评估治疗 IBD 的药物。中药复方（白头翁汤、榆苋方、黄芩汤等）及中药单味药（黄连等）等可通过抗炎、抑菌、抗凋亡等机制缓解和治疗 IBD。

4. 优缺点

（1）优点　①从中医理论出发，模拟了大肠湿热证型，有助于挖掘中医在炎症性肠病治疗方面的独特视角和机制。这种模型可以研究中医复方、中药单味药等对具有中医证型特征的炎症性肠病的治疗作用，为中医理论的验证和中药新药研发提供依据。②考虑了饮食、环境和微生物感染等多种因素，比较全面地模拟了疾病的发生过程。

（2）缺点　量化标准较难确定，与现代医学模型结合难度大，模型特异性有限。

（二）脾肾阳虚型

1. 造模原理及模型表现

在中医理论体系中，脾肾阳虚证是由于脾肾阳气亏虚所致。肾为先天之本，脾为后天之本，肾阳不足则不能温煦脾阳，导致脾失健运。脾肾阳虚，不能运化水谷精微，使得水湿内停，气血生化无源。在肠道方面，会出现泄泻不止、久泻久痢等症状，这是因为阳气不足，无法温煦肠道，导致肠道功能失司，水谷不分。从现代医学角度阐释，脾肾阳虚可能与机体的神经-内分泌-免疫网络调节功能紊乱有关。例如，下丘脑-垂体-肾上腺（HPA）轴功能低下可能是肾阳虚的一个重要机制，而肾上腺皮质激素分泌减少会影响肠道的免疫功能和黏膜屏障功能。同时，脾脏在免疫系统中发挥关键作用，脾阳虚可能导致免疫功能异常，进而影响肠道的稳态。模拟中医证型机制：通过多种手段模拟脾肾阳虚证的形成。如采用苦寒泻下药物长期灌胃，过度消耗动物的阳气，类似中医理论中的“苦寒伤阳”。同时，结合劳倦过度和饮食失节的方法，如让动物长时间游泳造成疲劳，以及喂食生冷食物，进一步损伤脾肾阳气。这种综合的造模方式旨在模拟人体在多种不良因素作用下脾肾阳虚的病理状态。

模型表现：泄泻、消瘦、畏寒、蜷缩、精神萎靡、活动减少、毛发失去光泽且稀疏、爪甲淡白。光镜下可见肠道黏膜变薄，绒毛萎缩，肠腺细胞减少，有不同程度的炎症细胞浸润，以淋巴细胞为主。

2. 造模方法

（1）苦寒泻下药物灌胃　通过长期灌胃苦寒药物损伤脾肾阳气。常用大黄、番泻叶等药物，如大黄水煎剂（1～2g/kg）每日灌胃1～2次，或采用冰番泻叶溶液（10mL/kg）连续灌胃。研究表明，此类药物可通过苦寒之性耗伤脾肾阳气，其中番泻叶的寒凉特性被证实可显著降低动物的体温及代谢水平。需注意，部分研究联合激素干预（如氢化可的松25mg/kg肌内注射10d），但激素可能干扰疾病进程，需谨慎评估其对实验结果的影响。

（2）劳倦过度　通过体力消耗加速阳气虚损。典型方法为强迫动物在低温（20～22℃）中游泳，初始15～30min/次，逐步延长至1～2h/次，每周3～4次，持续2～3周。此外，有研究采用复合应激策略，如每日用冰水喷洒动物体表并强制吹干，模拟寒湿外袭与体力消耗的叠加效应。此类干预可显著降低动物的活动耐力，并加重脾肾阳虚相关指标异常。

（3）饮食失节　以生冷饮食加重脾胃虚寒状态。常规方法为每日投喂含冰块的饲料（占日粮30%～50%），持续2～3周。进阶方案中，研究通过腺嘌呤（10mL/kg）灌胃14d诱导肾阳虚，联合冰番泻叶进一步损伤脾阳。值得注意的是，生冷饮食与苦寒药物（如大黄、番泻叶）具有协同作用，二者结合可加速脾肾阳气耗竭，表现为体重下降、便溏及畏寒蜷缩等典型证候。

综合应用上述三种因素可系统模拟“脾失健运-肾阳不足-久泻不愈”的病机链条，联合化学诱导（如DSS饮水或TNBS/乙醇灌肠）可建立脾肾阳虚型溃疡性结肠炎病证结合模型，更贴合临床病理特征。

3. 应用

利用脾肾阳虚型模型筛选和评估治疗IBD的药物，中药复方（参苓白术散与肾气丸“朝夕互补”、四神丸等）及中药单味药（补骨脂等）等可通过抗炎、抗氧化、调节氨基酸代谢和能量代谢、促进干细胞增殖分化等机制减轻和治疗IBD。

4. 优缺点

（1）优点　体现中医证型特点，从中医理论角度出发，较为真实地模拟了脾肾阳虚证型，有助于研究中医对与该证型相关的炎症性肠病的治疗策略和药物作用机制，为研究补肾健脾类中药及其复方提供了合适的模型。

（2）缺点　造模周期长且复杂，需要综合运用多种造模方法且持续时间较长，使得造模过程相对复杂，操作难度较大。

（三）脾虚湿蕴型

1. 造模原理及模型表现

在中医理论里，脾主运化，包括运化水谷精微和运化水湿。当脾气虚时，运化功能失常，水湿不能正常代谢，就会在体内积聚，形成湿邪。脾虚湿蕴证就是由于脾胃虚弱，运化失司，导致水湿内停，蕴结于肠道而发病。从现代医学角度理解，脾虚可能与消化系统功能紊乱、肠道黏膜屏障功能受损、肠道菌群失调以及免疫功能异常有关。脾胃功能失调会影响营养物质的吸收和肠道内环境的稳定，进而导致水湿代谢异常，这与炎症性肠病的肠道微生态失衡和炎症反应等病理过程有一定的关联。

模型表现为食欲不振、腹胀、粪便溏软、倦怠、嗜睡、活动减少。光镜下可见肠黏膜轻度水肿，有少量炎症细胞浸润，主要是淋巴细胞和浆细胞。黏膜上皮细胞可能出现变性，肠绒毛排列稍紊乱。

2. 造模方法

（1）饮食因素　给予动物高脂高糖饲料，如在基础饲料中添加猪油、蔗糖等成分，一般猪油占饲料总量的10%～15%，蔗糖占15%～20%，连续喂养3～4周。这种饲料容易导致脾胃负担过重，损伤脾胃功能。同时，还可以采用饥饱失常的方法以制造饮食不节的病机，即一天正常喂食，一天禁食，交替进行2～3周，使动物脾胃功能紊乱。例如，徐霞等通过单日冰水灌胃、双日猪油灌胃的方式模拟饥饱失常，而丁凌辉等则采用单日禁食、双日自由饮食结合猪油灌胃的方法，均验证了饮食不节对脾虚湿蕴证形成的促进作用。

（2）环境因素　将动物置于潮湿环境中，相对湿度保持在85%～95%，温度25～28℃，饲养2～3周。这样的环境有助于湿邪的产生和积聚，使动物处于外湿与内湿相结合的状态，促进脾虚湿蕴证的形成。李姿慧等和徐霞等通过每天强制大鼠在2cm深的水中站立8h，模拟高湿环境对机体的外湿侵袭；丁凌辉等的研究进一步表明，长期处于潮湿环境可加重脾虚症状，表现为毛发疏松、精神萎靡等典型湿困特征。此外，焦文超等提出的“三维”病证结合模型也强调了环境因素（如湿邪）在证候形成中的关键作用，并通过宏观表征与微观指标验证了外湿与内湿的协同致病机制。

3. 应用

利用脾虚湿蕴证模型筛选和评估治疗IBD的药物，中药复方参苓白术散、中药单味药苍术等可通过调节肠道菌群、抗炎、抑菌、促消化等机制减轻和治疗 IBD。

4. 优缺点

（1）优点　从中医脾虚湿蕴证的理论出发构建模型，有助于深入研究中医对该证型炎症性肠病的认识和治疗理念，可以为中医复方、单味药在脾虚湿蕴型炎症性肠病治疗中的作用机制研究提供合适的平台。

（2）缺点　由于量化标准的模糊性，中医证型的判定存在一定的主观性，像脾虚的程度、湿蕴的轻重等很难用精确的量化指标来衡量。

（四）肝郁脾虚型

1. 造模原理及模型表现

肝郁脾虚证是由于情志不遂，肝气郁结，横逆犯脾，导致脾失健运而形成。肝的疏泄功能失常，气机郁滞，影响脾脏对水谷精微的运化和气血的生成。从现代医学角度看，情绪应激可引起神经-内分泌-免疫网络的调节功能紊乱。肝郁可能涉及下丘脑-垂体-肾上腺（HPA）轴和交感-肾上腺髓质系统的功能异常，导致神经递质、激素分泌改变，进而影响胃肠道的运动、分泌和免疫功能。脾虚则与胃肠功能紊乱、肠道黏膜屏障受损和免疫功能低下有关。

通过慢性束缚和饮食不节相结合的方式来模拟肝郁脾虚证型。慢性束缚使动物处于应激状态，类似肝郁的情绪应激因素，引起神经内分泌变化；饮食不节则损伤脾胃，导致脾失健运，两者相互作用，造成肝郁脾虚的病理状态。

模型表现为易激惹、活动减少或增加、对刺激反应敏感、食欲减退、食量减少，腹泻或便秘交替出现（稀溏或干结）。光镜下可见肠道黏膜有不同程度的炎性细胞浸润，主要为淋巴细胞和浆细胞。黏膜上皮细胞可能出现变性、坏死，肠绒毛缩短、变钝，隐窝结构可能出现紊乱。

2. 造模方法

（1）慢性束缚应激　采用特制的束缚器具，每天将动物束缚 2～4h，持续 3～4 周。束缚过程中要注意避免过度压迫导致动物受伤，使动物处于一种慢性应激状态，以模拟肝郁的情绪因素。刘苗等通过每日束缚大鼠 6h 并结合隔日进食的方法，成功诱导了肝郁脾虚证型；樊俐慧等进一步改良束缚时间并联合 DNBS/乙醇灌肠，验证了慢性束缚应激对肝气郁滞的模拟效果。研究表明，尽管束缚时长和周期存在差异，但慢性束缚均能引发情志不畅、气机郁结等肝郁表现。

（2）饮食不节　采用饥饱失常的方法，即一天正常喂食，一天禁食（或者给予高脂高糖饲料，即在基础饲料中添加猪油 10%～15%、蔗糖 15%～20%），交替进行 3～4 周。这种饮食方式会损伤脾胃，造成脾失健运，与慢性束缚应激相结合，强化肝郁脾虚证型的形成。例如，刘苗等在束缚模型中采用隔日禁食法，而樊俐慧等则结合束缚与隔日进食，均观察到食少腹胀、便溏不爽等脾虚症状。值得注意的是，现有肝郁脾虚型 UC 模型中饮食干预以饥饱失常为主，其与束缚应激的协同作用可显著增强肝郁犯脾的病理特征。

3. 优缺点

（1）优点　基于中医肝郁脾虚的理论构建模型，能够很好地体现中医病因病机，有助于研究中医对该证型的炎症性肠病的治疗策略和药物作用机制。

（2）缺点　造模过程复杂且影响因素多，量化评估困难，与现代医学模型融合需要跨越不同的理论体系和研究方法，存在一定障碍。

4. 应用

利用肝郁脾虚型模型筛选和评估治疗 IBD 的药物，中药复方（痛泻要方、疏肝健脾颗粒等）、中药单味药柴胡等可通过调节神经-内分泌-免疫网络、调节肠道菌群、抗炎、抗应激、调节神经递质等机制减轻和治疗 IBD。

（五）寒热错杂型

1. 造模原理及模型表现

寒热错杂证是寒证与热证相互交织的复杂证候，常见于病程迁延、正邪交争的病理阶段。从中医理论分析，大承气汤苦寒攻下可过度耗伤阳气而致虚寒内盛（寒证），而 TNBS/乙醇复合灌肠引发的肠道炎症反应则属湿热壅滞（热证），两者相互作用形成“上热下寒”或“寒热互结”的病理状态。现代医学认为，该模型通过化学刺激（TNBS/乙醇）破坏肠道屏障并激活免疫炎症反应（热证表现），同时长期苦寒药物干预导致胃肠功能抑制及代谢紊乱（寒证表现），两者的叠加模拟了寒热错杂的免疫微环境失衡。

模型表现：在虚寒证诱导阶段（第 1～10d），模型动物初期表现为躁动不安，随后逐渐出现精神萎靡、毛发竖立松散、大便稀溏及体重增长迟缓，符合苦寒攻下耗伤阳气所致的虚寒证候。进入寒热错杂证构建阶段（第 11d 起），模型动物宏观上呈现寒热交织特征：虚寒表现以倦怠乏力、拱背蜷缩、食欲锐减为主，实热征象则表现为稀便中夹杂黏液或鲜血、结肠黏膜充血水肿；微观病理显示，DAI 评分、肠质量指数、结肠组织形态损伤评分较空白组升高，提示寒热互结导致肠道屏障损伤。实验室指标提示，模型动物血清中 TNF-α、IL-1β、IL-6 水平较空白组升高，IL-4、IL-10 水平较空白组降低；模型动物的

MDA与MPO水平均明显升高，SOD水平低于空白组或呈下降趋势。

2. 造模方法

采用“苦寒泻下诱导虚寒＋化学刺激诱发实热”的两阶段造模法。

第一阶段（虚寒证诱导）：连续10d给予大承气汤（10mL/kg）灌胃。大承气汤制备参照文献方法：取酒大黄12g、厚朴15g、炙枳实12g、芒硝9g，经两次煎煮浓缩至1g/mL（以大黄计），该方通过抑制胃肠蠕动及过度耗伤阳气建立虚寒基础。

第二阶段（寒热错杂证构建）：第11d起，模型组接受异氟烷麻醉后，经肛门插入聚乙烯管至结肠8cm处，灌入TNBS/乙醇混合液（体积比1∶1）。根据何朝等的研究，最优方案为模型1组：TNBS（70mg/kg）与50％乙醇混合液，灌肠后倒提5min确保药液保留。该阶段通过TNBS的免疫刺激与乙醇的化学损伤诱发肠道湿热证，与前期虚寒证形成寒热错杂状态。

3. 优缺点

（1）优点 ①通过中药干预与化学刺激的时序组合，较好地模拟了“寒热并存”的复杂病机；②TNBS剂量与乙醇浓度的梯度设计（70mg/kg＋50％乙醇）为模型优化提供量化依据；③符合“病证结合”研究需求，可同时观察结肠病理评分与寒热证候演变。

（2）缺点 ①大承气汤诱导虚寒证的分子机制尚未被完全阐明；②寒热证候的量化评价缺乏统一标准，多依赖宏观表征联合部分炎症指标；③造模周期长达21d（10d虚寒诱导＋11d UC造模），动物的死亡率较高。

4. 应用

该模型适用于研究清热温阳法治疗UC的作用机制，如乌梅丸等寒热并调方剂可通过调节Th17/Treg平衡，改善肠道免疫微环境。

三、基因工程模型

在20世纪90年代，研究者采用基因敲除或转基因技术建立特殊的基因缺陷模型，包括IL-2、IL-10或T细胞受体α链（TCRα）缺陷的三种敲除模型，这些模型被报道为第一类自发性结肠炎小鼠模型。通过基因工程技术建立的模型可用于研究特定的细胞因子、细胞因子受体、T细胞受体、抗原呈递细胞以及肠上皮细胞（IEC）在炎症性肠病免疫发病机制中的作用。迄今为止，文献中已报道了70多种基因工程品系小鼠可自发形成结直肠炎，用于IBD研究。基于基因构建策略可将工程小鼠细分为6类。近几年，工程类小鼠模型发展迅速，与其他各类小鼠模型的配套应用均有交叉，并可联合造模。因此，下文列举一部分基因工程小鼠模型。

（一）基因敲除类

1. 造模原理及模型表现

基因敲除是指采用基因工程的方法敲除动物的某种特定基因，由此产生的动物称为基因敲除动物。

基因敲除小鼠常见的模型表现一般包括体重下降、贫血、慢性腹泻、肠道出血及直肠脱垂，病变可累及全肠，部分动物可能出现脾肿大、严重自身免疫性溶血性贫血、淋巴结病等。用于研究 IBD 的基因敲除动物的病理改变与人类 IBD 相似，主要病理改变可能包括肠壁增厚、溃疡形成及隐窝脓肿，黏膜层和固有层有不同程度的炎症细胞浸润，杯状细胞数量改变，上皮细胞发育障碍；严重者肠道炎症可累及全肠或出现肠道坏死。另外，细胞因子表达改变也是炎症性肠病的明显特征，如黏膜和血清中的 TNF-γ、TNF-α、IL-1、IL-4 等细胞因子的表达量改变。

2. 造模方法

在体外构建一个与靶基因核苷酸序列相同但有部分序列缺失或插入的缺陷基因，以同源重组的方式将外源基因注射到胚胎干细胞中，使这些外源 DNA 片段在宿主体内可进行重组并取代靶基因，使靶基因失活，从而有效地抑制其产物的表达。

基因敲除动物可用于研究动物在该基因缺陷时的生理病理过程。目前研究的基因主要包括 IL-2/IL-2 受体基因敲除模型、IL-10 基因敲除模型、T 细胞受体（T cell receptor，TCR）基因敲除模型、肿瘤坏死因子-α（TNF-α）基因敲除模型、肠道三叶因子（ITF）基因敲除模型、抑制性 G 蛋白 α 亚基-2（Giα-2）基因敲除模型、多重耐药（MDR1）基因敲除模型等。

3. 应用

（1）用于研究 IBD 的发病机制　基因敲除动物多为自发性结肠炎，可用于研究 IBD 的发病机制，如以下几种模型。

① IL-2/IL-2 受体基因敲除模型。IL-2 是由激活的 T 细胞产生的细胞因子，在免疫及炎症反应中起重要作用。该基因被敲除后可引发炎症性肠病。

② IL-10 基因敲除模型。IL-10 由巨噬细胞、T 细胞、B 细胞、胸腺细胞、角质形成细胞产生，能抑制 Th1 细胞产生的细胞因子的合成和巨噬细胞的活化。

③ *TCR* 基因敲除模型。TCR 为所有 T 细胞表面的特征性标志，作用是识别抗原，以非共价键与 CD3 结合，形成 TCR-CD3 复合物。TCR 基因敲除可诱发慢性结肠炎。

④ TNF-α 末端非翻译区（UTR）基因敲除模型。TNF-α 是一种能够直接杀伤肿瘤细胞而对正常细胞无明显毒性的细胞因子。*TNF-α* 基因敲除可诱发肠道炎症，改变动物体内细胞因子水平。

⑤ *ITF* 基因敲除模型。ITF 由肠道杯状细胞分泌，能抵抗蛋白水解酶和极端 pH 对肠道的损伤，能保持黏膜的完整性，在黏膜损伤时有利于黏膜的重建。另外，ITF 可能通过抑制诱导型一氧化氮合酶而减轻肠道炎症反应。ITF 缺失会导致黏膜损伤后的修复功能遭到破坏，影响上皮再生。

（2）用于 IBD 的药物试验研究　如 *Giα-2* 基因敲除模型，病变部位的固有层可见 $CD4^+$ T 细胞和产 IgG 的 B 细胞增加，组织病理类似于人类 UC。*MDR1* 基因敲除模型，可用于研究口服肠道抗生素对抑制肠道炎症及疾病的发展。

4. 优缺点

（1）优点　可模拟人类 IBD，用于研究 IBD 的发病机制及治疗；可靠性高，重复性好，适用于药物筛选。

（2）缺点　繁殖力低下，易早期死亡。部分模型造模成功率低，如 *MDR1* 基因敲除模型，仅 25%左右的小鼠可发展为结肠炎。造模周期长，价格昂贵。

（二）转基因类

1. 造模原理及模型表现

转基因动物模型是指利用转基因技术将目的基因转移至动物的胚胎细胞中，使之稳定在特定的组织或器官中，或在胚胎发育过程中的特定时间表达的一类动物模型。该类模型可在胃、回肠、全结肠等部位出现自发炎症反应，病理上可见肠壁增厚，固有层出现单核细胞浸润、杯状细胞减少、隐窝脓肿形成及不同类型和数量的炎症细胞浸润，并伴有细胞因子水平的改变。

2. 造模方法

方法是将目的基因或基因组片段经体外加工、修饰，与可表达的载体连接后用显微注射的方法注入实验动物的受精卵或着床前胚胎细胞，然后将此受精卵或着床前胚胎细胞再植入受体动物的输卵管或子宫中，使其发育成携带有外源目的基因的转基因动物。

3. 应用

（1）用于研究特定基因的性质及其对机体的影响　如 *Il-7* 转基因模型。IL-7 与结肠上皮细胞（尤其是杯状细胞）密切相关，它对上皮细胞及上皮内和黏膜内的淋巴细胞的增殖和功能调节起重要作用。另外，信号转导和转录激活因子 4（STAT4）转基因小鼠模型可用于研究 IBD 相关细胞因子在肠道炎症发生过程中的作用，并通过 STAT4 活性评估炎症严重程度。

（2）研究 IBD 的相关治疗　如 *HLA-B27* 转基因模型，HLA-B27 是类风湿关节炎（RA）的标志性抗体，与人类强直性脊柱炎相关。将人类的 HLA-B27 和 $\beta 2$-微球蛋白编码基因转移到小鼠体内，可自发形成炎症性肠病模型，进而可以进行干预，如研究雌激素对该模型小鼠肠道炎症的影响。单纯疱疹病毒酪氨酸激酶转基因模型，将单纯疱疹病毒（HSV）的酪氨酸激酶基因与星形胶质细胞特异性胶质纤维酸性蛋白启动子相连接，转移到小鼠模型上，使小鼠发展为空肠-回肠炎，可用于研究肠道免疫系统中肠神经系统的作用。另外，该模型也被广泛用于研究肠道菌群对 IBD 的影响。

4. 优缺点

（1）优点　对了解疾病的根源或寻找基因治疗的靶点具有重大意义。转基因诱导的 IBD 动物模型基因表达明确，能够精确地研究特定基因与 IBD 的关系，进一步研究基因的生物学功能及表达调控机制。

（2）缺点　实验的成功率不够稳定。基因的整合是随机的，外源基因的插入可能会导致宿主基因的 DNA 序列重排、缺失、重复或易位。造模方法相对复杂，成本高且周期长。

（三）敲入类

1. 造模原理及模型表现

通过插入或替换目标基因所在的 DNA 序列，实现基因功能的激活或改变。该模型动物的肠道组织学检查显示肠道黏膜损伤、肠腺萎缩、炎症细胞浸润、溃疡等病理特征。

2. 造模方法

选择与 IBD 相关的特定基因，采用基因编辑工具，如 CRISPR-Cas9、TALEN 或 ZFN，设计适当的引导 RNA（gRNA）和修复模板工具用于敲入目标基因。从小鼠胚胎中提取干细胞，使用电转或脂质体转染等方法，将设计好的 gRNA、Cas9 表达载体及修复模板导入胚胎干细胞中。提取基因组 DNA，使用 PCR 方法检测是否成功插入目标基因，对 PCR 产物进行测序，确认目标基因是否正确敲入。将编辑过的胚胎干细胞注入小鼠囊胚中，将注射后的胚胎植入假孕母鼠子宫内，经过一定时间后，获得携带目的基因的子代小鼠。

3. 应用

目的基因通常与免疫反应、肠道屏障功能、炎症反应等相关。常见的目标基因包括 *Il-10*（抗炎细胞因子，与肠道免疫调节有关）、*Nod2*（参与肠道细菌识别，调节免疫反应）、*Tnf-α*（促炎细胞因子，与 IBD 的发病机制密切相关）。敲入模型可能导致肠道上皮细胞的完整性下降，增加肠道通透性，使内源性和外源性物质更易进入肠道。可用于研究 IBD 的发病机制、炎症因子、肠道菌群对 IBD 的免疫调节作用等。

4. 优缺点

(1) 优点　能够敲入外源 DNA，构建特定基因激活或改变的动物模型，有助于研究基因功能及其在疾病发生发展中的作用。

(2) 缺点　造模方法复杂，成功率的高低取决于受精卵和胚胎发育的时间，且造模周期长，成本高。

(四) 先天模式类

1. 造模原理及模型表现

IBD 先天模式类模型主要通过特定的遗传或基因缺陷模拟人类 IBD 的先天性特征。组织学检查可见肠道黏膜炎症细胞浸润（主要是淋巴细胞和巨噬细胞）、肠腔狭窄、黏膜溃疡、腺体萎缩等病理改变。

2. 造模方法

无需造模，由动物遗传或基因缺陷而自发发生。

3. 应用

常用的自发突变模型包括 SAMP1/Yit 和 C3H/HeJBir，两者均能产生慢性肠道炎症。C3H/HeJBir 小鼠一般在出生后 2～4 周出现黏液血便、体重下降、腹泻等表现，病变部位位于右半结肠，呈自发性和慢性发作，其组织病理学表现与人类 IBD 类似，可用于研究 IBD 的发病机制及治疗。另外，RUNX3 是一种参与胸腺发育和树突状细胞成熟的环境依赖性转录因子。*Runx3* 是 IBD 的易感基因，*Runx3* KO 小鼠会自发发生结肠炎，可用于研究 IBD 的免疫平衡相关机制。

4. 优缺点

(1) 优点　能在其生命周期内自发出现结肠炎，其症状和组织病理学表现类似于人类UC，是研究人类UC较为理想的实验模型。

（2）缺点　自发性动物模型所需的动物价格昂贵，发病所需时间长，标准化控制较困难，不能进行大规模实验，以及深入的药物筛选和药理研究。

（五）诱变剂诱导类

1. 造模原理及模型表现

用N-乙基-N-亚硝基脲（N-ethyl-N-nitrosourea）处理，对随机诱导基因突变的小鼠进行环境致敏的遗传筛选，发现化学诱导的突变小鼠会自发地发生回肠炎和结肠炎。患肠炎的动物主要表现为体重减轻，主要改变包括炎症细胞聚集、隐窝消失和肠道通透性增加。

2. 造模方法

使用环境致敏遗传筛选，由N-乙基-N-亚硝基脲诱导小鼠发生基因突变，给予小鼠对野生型动物无害的0.01g/mL DSS 7d，诱发超敏反应，使小鼠发生自发性结肠炎。

3. 应用

小鼠在被给予DSS后产生超敏反应。通过对小鼠的肠道基因进行测序，发现一小部分突变会导致自发性疾病。该方法可以识别IBD的候选基因，揭示疾病的发病机制，并提示潜在的治疗靶点。目前通过该模型已发现*Yipf6*和*Gimap5*是IBD的易感位点。YIPF6是一种与高尔基体区室相关的跨膜蛋白，该模型表明YIPF6在维持肠道稳态中发挥组织和器官特异性作用。而通过该方法筛选出的携带*Gimap5*突变的小鼠，其特征是淋巴细胞缺乏、B细胞功能缺陷，可用于研究免疫调节对IBD发病的影响。

4. 优缺点

（1）优点　有利于从大量的突变基因中筛选出IBD的相关基因，发现更多的IBD易感位点。

（2）缺点　需要进行环境致敏基因筛选，突变基因多样，造模方法较复杂，造模时间长，费用较高。

（六）显性失活类

1. 造模原理及模型表现

通过抑制基因功能阻断相关信号通路，并导致相应的生理功能紊乱，使小鼠发生自发性肠炎。建模成功后，小鼠主要表现为消瘦、腹泻，病理改变包括肠道炎症细胞浸润、隐窝变形和脓肿，以及隐窝基底部浅表变薄和代偿性增生。

2. 造模方法

构建能选择性阻断目的基因的质粒，纯化后注射到小鼠受精卵中，建立显性基因失活的小鼠模型，多代遗传，用 PCR 鉴定模型的成功建立。

3. 应用

该模型可用于研究特定基因与 IBD 发病机制的关系。如通过 CD_4^- TGF-βRⅡDn 模型，发现 TGF-β 在调节 T 细胞稳态和抑制许多器官的免疫炎症中的重要作用，且 TGF-β 是体内 T 细胞的重要抗分化因子，为研究 T 细胞中不存在 TGF-β 信号传导的情况下各种免疫反应的调节提供了良好的模型。

4. 优缺点

（1）优点　不需要进行基因敲除，只需阻断靶细胞的特定目的基因表达。其可控性强、重复性高，是遗传学上用于研究基因功能的经典手段之一。

（2）缺点　造模方法复杂，耗时长，费用高。

四、细菌诱导模型

（一）大肠埃希菌诱导

1. 造模原理及模型表现

大肠埃希菌（*E. coli*）是一种革兰氏阴性菌，在宿主免疫功能正常时，能与宿主和谐共存；但当机体的免疫功能发生异常时，可能会导致腹泻、发热和肠炎等。大肠埃希菌通过其细胞壁成分（如脂多糖）和其他外源性物质激活宿主免疫系统，引发局部的炎症反应，此过程涉及免疫细胞的募集和炎症因子的释放。模型动物的结肠组织通常显示出明显的炎症细胞浸润，累及结肠黏膜层和黏膜下层，并呈现溃疡形成、肠道上皮损伤、肠道屏障功能下降、肠道通透性增加和腺体萎缩等病理特征。

2. 造模方法

选择与人类 IBD 相关的致病性大肠埃希菌（如特定的黏附性大肠埃希菌或肠侵袭性大肠埃希菌），在 37℃的条件下，于培养基中（如 LB 培养基）培养 18～24h，以获得对数生长期的细菌。离心或过滤收集细菌，用生理盐水或缓冲液（如 PBS）将其稀释至所需浓度（通常为 10^8～10^9CFU/mL）。一种方法是通过灌胃管将稀释后的细菌溶液直接给予实验动物，这可以有效使细菌接触到肠道。另一种方法则更为直接，即使用直肠灌注的方法将细菌直接注入结肠，以模拟更局部的肠道炎症。

3. 应用

利用大肠埃希菌合并免疫因子敲除建立细菌诱导类IBD模型，可用于探索肠道共生菌对肠道黏膜免疫的调节作用机制。该模型的炎症反应、上皮损伤等病理改变与人类IBD类似，可用于研究IBD的免疫调节药物疗法以及其他药物的治疗效果。作为IBD的潜在致病因子之一，大肠埃希菌可以诱导肠道菌群失衡和免疫激活，从而模拟IBD的某些发病机制。

4. 优缺点

（1）优点　该模型设计相对简单，重复性高，具有较好的可操作性。其与免疫调节密切相关，有助于研究IBD的免疫学机制，特别是细菌与宿主免疫系统相互作用的过程。

（2）缺点　该模型通常集中于结肠的炎症，而IBD患者肠道的病变范围不同，程度差异较大。该模型的发病机制较人类IBD更简单，通常由大肠埃希菌诱发炎症，而人类IBD可能涉及多种菌群的失衡。

（二）幽门螺杆菌诱导

1. 造模原理及模型表现

幽门螺杆菌（*H. pylori*）的毒力因子（如CagA、VacA）可以诱导宿主的免疫反应和炎症。*H. pylori* 通过口腔摄入，大量定植于胃黏膜表面，其感染同时会影响小肠和结肠。通过影响肠道微生物组的平衡，改变其组成，导致有益菌数量减少及有害菌增殖，可能导致肠道的炎症反应，促使IBD的发生。通常在感染后一定时间内，可观察到动物胃和肠道有不同程度的炎症细胞浸润；免疫缺陷小鼠感染后可出现大肠疾病和直肠脱垂。

2. 造模方法

在适宜的培养基中培养标准 *H. pylori* 菌株，以获得活性细菌。将 *H. pylori* 菌株培养24h后，收集菌体并用生理盐水或适当的缓冲液稀释至所需浓度，通常为10^8～10^9 CFU/mL。将 *H. pylori* 菌液通过口饲或饮水的方式给予动物，连续给予3～7d，以确保细菌的有效感染。对于需要更高感染率的研究，可以采用灌胃法或腹腔注射 *H. pylori* 菌液。

3. 应用

幽门螺杆菌与IBD关系密切，其可导致肠道的菌群紊乱和免疫激活，用于研究免疫调节、肠道微生物与IBD发病机制的关系。

4. 优缺点

（1）优点　该模型有助于研究 *H. pylori* 在 IBD 发展中的作用机制，特别是其如何通过影响免疫反应和肠道微生物群来促进炎症。

（2）缺点　*H. pylori* 感染过程复杂，感染剂量、持续时间、动物健康状态等可能影响模型的成功建立和实验结果。造模所需时间长，成本较高。

五、细胞移植性动物模型

（一）造模原理

细胞移植模型通过将特定免疫细胞（如 $CD4^+CD45RB^{high}$ T 细胞）移植到免疫缺陷动物（如 SCID 或 $Rag^{-/-}$ 小鼠）体内，诱导肠道慢性炎症反应。这种模型模拟了 IBD 中 T 细胞介导的免疫失调，尤其是 Th1 细胞和 Th17 细胞的过度活化以及 Treg 细胞功能的缺失，从而导致肠道黏膜炎症和屏障功能破坏。

（二）模型表现

动物模型主要表现为腹泻、体重减轻、结肠缩短、黏膜溃疡、隐窝结构破坏及炎症细胞浸润（如中性粒细胞、巨噬细胞和淋巴细胞）。Th1 细胞和 Th17 细胞产生的细胞因子（如 IFN-γ、IL-17）水平显著升高，同时 Treg 细胞功能受损，导致免疫稳态失调和肠道菌群失衡。

（三）造模方法

1. 供体 T 细胞分离

野生型小鼠（BALB/c 或 C57BL/6）作为 T 细胞供体。安乐死供体小鼠，无菌取出脾脏，研磨后过 70μm 细胞筛。使用红细胞裂解液（如 ACK 裂解液）去除红细胞，用 PBS 洗涤 3 次。

可用磁珠分选法或流式分选法进行 $CD4^+$ T 细胞分选

（1）磁珠分选法　用抗 CD4 磁珠标记脾细胞，通过磁柱分选 $CD4^+$ T 细胞（纯度>90%）。

（2）流式分选法（更高纯度）　使用抗 CD4 和抗 CD45RB 抗体标记细胞，分选出 $CD4^+CD45RB^{high}$ 效应 T 细胞和 $CD4^+CD45RB^{low}$ Treg 细胞亚群。

2. 细胞移植

将分选后的 $CD4^+CD45RB^{high}$ 细胞重悬于无菌 PBS，通过尾静脉注射至受体小鼠体内。受体小鼠主要为免疫缺陷小鼠（如 SCID 小鼠、*Rag1/2*$^{-/-}$小鼠或 *Il-2rγ*$^{-/-}$小鼠），移植前可进行辐照。每只小鼠注射 $4\times10^5\sim5\times10^5$ 个细胞。移植后 4～8 周可出现典型 IBD 症状。

（四）应用

1. 研究免疫细胞在 IBD 中的作用

通过移植特定的免疫细胞，如 T 细胞、B 细胞、巨噬细胞等，可以研究这些细胞在 IBD 发病过程中的具体作用和机制。例如，移植 $CD4^+CD25^-CD45RB^{high}$ T 细胞到免疫缺陷小鼠体内，能够诱导出类似克罗恩病的慢性肠炎，通过观察 T 细胞在肠道内的增殖、分化以及分泌的细胞因子等，深入了解其在 IBD 中的致病性。

2. 筛选和评估治疗 IBD 的药物

该模型可用于筛选和评估潜在的治疗 IBD 药物的疗效。将不同药物或化合物给予移植了免疫细胞并出现 IBD 症状的动物模型，观察其对肠道炎症的缓解程度，如减轻肠道黏膜损伤、减少炎症细胞浸润、降低细胞因子水平等，从而筛选出有效的治疗药物，并对其作用机制进行初步探讨。

3. 研究免疫调节机制

利用细胞移植动物模型可以研究 IBD 中的免疫调节机制，例如 Treg 细胞在抑制自身反应性 T 细胞激活、维持肠道免疫自稳态方面的作用。通过移植 Treg 细胞或研究其在模型中的功能变化，探索如何通过调节免疫细胞之间的相互作用来控制 IBD 的炎症反应，为开发基于免疫调节的治疗方法提供理论依据。

4. 探索 IBD 的发病机制

细胞移植动物模型能够模拟 IBD 的局部炎症反应，有助于进一步探索 IBD 的发病机制。例如，研究移植的免疫细胞如何识别肠道抗原、激活免疫反应，以及细胞因子和趋化因子在炎症发生和发展中的作用，从而更全面地了解 IBD 的免疫病理过程，为疾病的预防和治疗提供新的思路和靶点。

（五）优缺点

1. 优点

（1）模拟人类 IBD 特征　该模型能够较好地模拟人类 IBD 的某些特征，如肠道炎症、黏膜损伤、炎症细胞浸润等，其病理学表现在一定程度上与人类 IBD 的病变特征相似，因此对于研究 IBD 的发病机制和筛选治疗药物具有较高的参考价值。

（2）研究特定免疫细胞功能　通过移植特定的免疫细胞，可以有针对性地研究这些细胞在 IBD 中的功能和作用机制，有助于深入了解 IBD 的免疫病理过程，为开发针对性的免疫治疗策略提供依据。

（3）可操作性强　细胞移植技术相对成熟，操作过程较为简便，且可以根据研究需要选择不同来源和类型的免疫细胞进行移植，具有较强的灵活性和可操作性。

（4）适用于多种研究目的　不仅可以用于研究 IBD 的发病机制和筛选治疗药物，还可以用于研究免疫调节机制、细胞间相互作用以及肠道微生态与免疫系统之间的关系等，具有广泛的应用前景。

2. 缺点

（1）模型复杂性　IBD 的发病机制复杂，涉及多种因素和细胞类型的相互作用，细胞移植型动物模型虽然能够模拟部分特征，但难以完全再现人类 IBD 的复杂病理过程，可能存在一定的局限性。

（2）个体差异　不同供体来源的免疫细胞可能存在个体差异，这可能导致模型的稳定性和重复性受到影响，需要在实验设计和结果分析时加以考虑和控制。

（3）长期观察受限　一些 IBD 的病理变化和治疗效果可能需要较长时间的观察才能显现，而细胞移植型动物模型在长期观察方面可能存在一定的困难，如动物的生存率、模型的稳定性等，这些因素可能对研究的深入性和全面性产生影响。

六、体内造模的影响因素

（一）动物和造模药物的影响

正常饲养的 6～8 周龄大鼠体重达 180～220g，10 周龄后体重达 400g，趋于稳定。选用体重 180～220g 的 SD 大鼠，该时期肠道对 TNBS 的敏感性较强。灌肠后 3d 即可出现典型的溃疡性结肠炎症状，节省造模时间。对于 TNBS 的灌肠浓度也进行改进，予以 5% TNBS＋50%乙醇（2∶1 体积比混合）混合液灌肠 1 次即可，造模效率高，症状典型，造模时间短。

（二）造模操作的影响

灌肠操作中 TNBS 灌肠的传统器材为硅胶管，灌肠过程中，灌肠液容易溢出，且灌液后拔出时，易带出液体，影响造模效果及模型的稳定性；操作过程中，选用较硬的塑料管，用石蜡油润滑，便于插入肠道，灌液后，提尾倒置3min，并采取头低脚高位，使药液充分留在肠道内，使得模型稳定性高。

（三）造模时间的影响

大鼠禁食24h后仍可能有粪便堆积于结肠处，可将禁食时间延长至36h，则结肠处粪便排空比较完全，造模时大鼠粪便明显较少，药液流出减少。

（古从伟，裴天仙，温昌琳，李俊峰）

第二节　体外造模方法

尽管目前已有多种体内动物模型用于模拟IBD，但这些动物模型仍然不能完美复现IBD的复杂环境。此外，由于动物模型与人类之间存在广泛的物种差异，在动物水平上的有效缓解是否能在人体内取得成功仍难以预测。鉴于体内动物模型研究IBD的病理生理学及筛选新药的局限性，建立体外模型来研究IBD治疗机理与疗效是一种颇具潜力的方法。利用这些体外模型，有助于深入研究正常和病理情况下胃肠生理、肠上皮功能、宿主-微生物群相互作用、药物吸收以及细胞间共培养等方面的关系。此外，体外IBD模型通常是体内动物模型的前一阶段，经济成本低，便于进行高通量药物筛选，在细胞和分子水平揭示IBD治疗机制。体外模型的主要应用与第一节动物体内造模方法相似，因此不再赘述。

一、 IBD研究中的细胞培养法

（一）造模方法

1. 脂多糖（LPS）造模法

（1）造模原理及模型表现　脂多糖常被用于构建体外IBD模型，主要是因为：脂多糖是革兰氏阴性菌的细胞壁成分，可激活宿主免疫系统的重要受体TLR4；模拟肠道菌群的异常激活；可引发肠上皮细胞和免疫细胞的炎症反应；能诱导肠道屏障功能的损伤。脂多糖通过结合肠道上皮细胞和免疫细胞表面的TLR4受体，引发细胞内的信号转导（如NF-κB和MAPK途径），激活促炎性细胞因子的释放（如IL-1β、TNF-α、IL-6等），导致炎症反应。根据细胞种类不同，脂多糖模型主要表现为：肠道上皮细胞损伤，紧密连接蛋白表达降低，胞内 ROS 水平上升；激活巨噬细胞、中性粒细胞和 T 细胞等免疫细胞，胞内 ROS 水平上升，促炎性细胞因子分泌水平提高。

（2）造模方法　Caco-2 细胞或 NCM-460 细胞在补充有 20% 胎牛血清（FBS）、1%非必需氨基酸（100×）和 1%青霉素-链霉素混合物（10000U/mL 青霉素＋10000μg/mL 链霉素）的 DMEM 培养基中培养。每周对在 75cm^2 的培养瓶中生长的细胞进行胰蛋白酶消化，并且从培养的第 3d 起每天更换培养基，在 37℃、含 5% CO_2、湿度 95%的培养箱中进行培养。使用 24、12 或 6 孔塑料培养皿，并分别以 2.5×10^4、5×10^4 和 1×10^5 个细胞/孔的密度接种细胞。将细胞用 1ng/mL LPS 处理 24h 以构建体外 IBD 模型。

（3）优缺点

① 优点　a. 脂多糖可以有效激活免疫反应，模拟 IBD 的炎症特点，尤其是在肠上皮细胞中；b. 实验设计简单；c. 高效诱导：脂多糖能够快速且高效地引发炎症反应，适用于筛选抗炎或保护肠道的药物。

② 缺点　a. 免疫激活机制单一：脂多糖诱导的 IBD 模型主要依赖于免疫反应，而 IBD 的发病机制复杂，可能存在其他重要的因素（如微生物、遗传易感性等），脂多糖模型无法全面模拟；b. 肠道微生物的缺失：脂多糖诱导的体外模型未能涵盖肠道微生物在 IBD 中的作用，无法真实再现肠道微生物群落的变化；c. 模型的局限性：脂多糖在体外环境下适用于急性期 IBD 的研究，但对于慢性 IBD 的研究可能不完全适用。

2. 细胞因子造模

（1）造模原理及模型表现　使用细胞因子构建体外 IBD 模型主要基于细胞因子在 IBD 病理中的关键作用。细胞因子（如 TNF-α、IL-1β、IL-6 等）能够激活免疫细胞和炎症信号通路，如 NF-κB、MAPK 通路，进而诱导促炎细胞因子的分泌并破坏肠道屏障功能，增加肠道通透性，模拟 IBD 中的炎症反应。通过添加细胞因子，可以在体外环境中构建一个稳定的炎症模型，研究细胞因子对肠道上皮细胞、免疫细胞及肠道屏障的影响。这些细胞因子会激活免疫反应，促使免疫细胞活化、增殖，并导致肠道细胞损伤和凋亡，从而反映 IBD 的慢性炎症过程。

（2）造模方法　Caco-2 细胞接种于含 20%胎牛血清、1%青霉素-链霉素双抗溶液的 MEM（或 DMEM）培养基，置于 37℃、5% CO_2、95%湿度培养箱中培养，细胞平均每 2d 换液 1 次。待细胞生长密度达到 70%～80%时，用 1mL 胰酶消化 4min，用培养基终止消化，吹打细胞，收集。一般 3～5d 即可传代 1 次，细胞代数控制在 15～20 代之间。取对数生长期的 Caco-2 细胞分别

以 10^4 个/孔接种于 96 孔板，每孔接种体积 100μL，以构建肠上皮细胞屏障模型。将细胞置于 100μg/L TNF-α 条件下孵育 24h，可建立 TNF-α 诱导的体外 IBD 模型。利用相似方法可构建由其他细胞因子诱导的体外 IBD 模型。

（3）优缺点

① 优点　a. 模拟炎症反应：细胞因子能够直接激活免疫系统中的重要信号通路，如 NF-κB、MAPK 等，精确模拟 IBD 中的炎症反应；b. 简便易操作：通过简单的细胞因子添加，能够在体外快速诱导炎症反应，适用于高通量筛选；c. 研究细胞因子的作用：有助于深入理解细胞因子在 IBD 中的作用，尤其是它们在免疫细胞激活、肠道屏障损伤中的角色。

② 缺点　a. 缺乏复杂微环境：该模型无法完全模拟肠道微生物群和免疫细胞的相互作用，限制了其对 IBD 全貌的模拟能力；b. 单一因子刺激：只依赖单一细胞因子的刺激可能不能充分反映 IBD 中多种免疫反应的综合作用；c. 与体内环境的差异：体外模型中的细胞因子浓度和作用时间可能与体内实际情况存在差异，导致模型的局限性。

3. 其他造模方法

由于炎症部位 ROS 浓度高，且 ROS 广泛参与炎症相关细胞信号通路。因此，利用外源性 ROS（如常见的 H_2O_2）处理肠道细胞，提升细胞内 ROS 水平并激活炎症相关信号通路，提高促炎性细胞因子的分泌水平。其造模方法为使用含 100μmol/L～1mmol/L H_2O_2 的培养基孵育细胞。孵育一定时间后，可通过流式细胞术和激光共聚焦显微镜等技术研究胞内 ROS 水平，以及通过 ELISA 等方法检测促炎性细胞因子的表达水平。该方法可模拟炎症微环境的高 ROS 特点，且实验成本低，但主要缺点是不能完全模拟 IBD 中的复杂微环境、H_2O_2 浓度难以精确控制、ROS 诱导的信号通路非特异性等。

（二）IBD 造模相关细胞系

1. 用于研究 IBD 的肠道细胞

肠上皮细胞是人类小肠上皮的主要细胞群，占所有上皮细胞的 80%以上。除了它们的代谢、吸收和屏障功能之外，肠上皮细胞被认为是表达细胞因子和与免疫功能相关的其他蛋白质的辅助免疫细胞。杯状细胞是分泌黏蛋白以形成厚黏液层的特化细胞，该黏液层充当屏障并限制肠上皮细胞与管腔内容物的相互作用。杯状细胞通过分泌抗微生物蛋白、细胞因子和趋化因子参与先天免疫。杯状细胞可以摄取管腔抗原并将其呈递给底层 APC，引发适应性免疫反应。潘氏细胞是位于肠隐窝底部的分泌细胞。它们分泌抗微生物、免疫系统刺激和营养分子，以及细胞因子，如 IL-17 A 和 TNF-α。潘氏细胞通过信号转导作用于肠道干细胞，促进肠上皮细胞的增殖和分化。此外，潘氏细胞对炎症作出反应，并通过获得干细胞样特性来促进组织再生。

肠道中的免疫细胞可分为两类：①非特异性免疫细胞，包括粒细胞、单核细胞、巨噬细胞和树突状细胞等；②特异性免疫细胞，如 B 细胞、T 细胞和 NK 细胞等。这些免疫细胞协同介导肠道炎症。粒细胞，包括嗜酸性粒细胞、嗜碱性粒细胞和中性粒细胞，以及肥大细胞，共同通过消除入侵微生物、释放可溶性因子、增加组织通透性，以及使吞噬细胞成熟维持肠道稳态。在 IBD 病理条件下，上述免疫细胞过度募集与黏膜损伤有关。巨噬细胞是一种 APC，分泌不同的细胞因子，如 TNF-α、IL-1β、IL-6、IL-23 等。巨噬细胞还通过吞噬能力参与微生物清除。树突状细胞是另一种类型的 APC，是第一批与外来颗粒接触的免疫细胞之一，在形成免疫反应中起着关键作用。它们向 naïve T 细胞呈递抗原，驱动 T 细胞的活化、增殖和分化。T 淋巴细胞从外周淋巴器官迁移到肠相关淋巴组织（GALT）或滤泡相关上皮（FAE），在那里它们被称为上皮内淋巴细胞。T 细胞阻止病原体侵袭，调节免疫反应和组织损伤。B 细胞也可以存在于 GALT 和 FAE 中，并通过产生免疫球蛋白和免疫调节细胞因子（如 IL-10）来调节免疫反应。NK 细胞也存在于 GALT 中，并因其细胞溶解活性而参与黏膜先天免疫。

2. 细胞来源

细胞系很容易获得，具有成本效益，易于使用，并且绕过了许多伦理问题。它们的可重复性和几乎无限的寿命也经常被认为是主要优势。然而，这些也引起了一些担忧：由于基因操纵，它们变得容易改变其表型、功能和对刺激的反应，所有这些都可能通过连续传代而加剧，导致实验室内和实验室间的变异性。关于肠道炎症，这种情况下缺乏代表细胞多样性的细胞系，阻碍了基于细胞的综合体外模型的重建。Caco-2 和 HT29-MTX 是体外肠道模型中最常用的细胞系，分别用于模拟肠细胞和杯状细胞。

（1）Caco-2 细胞　Caco-2 是人类结直肠癌细胞。在体外培养时，Caco-2 细胞会形成极性化单层，具有明显的顶膜和基底外侧膜结构域，并建立完善的紧密连接。Caco-2 细胞能够响应 IL-1β、TNF-α 等细胞因子。例如，TNF-α 可以通过激活 NF-κB 增加 Caco-2 单分子层的通透性。

（2）HT29-MTX 细胞　HT29-MTX 细胞分泌的生长因子（血小板衍生生长因子 AA、TGF-β）、促炎细胞因子（TNF-α、IL-1β、IL-6）、免疫调节细胞因子（IL-3、G-粒细胞集落刺激因子和 GM-粒细胞集落刺激因子）和趋化因子（fractalkine、IL-8、单核细胞趋化蛋白-1）的水平与体内发现的水平相似。为改善 Caco-2 细胞产生黏液不足而屏障功能较弱的缺点，HT29-MTX 常与 Caco-2 共培养。

（3）THP-1 细胞　THP-1 细胞可以通过佛波醇 12-十四酸酯 13-乙酸酯（PMA）刺激分化为巨噬细胞，但关于 PMA 刺激条件的描述缺乏一致性。PMA 的浓度范围为 10～60ng/mL，持续时间为 4～65h，导致实验结果的差异。当 THP-1 细胞暴露于较长时间和/或较高浓度的 PMA 时，可能会引发更强的免疫反应。建立标准化培养条件对于避免实验室间的差异和确保细胞功能的可重复性至关重要。

（4）Raji B 细胞　Raji B 细胞是一种可促进 Caco-2 细胞向 M 样细胞分化的 B 淋巴细胞系。将 Caco-2 细胞接种在细胞培养插片的基侧，将 Raji B 细胞接种在顶侧，成功建立了 M 细胞模型，形成了含有淋巴细胞和 M 样细胞的上皮单层。此外，研究发现通过将 Caco-2 细胞接种在插片的顶侧，并将插片反转，在专门设计的储液池中接种 Raji B 细胞，可提高 M 细胞转化率。

（5）成体干细胞（ASCs）　肠 ASCs 是位于肠隐窝底部的上皮细胞，可以保留其起源位置的各种特征以及任何遗传或表观遗传改变。这对于使用 IBD 患者来源的细胞模型尤其重要，因为这些细胞可能在体外模拟疾病特异性环境方面具有优势。这些细胞可以从手术切除或活检样本中分离出来，并进一步培养成整个肠隐窝或单个干细胞。由于传统的 2D 培养通常会导致干性的快速丧失，因此大多数研究使用 ASCs 来获得具有复杂 3D 细胞组织结构的肠道类器官。

MatTek 公司销售的 3D 人体组织模型是由单一供体的原代人肠道干细胞获得的，并在气液界面中生长。该模型将不同的上皮细胞-肠细胞、潘氏细胞、M 细胞、簇状细胞和干细胞-纳入极化上皮，包括功能性紧密连接和刷状缘，并已用于暴露于促炎细胞因子后的肠道炎症研究。

（6）多能干细胞　多能干细胞（PSCs）可以来自胚胎，也可以通过体细胞重编程获得。与成体干细胞不同，PSCs 可用于衍生基质细胞和免疫细胞。来源于 PSCs 的类器官除了上皮细胞外，还能自发产生间充质细胞，从而能够进行更复杂的研究。PSCs 衍生的细胞可以产生具有适当细胞身份和收缩性的组织工程小肠。利用人类胚胎干细胞系开发的人类肠道类器官模型能连续传代 13 代，结构稳定，包括肠干细胞龛、肠细胞、杯状细胞和肠内分泌细胞。利用 iPSCs 在器官芯片装置中也能获得功能性肠上皮组织。

尽管 PSC 技术是精准医疗的有力工具，但由于分化方案非常复杂，涉及多个高度特异性的步骤，标准化程度不高，因此 PSC 技术仍然面临严重的技术限制。这导致培养物之间的异质性，并导致过早的 pheo 型，与成体干细胞衍生模型相比，显示出更多的胚胎和胎儿特征。获得患者来源的 PSCs 所需时间较长也是一个缺点，可能会阻碍这种方法向临床转化。

（7）原代免疫细胞　许多肠道体外模型纳入了原代免疫细胞亚群，包括淋巴细胞、单核巨噬细胞、树突状细胞和中性粒细胞。

二、 IBD研究中的类器官培养

类器官技术在IBD研究中的应用快速发展，它为理解IBD的病理生理机制、药物筛选和个体化治疗提供了一个强有力的工具。类器官在IBD研究中的一些关键应用包括如下几方面。

（1）疾病模型构建　类器官技术能够从IBD模型动物的肠道干细胞中培养出具有3D结构的肠道组织，这些组织不仅能够模拟肠道的细胞组成和功能，还能展现出肠道组织损伤后的再生能力。这种模型能够高度模拟干细胞的分化潜能。

（2）药物筛选和疗效评估　类器官因其与来源患者的遗传和功能相似性，被用于高通量药物筛选，以鉴定对肠道类器官生长和分化有影响的化合物。这种方法有助于在早期药物开发阶段提供更多的转化数据，从而提高抗癌药物开发的成功率，并降低药物损耗率。

（3）研究IBD慢性并发症　类器官培养技术可以建立IBD慢性并发症（如肠道纤维化、癌变）的体外模型，为这些并发症的机制研究和治疗药物筛选提供新的途径。

（4）肠黏膜损伤和修复　类器官与免疫细胞或细胞因子共培养，有助于揭示肠上皮细胞（IEC）的损伤和修复机制，为IBD治疗提供新的干预靶点。

（5）IBD与肠道微生态的研究　类器官可用于研究肠道微生物与肠道上皮之间的相互作用，有助于阐明IBD固有免疫失调与肠道微生态的关系，并探索用于治疗IBD的肠道益生菌的作用机制。

（6）遗传学研究　类器官为IBD中的遗传-表型关系研究提供了遗传稳定的实验材料，有助于探索IBD中的遗传学机制。

（7）治疗研究　类器官可用于评估药物对体外IBD模型中IEC修复的治疗效果，实现个体化治疗。此外，类器官移植可能为IBD模型动物提供新的治疗选择。尽管类器官技术在IBD研究中展现出巨大的潜力，但也存在一些局限性，例如类器官的构成相对简单，缺乏免疫细胞、神经细胞和血管组织，不能完全模拟体内肠上皮及其微环境。因此，未来的研究需要进一步优化类器官模型，以更好地模拟IBD的复杂性，并推动这一领域的发展。

（一）类器官的发展

类器官（organoids）是指利用成体干细胞或多能干细胞进行体外三维（3D）培养而形成的具有一定空间结构的组织类似物。其与对应的器官拥有高度相似的组织学特征，并能重现该器官的生理功能，因此也被称为“微型器官（mini-organ）”。类器官技术是在干细胞培养技术日趋丰富的背景下，将干细胞的自组装特性引入细胞三维培养，进而产生的一种新型组织器官体外培养技术。根据细胞来源的不同，类器官主要分为成体干细胞（adult stem cell，ASC）和多能干细胞（pluripotent stem cell，PSC）来源的类器官，而PSC又分为胚胎干细胞（embryonic stem cell，ESC）和诱导多能干细胞（induced pluripotent stem cell，iPSC）。

2009年，荷兰科学家团队首次成功将小鼠 $Lgr5^+$ 成体干细胞在体外培养成小肠的隐窝和绒毛结构，正式开启了这一技术领域。十多年来，类器官技术快速发展，在疾病模型构建、基础研究、药物研发、精准医疗、再生医学等生物医药领域展现出可观的前景。

1. 肠道类器官

肠道类器官是由肠道黏膜组织中的上皮干细胞或多能干细胞通过体外诱导分化而来的与肠道黏膜组织具有相似细胞成分、组织结构及功能的微小活组织类器官。

2009年，荷兰科学家团队首次成功将小鼠 $Lgr5^+$ 成体干细胞在体外培养成为小肠的隐窝和绒毛结构，证实其具有和机体内肠道高度相似的生理功能、遗传稳定性及可自我更新等特点。2010年，美国科学家首次在实验室中将多能干细胞分化成了功能性的人体肠道组织，包含肠道所有的主要细胞，包括肠上皮细胞、潘氏细胞、肠内分泌细胞。同时该肠道组织具有正常肠组织的吸收和分泌功能，并能形成肠特异性干细胞。2011年，荷兰科学家团队成功利用人成体干细胞构建了结直肠类器官模型，并且证实了表达EPHB2的细胞在体外能扩增为未分化且具有多潜能的细胞群。上述研究构建的肠道类器官体系目前已被广泛应用于包括IBD、消化道肿瘤等胃肠道疾病的研究中。

2. 肠道类器官培养

肠道类器官培养基可以实现体外模拟肠道黏膜组织细胞生长所需的微环境，既能诱导肠道干细胞和多能干细胞分化为各种类型的肠道上皮细胞，同时也能够继续维持肠道干细胞和多能干细胞的多能性，从而实现体外肠道类器官的长期存活。

（1）多能干细胞来源的肠道类器官培养 多能干细胞来源的肠道类器官构建，本质是体外模拟肠道发育的过程。消化道来源于定形内胚层，因此构建多能干细胞来源的消化道类器官，首先要诱导分化出定形内胚层。内胚层经过特化形成前肠、中肠和后肠，其中后肠发育为消化系统中的肠道。在体外培养中，多能干细胞首先经过 Activin A 诱导形成定形内胚层，FGF4 和 Wnt3a 信号进一步促进内胚层向后肠进行特化。后肠类球体脱离后进入培养基，将其收集并包裹至基质胶（Matrigel）中，进行三维培养，最终可发育成肠道类器官。这一过程需要 EGF、Noggin 以及 R-spondin1 等细胞因子的参与。

（2）成体干细胞来源的肠道类器官培养 成体干细胞来源的肠道类器官构建，本质是模拟正常生理情况下，肠道上皮自我更新的过程，通过肠道干细胞的增殖和分化实现体外肠道类器官的培养。其培养基中主要包含维持肠道干细胞微环境的各种细胞因子和小分子等成分，Wnt、Notch、EGF、Hoppo 和 BMP 信号已被证明对肠上皮的稳态维持十分重要，因此通常在培养基中添加 Wnt3a、EGF、Noggin、R-spondin1、A8301、SB202190（p38 抑制剂）、nicotinamide 等组分可实现肠道类器官的培养，并且通过调整培养基中生长因子或小分子等成分的种类和浓度，可诱导其定向分化成熟。

3. 肠道类器官的鉴定

目前，类器官的鉴定主要是利用组织学和细胞分子生物学等方法确定其与来源组织的一致性。

组织学鉴定主要包括类器官的整体形态、细胞组成结构和标志性蛋白的鉴定。以未成熟分化的干细胞和祖细胞为主的肠道类器官，一般呈空泡状；趋向成熟分化的肠道类器官整体表现为出芽结构，经典的绒毛-隐窝结构被认为是小肠类器官成功构建的标志。肠道类器官构建成功后，也可以通过制备冰冻切片进行苏木精-伊红染色（HE）以及免疫荧光标志物检测成功与否的鉴定。肠上皮源性标志物有 CK20、CDX2、MUC2 和 TFF3。SMA 作为肌源性指标内部参照，上皮细胞几乎不表达 SMA。

细胞与分子生物学鉴定主要包括基因组和转录组水平上的分析，其检测结果应与来源组织保持一致。常用的检测方法包括全外显子组测序、转录组测序以及单细胞转录组测序，其中单细胞转录组测序结果可以进一步明确肠道中各类细胞标志物的表达。

（二）类器官技术在 IBD 模型构建中的应用

用于 IBD 研究的类器官模型通常有两类构建方案：一是采集 IBD 患者或 IBD 动物模型的肠道组织进行体外培养；二是利用正常的肠道类器官，通过体外模拟 IBD 特异性微环境来构建具有 IBD 特征的类器官模型。

1. 基于 IBD 患者组织来源的 IBD 类器官模型构建

已有研究表明，利用 IBD 患者的患病组织构建的类器官，不仅保留了患者特有的病理特征，还能在体外环境中展现出与体内相似的炎症反应。与健康对照组相比，IBD 类器官表现出明显的形态学和炎症改变，如器官形态的缩小、出芽形成能力的下降以及炎症因子分泌的增加；同时紧密连接蛋白、黏附连接蛋白和桥粒蛋白的表达均有明显降低，提示患者来源的 IBD 类器官模型保留了肠道上皮屏障受损的特征。组学分析结果也显示，患者来源的 IBD 类器官保留着与来源组织高度一致的基因表达谱。

2. 基于 IBD 动物模型的类器官模型构建

目前有多种 IBD 小鼠模型可供使用，包括化学诱导、自发突变、微生物诱发以及基因工程等建立的 IBD 小鼠模型。不同的小鼠模型有各自的特点，在组织学、发病部位等方面呈现不同的 IBD 特征。例如，DSS 诱导的模型是目前应用最为广泛的 UC 模型之一，其临床表现、病变部位、病理学表现与人类 UC 相似，也常用来构建体外类器官模型。在临床患者中，*IL-10* 是 IBD 关键易感基因之一，其功能缺陷是 UC 发病的核心机制。*Il-10* 基因敲除小鼠是 IBD 研究中最常用的遗传模型之一。使用 *Il-10* 基因敲除小鼠的肠道组织构建的肠炎类器官能模拟人类 *IL-10* 基因缺陷的病理特征。

3. 基于正常类器官模型与 IBD 关键微环境因素的相互作用

目前，常用的构建方式有两种，一种是通过特殊刺激因子诱导，另一种是通过共培养模型引入免疫细胞组分，两种方式的核心都是模拟 IBD 特异的病理过程。前一种方式的刺激因子主要包括化学成分和细胞因子。例如，向正常肠道类器官的培养基中添加 DSS，可成功构建化学诱导型肠炎类器官模型。将 TNF-α、TGF-β1 等细胞因子与肠道类器官共培养，模拟 IBD 炎症环境，可协同诱导间充质细胞增殖和肠上皮类器官中的上皮-间质转化，模拟 IBD 肠黏膜损伤和纤维化。类似的方法也可用于 iPSC 构建的肠道类器官，结果显示，炎症反应、上皮细胞损伤以及分子特征与患者结肠组织的表现相似。

共培养模型能够在一定程度上重现 IBD 病理条件下不同种类细胞间的相互作用，尤其是免疫细胞与上皮细胞共培养，有助于解析免疫微环境在 IBD 发生发展中的作用。常用的共培养免疫细胞是巨噬细胞，具有吞噬功能的巨噬细胞在受到 IFN-γ 和脂多糖刺激后，促进 IL-6、IL-4、TNF-α 等炎症因子的释放，引起肠类器官功能受损，模拟 IBD 中的炎症过程。此外，肠道微生物也被用于肠类器官共培养，用于研究微生物稳态在IBD中的作用。

（蒲雨吉，杨洋）

参考文献

[1] 舒郁平，余丹琪，荣越，等．优化溃结方通过抑制PI3K/Akt信号通路治疗溃疡性结肠炎作用及机制研究[J]．中华中医药学刊，2024，1-13.

[2] 杨一天，叶蔚，沈鼎．俞氏清热活血方对溃疡性结肠炎大鼠结肠黏膜NLRP3、IL-1β、NF-κB表达的影响[J]．中国中西医结合消化杂志，2024，32（10）：901-905.

[3] 张诺，张敏，宋雪，等．α-香附酮通过调控TLR4/NF-κB信号通路拮抗肠黏膜炎症反应缓解小鼠克罗恩病样结肠炎[J]．四川大学学报（医学版），2024，55（5）：1166-1174.

[4] 段婷，耿志军，杨晶晶，等．异长叶烯通过减少肠上皮细胞凋亡改善小鼠克罗恩病样结肠炎[J]．四川大学学报（医学版），2024，55（5）：1175-1185.

[5] 魏新智，樊晖，于艳，等．基于MLCK/MLC信号通路探讨四逆散对溃疡性结肠炎小鼠肠上皮屏障的调节作用[J]．辽宁中医药大学学报，2025，27（4）：28-33.

[6] 王路明，陆允敏，於健，等．康复新对小鼠结肠炎细胞因子表达量的抑制作用[J]．中国临床药学杂志，2006，15（3）：173-175.

[7] 张少卓，沈宇燕，田文全，等．葶苈草颗粒对恶唑酮诱导的小鼠实验性肠炎的治疗作用[J]．中国实验方剂学杂志，2014，20（12）：174-177.

[8] 田骄，王婷婷，徐意，等．香连止泻片对恶唑酮诱导溃疡性结肠炎小鼠的治疗作用及其机制[J]．山东医药，2024，64（13）：16-20.

[9] 刘萍，钟佳，卞艺斐，等．槐花散对试验性结肠炎大鼠的保护作用[J]．中国兽医杂志，2020，56（12）：29-31，35，127.

[10] 李悦，武华．复合膳食纤维对炎症性肠病大鼠血清NO浓度和肠黏膜iNOS的影响[J]．中国普通外科杂志，2010，19（10）：1153-1155.

[11] 李怡菲，雷智琦，郁筱玲，等．复合益生菌制剂对肠炎大鼠血清生化指标、粪便菌群、胃肠道消化酶活性及肠道形态的影响[J]．中国畜牧杂志，2024，60（5）：319-328.

[12] 孙兰，宗绍波，吕耀中，等．加味藿香正气软胶囊对DSS致小鼠结肠炎的作用及机制[J]．中国实验方剂学杂志，2015，21（13）：91-94.

[13] Guo J J，Shang X K，Chen P L，et al. How does carrageenan cause colitis? A review[J]. Carbohydrate Polymers，2023，302：120374.

[14] Moyana T N，Lalonde J M. Carrageenan-induced intestinal injury in the rat：a model for inflammatory bowel disease[J]. Annals of Clinical and Laboratory Science，1990，20（6）：420-426.

[15] Clevers H. Modeling development and disease with organoids[J]. Cell，2016，165（7）：1586-1597.

[16] Sato T，Vries R G，Snippert H J，et al. Single Lgr5 stem cells build crypt-villus structures in vitro without a mesenchymal niche[J]. Nature，2009，459（7244）：262-265.

[17] Spence J R, Mayhew C N, Rankin S A, et al. Directed differentiation of human pluripotent stem cells into intestinal tissue in vitro[J]. Nature, 2011, 470 (7332): 105-109.

[18] Jung P, Sato T, Merlos-Suárez A, et al. Isolation and in vitro expansion of human colonic stem cells[J]. Nature Medicine, 2011, 17 (10): 1225-1227.

[19] Sato T, Stange D E, Ferrante M, et al. Long-term expansion of epithelial organoids from human colon, adenoma, adenocarcinoma, and barrett's epithelium[J]. Gastroenterology, 2011, 141 (5): 1762-1772.

[20] Zorn A M, Wells J M. Vertebrate endoderm development and organ formation[J]. Annual Review of Cell and Developmental Biology, 2009, 25: 221-251.

[21] Spence J R, Lauf R, Shroyer N F. Vertebrate intestinal endoderm development[J]. Developmental Dynamics, 2011, 240 (3): 501-520.

[22] McCracken K W, Howell J C, Wells J M, et al. Generating human intestinal tissue from pluripotent stem cells in vitro[J]. Nature Protocols, 2011, 6 (12): 1920-1928.

[23] Pleguezuelos-Manzano C, Puschhof J, van den Brink S, et al. Establishment and culture of human intestinal organoids derived from adult stem cells[J]. Current Protocols in Immunology, 2020, 130 (1): e106.

[24] d'Aldebert E, Quaranta M, Sébert M, et al. Characterization of human colon organoids from inflammatory bowel disease patients [J]. Frontiers in Cell and Developmental Biology, 2020, 8: 363.

[25] Meir M, Salm J, Fey C, et al. Enteroids generated from patients with severe inflammation in Crohn's disease maintain alterations of junctional proteins[J]. Journal of Crohn's & Colitis, 2020, 14 (10): 1473-1487.

[26] Dotti I, Mora-Buch R, Ferrer-Picón E, et al. Alterations in the epithelial stem cell compartment could contribute to permanent changes in the mucosa of patients with ulcerative colitis[J]. Gut, 2017, 66 (12): 2069-2079.

[27] Qu M L, Xiong L, Lyu Y L, et al. Establishment of intestinal organoid cultures modeling injury-associated epithelial regeneration[J]. Cell Research, 2021, 31 (3): 259-271.

[28] Rallabandi H R, Yang H, Oh K B, et al. Evaluation of intestinal epithelial barrier function in inflammatory bowel diseases using murine intestinal organoids[J]. Tissue Engineering and Regenerative Medicine, 2020, 17 (5): 641-650.

[29] Hahn S, Nam M O, Noh J H, et al. Organoid-based epithelial to mesenchymal transition (OEMT) model: from an intestinal fibrosis perspective[J]. Scientific Reports, 2017, 7 (1): 2435.

[30] Yokoi F, Deguchi S, Watanabe Y, et al. Establishment of an ulcerative colitis model using colon organoids derived from human induced pluripotent stem cells[J]. iScience, 2024, 27 (10): 111049.

[31] Noel G, Baetz N W, Staab J F, et al. A primary human macrophage-enteroid co-culture model to investigate mucosal gut physiology and host-pathogen interactions[J]. Scientific Reports, 2017, 7: 45270.

[32] Roh T T, Chen Y, Paul H T, et al. 3D bioengineered tissue model of the large intestine to study

inflammatory bowel disease[J]. Biomaterials, 2019, 225: 119517.

[33] Bamias G, Arseneau K O, Cominelli F. Mouse models of inflammatory bowel disease for investigating mucosal immunity in the intestine[J]. Current Opinion in Gastroenterology, 2017, 33 (6): 411-416.

[34] 杨英，陈隆典．炎症性肠病基因工程动物模型概述[J]. 国际消化病杂志，2008，28 (2)：136-138，144.

[35] Sadlack B, Merz H, Schorle H, et al. Ulcerative colitis-like disease in mice with a disrupted interleukin-2 gene[J]. Cell, 1993, 75 (2): 253-261.

[36] Specht S, Arriens S, Hoerauf A. Induction of chronic colitis in IL-10 deficient mice requires IL-4 [J]. Microbes and Infection, 2006, 8 (3): 694-703.

[37] Bhan A K, Mizoguchi E, Smith R N, et al. Spontaneous chronic colitis in TCR alpha-mutant mice: an experimental model of human ulcerative colitis[J]. International Reviews of Immunology, 2000, 19 (1): 123-138.

[38] Kontoyiannis D, Pasparakis M, Pizarro T T, et al. Impaired on/off regulation of TNF biosynthesis in mice lacking TNF AU-rich elements implications for joint and gut-associated immunopathologies[J]. Immunity, 1999, 10 (3): 387-398.

[39] Tran C P, Cook G A, Yeomans N D, et al. Trefoil peptide TFF2 (spasmolytic polypeptide) potently accelerates healing and reduces inflammation in a rat model of colitis[J]. Gut, 1999, 44 (5): 636-642.

[40] Yang T, Zou K, Qian W. Effects of intestinal trefoil, factor on colonic mucosa in experimental colitis of rats[J]. Journal of Huazhong University of Science and Technology Medical Sciences, 2005, 25 (3): 300-302.

[41] Rudolph U, Finegold M J, Rich S S, et al. Ulcerative colitis and adenocarcinoma of the colon in G alpha i2-deficient mice[J]. Nature Genetics, 1995, 10 (2): 143-150.

[42] Watanabe M, Ueno Y, Yajima T, et al. Interleukin 7 transgenic mice develop chronic colitis with decreased interleukin 7 protein accumulation in the colonic mucosa[J]. The Journal of Experimental Medicine, 1998, 187 (3): 389-402.

[43] Mudter J, Weigmann B, Bartsch B, et al. Activation pattern of signal transducers and activators of transcription (STAT) factors in inflammatory bowel diseases[J]. The American Journal of Gastroenterology, 2005, 100 (1): 64-72.

[44] Harnish D C, Albert L M, Leathurby Y, et al. Beneficial effects of estrogen treatment in the HLA-B27 transgenic rat model of inflammatory bowel disease[J]. American Journal of Physiology Gastrointestinal and Liver Physiology, 2004, 286 (1): G118-G125.

[45] Bush T G, Savidge T C, Freeman T C, et al. Fulminant jejuno-ileitis following ablation of enteric glia in adult transgenic mice[J]. Cell, 1998, 93 (2): 189-201.

[46] Seiffart V, Zoeller J, Klopfleisch R, et al. IL10-deficiency in $CD4^+$ T cells exacerbates the IFNγ and IL17 response during bacteria induced colitis[J]. Cellular Physiology and Biochemistry, 2015, 36 (4): 1259-1273.

[47] de Bruyn M, Vermeire S. NOD2 and bacterial recognition as therapeutic targets for Crohn's disease[J]. Expert Opinion on Therapeutic Targets, 2017, 21 (12): 1123-1139.

[48] Leppkes M, Roulis M, Neurath M F, et al. Pleiotropic functions of TNF-α in the regulation of the intestinal epithelial response to inflammation[J]. International Immunology, 2014, 26 (9): 509-515.

[49] Kinashi Y, Hase K. Partners in leaky gut syndrome: intestinal dysbiosis and autoimmunity[J]. Frontiers in Immunology, 2021, 12: 673708.

[50] Mizoguchi E, Low D, Ezaki Y, et al. Recent updates on the basic mechanisms and pathogenesis of inflammatory bowel diseases in experimental animal models[J]. Intestinal Research, 2020, 18 (2): 151-167.

[51] Strober W, Nakamura K, Kitani A. The SAMP1/yit mouse: another step closer to modeling human inflammatory bowel disease[J]. The Journal of Clinical Investigation, 2001, 107 (6): 667-670.

[52] Weersma R K, Zhou L, Nolte I M, et al. Runt-related transcription factor 3 is associated with ulcerative colitis and shows epistasis with solute carrier family 22, members 4 and 5[J]. Inflammatory Bowel Diseases, 2008, 14 (12): 1615-1622.

[53] Brenner O, Levanon D, Negreanu V, et al. Loss of Runx3 function in leukocytes is associated with spontaneously developed colitis and gastric mucosal hyperplasia[J]. Proceedings of the National Academy of Sciences of the United States of America, 2004, 101 (45): 16016-16021.

[54] Brandl K, Tomisato W, Li X H, et al. Yip1 domain family, member 6 (Yipf6) mutation induces spontaneous intestinal inflammation in mice[J]. Proceedings of the National Academy of Sciences of the United States of America, 2012, 109 (31): 12650-12655.

[55] Barnes M J, Aksoylar H, Krebs P, et al. Loss of T cell and B cell quiescence precedes the onset of microbial flora-dependent wasting disease and intestinal inflammation in Gimap5-deficient mice [J]. Journal of Immunology, 2010, 184 (7): 3743-3754.

[56] Gorelik L, Flavell R A. Abrogation of TGFbeta signaling in T cells leads to spontaneous T cell differentiation and autoimmune disease[J]. Immunity, 2000, 12 (2): 171-181.

[57] Hermiston M L, Gordon J I. Inflammatory bowel disease and adenomas in mice expressing a dominant negative N-cadherin[J]. Science, 1995, 270 (5239): 1203-1207.

[58] 马艳，张敬涛，白克运，等．炎症性肠病小鼠模型研究进展[J]. 现代中西医结合杂志，2020，29 (4): 447-451.

[59] 吴聪．肠道共生菌感染基因敲除小鼠后黏膜免疫的变化及中药成分的改善作用与机制研究 [D]. 南京：南京农业大学，2014.

[60] 张露丁，高文艳．炎症性肠病动物模型的研究进展[J]. 现代中西医结合杂志，2017，26 (33): 3759-3762.

[61] Strober W, Fuss I J. Proinflammatory cytokines in the pathogenesis of inflammatory bowel diseases[J]. Gastroenterology, 2011, 140 (6): 1756-1767.

[62] Powrie F, Leach M W, Mauze S, et al. Phenotypically distinct subsets of $CD4^+$ T cells induce or protect from chronic intestinal inflammation in C. B-17 scid mice[J]. International Immunology, 1993, 5 (11): 1461-1471.

[63] Hue S, Ahern P, Buonocore S, et al. Interleukin-23 drives innate and T cell-mediated intestinal inflammation[J]. The Journal of Experimental Medicine, 2006, 203 (11): 2473-2483.

[64] 刘占举，张晓岚，吴开春．调节性 T 细胞在炎症性肠病中的研究进展[J]. 中华炎性肠病杂志，2013，1（1）：12-16.

[65] Ito R，Shin-Ya M，Kishida T，et al. Interferon-gamma is causatively involved in experimental inflammatory bowel disease in mice[J]. Clinical and Experimental Immunology，2006，146（2）：330-338.

[66] 冉志华，陈旻湖，钱家鸣．SCID 小鼠 T 细胞移植炎症性肠病模型的优化[J]. 中国实验动物学报，2015，23（2）：145-150.

[67] Ostanin D V，Bao J X，Koboziev I，et al. T cell transfer model of chronic colitis：concepts，considerations，and tricks of the trade[J]. American Journal of Physiology Gastrointestinal and Liver Physiology，2009，296（2）：G135-G146.

[68] 李明松，王新颖，吴小平．调节性 T 细胞移植对炎症性肠病肠道免疫稳态的影响[J]. 中华消化杂志，2018，38（6）：378-382.

[69] Wirtz S，Neufert C，Weigmann B，et al. Chemically induced mouse models of intestinal inflammation[J]. Nature Protocols，2007，2（3）：541-546.

[70] 王蔚虹，刘玉兰，李军．改良灌肠法提高 TNBS 结肠炎模型稳定性[J]. 中国病理生理杂志，2010，26（5）：923-927.

[71] Antoniou E，Margonis G A，Angelou A，et al. The TNBS-induced colitis animal model：an overview[J]. Annals of Medicine and Surgery，2016，11：9-15.

[72] 李延青，左秀丽，李长青．延长禁食时间对 TNBS 结肠炎模型的影响[J]. 中华消化内镜杂志，2019，36（4）：265-269.

[73] Sato T，Vries R G，Snippert H J，et al. Single Lgr5 stem cells build crypt-villus structures in vitro without a mesenchymal niche[J]. Nature，2009，459（7244）：262-265.

[74] Spence J R，Mayhew C N，Rankin S A，et al. Directed differentiation of human pluripotent stem cells into intestinal tissue in vitro[J]. Nature，2011，470（7332）：105-109.

[75] Sato T，Stange D E，Ferrante M，et al. Long-term expansion of epithelial organoids from human colon，adenoma，adenocarcinoma，and barrett's epithelium[J]. Gastroenterology，2011，141（5）：1762-1772.

[76] Jung P，Sato T，Merlos-Suárez A，et al. Isolation and in vitro expansion of human colonic stem cells[J]. Nature Medicine，2011，17（10）：1225-1227.

[77] Zorn A M，Wells J M. Vertebrate endoderm development and organ formation[J]. Annual Review of Cell and Developmental Biology，2009，25：221-251.

[78] Spence J R，Lauf R，Shroyer N F. Vertebrate intestinal endoderm development[J]. Developmental Dynamics，2011，240（3）：501-520.

[79] McCracken K W，Howell J C，Wells J M，et al. Generating human intestinal tissue from pluripotent stem cells in vitro[J]. Nature Protocols，2011，6（12）：1920-1928.

[80] Pleguezuelos-Manzano C，Puschhof J，van den Brink S，et al. Establishment and culture of human intestinal organoids derived from adult stem cells[J]. Current Protocols in Immunology，2020，130（1）：e106.

[81] d'Aldebert E，Quaranta M，Sébert M，et al. Characterization of human colon organoids from inflammatory bowel disease patients[J]. Frontiers in Cell and Developmental Biology，2020，

8：363.

[82] Meir M，Salm J，Fey C，et al. Enteroids generated from patients with severe inflammation in Crohn's disease maintain alterations of junctional proteins[J]. Journal of Crohn's & Colitis，2020，14（10）：1473-1487.

[83] Dotti I，Mora-Buch R，Ferrer-Picón E，et al. Alterations in the epithelial stem cell compartment could contribute to permanent changes in the mucosa of patients with ulcerative colitis[J]. Gut，2017，66（12）：2069-2079.

[84] Qu M L，Xiong L，Lyu Y L，et al. Establishment of intestinal organoid cultures modeling injury-associated epithelial regeneration[J]. Cell Research，2021，31（3）：259-271.

[85] Rallabandi H R，Yang H，Oh K B，et al. Evaluation of intestinal epithelial barrier function in inflammatory bowel diseases using murine intestinal organoids[J]. Tissue Engineering and Regenerative Medicine，2020，17（5）：641-650.

[86] Hahn S，Nam M O，Noh J H，et al. Organoid-based epithelial to mesenchymal transition（OEMT）model：from an intestinal fibrosis perspective[J]. Scientific Reports，2017，7（1）：2435.

[87] Yokoi F，Deguchi S，Watanabe Y，et al. Establishment of an ulcerative colitis model using colon organoids derived from human induced pluripotent stem cells[J]. iScience，2024，27（10）：111049.

[88] Noel G，Baetz N W，Staab J F，et al. A primary human macrophage-enteroid co-culture model to investigate mucosal gut physiology and host-pathogen interactions[J]. Scientific Reports，2017，7：45270.

[89] Roh T T，Chen Y，Paul H T，et al. 3D bioengineered tissue model of the large intestine to study inflammatory bowel disease[J]. Biomaterials，2019，225：119517.

[90] Puschhof J，Pleguezuelos-Manzano C，Martinez-Silgado A，et al. Intestinal organoid cocultures with microbes[J]. Nature Protocols，2021，16（10）：4633-4649.

第四章

实验性炎症性肠病评价

第一节　实验动物临床评价

当前，动物模型在解析炎症性肠病（IBD）的发病机制、评估药物疗效以及探究药理作用机制等方面扮演着不可或缺的角色，其核心使命是深度剖析黏膜上皮、肠道微生物与免疫系统之间错综复杂的相互作用。无论是啮齿类动物、非啮齿类哺乳动物，还是部分非哺乳动物，皆可作为构建 IBD 模型的理想载体。其中，小鼠和大鼠凭借诸多独特优势，在此类研究中被广泛选用。构建 IBD 动物模型的方法丰富多样，包括化学诱导、基因编辑、肠道菌群干预等多种手段。非人灵长类实验动物，例如实验猴，往往会自发地出现结肠炎症状，其病理特征与人类 IBD 患者极为相近，这使得猴子成为研究 IBD 极具科研价值的模型动物。对于不同的实验动物而言，除了具有一些共通的临床症状与生理生化指标改变外，部分动物还会表现出独特的临床表现。

一、实验动物临床症状

IBD 研究通常借助动物模型来探究 IBD 的病因学、病理生理学以及治疗方法。在众多模型中，大鼠和小鼠凭借其实用性与遗传可操纵性而被广泛应用。然而，对于那些旨在精准模拟人类病理学的研究而言，猴子等非人类灵长类动物和犬则因其与人类生理的高度相似性而显得尤为珍贵。豚鼠虽然使用频率相对较低，但在研究 IBD 神经学与免疫学因素之间错综复杂的相互作用方面，有着不可替代的优势。新西兰兔在内镜活检技术方面表现出色，能够用于深入剖析黏膜炎症及黏膜愈合过程。猪的生理结构与人类极为相似，堪称探究 IBD 营养、代谢与免疫之间复杂关联的理想模型。除了哺乳动物，斑马鱼、果蝇、线虫等非哺乳动物也为 IBD 病理学的特定领域提供了专业的见解，凸显出众多可用于深化我们对这一多维度疾病认知的模型系统。近年来，IBD动物模型的研究取得了显著进展，这些模型不仅有助于揭示IBD的基本机制，还为开发重要的治疗干预措施做出了重要贡献。

在临床前研究的药效评价实验中，我们经常会用到各种不同种属动物的IBD模型，通过观察疾病活动、皮肤状况和粪便特征等临床症状，可以初步评估模型动物的疾病发展状况。用于IBD研究的动物模型具有与人类IBD相似的症状，如体重减轻、腹泻、便血、精神沉郁和被毛色泽暗淡等。不同种属的动物IBD造模后，其临床症状存在一定的差异，主要的临床症状评价指标分为A～H。

A. 腹泻：IBD动物可能会出现不同程度的腹泻，UC模型动物的腹泻通常伴有血便、黏液便，而CD模型动物的腹泻可能为糊状或水样，一般无脓血或黏液。

B. 腹痛：腹痛是IBD的常见症状，动物常表现为身体蜷缩。

C. 便血：IBD模型动物可能会有血便，这可能是由肠道炎症导致的出血。

D. 体重减轻：由于长期腹泻和食欲下降，IBD模型动物可能会出现体重减轻。

E. 营养不良：由于肠道吸收障碍和消耗过多，IBD模型动物可能会出现消瘦、贫血、低蛋白血症等营养不良表现。

F. 肠外表现：IBD还可能影响身体其他部位，如四肢关节、眼、口、肝、胆以及皮肤等，出现关节炎、皮损和眼炎等肠外表现。

G. 并发症：严重的IBD可能会导致肠梗阻、中毒性巨结肠、瘘管形成、肛裂等并发症，并且会增加结肠癌的发病风险。

H. 全身症状：包括贫血、发热、营养不良、生长迟缓。

在临床前实验研究中，我们经常会用到各种不同种属动物的IBD模型。不同种属动物的IBD造模后，其临床症状存在一定的差异。不同动物的临床症状见表4-1。

表4-1　IBD疾病动物模型临床症状及临床评价指标

动物	临床症状	常用临床评价指标
小鼠	腹泻、黏液样便、粪便潜血、肉眼血便、体重减轻、活动度减少和毛色变差	A、C、D、E、F、G、H
大鼠	腹泻、黏液样便和血便、体重减轻、活动度减少、毛色变差、粪便潜血	A、C、D、E、F、G、H
兔	体重增长减缓、食物和饮水摄入量减少、粪便性状改变(腹泻或松散不成形)、行为异常(冷漠或攻击性)、被毛脏乱无光泽	A、C、D、E、F、G、H

续表

动物	临床症状	常用临床评价指标
犬	腹泻、血便或黏液便、体重减轻、活动度减少、毛色变差	A、B、C、D、E、F、G、H
猴	粪便性状改变、直肠出血、体重变化、活动度减少、食欲和饮水量变化、体温变化、结肠镜检查异常	A、B、C、D、E、F、G、H

二、实验动物临床评价指标

评价指标不仅对动物模型的造模效应评估十分关键，也是研究者在实验过程中确保模型成功的关键参数。评价 IBD 动物模型是否建立成功，目前尚缺乏统一的标准。在啮齿类动物（如大鼠、小鼠、豚鼠）IBD 造模实验中，研究者多采用疾病活动指数（disease activity index，DAI）、结肠黏膜损伤指数（colon mucosa damage index，CMDI）来评估 IBD 模型是否成功。在非啮齿类哺乳动物（兔、犬、猴等）中，除使用 DAI、CMDI 评分外，还使用 Mayo 评分法对疾病活动性进行评估。结合常用的血液学、粪便的相关指标对 IBD 动物疾病进行综合评价。

（一）疾病活动指数

DAI 是评估 IBD 疾病活动性的重要工具，它通过综合考量多个临床症状和体征，为疾病活动度提供一个量化的评分。这是一个综合评分系统，通常包括体重下降指数、粪便黏稠度和粪便潜血三个方面，详细量化评分表见表 4-2：

表 4-2　DAI 综合评分系统

体重下降指数	0 分	无体重下降
	1 分	1%～5%
	2 分	5%～10%
	3 分	10%～20%
	4 分	大于 20%
粪便黏稠度	0 分	正常
	1 分	软便
	2 分	黏液样便
	3 分	稀液状便

续表

粪便潜血指数	0 分	阴性
	1 分	浅蓝
	2 分	蓝色
	3 分	深蓝
	4 分	肉眼血便

注：潜血检测采用匹拉米洞半定量检测法。

将以上三种情况进行综合评分，将 3 项结果的总分除以 3 即得到 DAI 值，即：

DAI=(体重下降指数+大便黏稠度+粪便潜血指数)/3。

（二）结肠黏膜损伤指数

CMDI 为大体标本肉眼损伤评价指标，需要解剖动物，并取出肠道组织进行肉眼观察，其评分标准见表 4-3。

表 4-3　结肠黏膜损伤指数评分标准

0 分	无损伤
1 分	轻度充血，水肿，表面光滑，无糜烂或溃疡
2 分	充血水肿，黏膜粗糙呈颗粒状，有糜烂或肠粘连
3 分	高度充血水肿，黏膜表面有坏死及溃疡形成，溃疡最大纵径小于 1.0cm，肠壁增厚或表面有坏死及炎症
4 分	在 3 分基础上溃疡最大纵径大于 1.0cm 或全肠壁坏死

（三） Mayo 评分

Mayo 评分是一种用于评估 IBD 疾病活动性的临床工具，特别是在 UC 中，主要用于非啮齿类大型哺乳动物（如兔、猴、犬等）。它结合了临床症状、内镜检查和组织病理学评估，以量化疾病的严重程度。Mayo 评分的组成见表 4-4。

表 4-4　Mayo 评分的组成

评分指标	评分	评分标准
大便频率（每天）	0 分	正常
	1 分	比正常多 1～2 次
	2 分	比正常多 3～4 次
	3 分	比正常多 5 次或以上

续表

评分指标	评分	评分标准
直肠出血(一天中最严重的出血)	0分	无
	1分	出血伴随大便少于一半时间
	2分	出血伴随大便一半或更多时间
	3分	单独排便出血
内镜下黏膜外观	0分	正常或非活动性疾病
	1分	轻度疾病(红斑、血管模式减少、轻度易脆)
	2分	中度疾病(明显红斑、血管模式消失、易脆、糜烂)
	3分	重度疾病(自发出血、溃疡)
检查者对疾病活动的总体评估	0分	正常
	1分	轻度
	2分	中度
	3分	重度

每个组成部分的评分通常分为0到3分，其中0分表示无症状或正常，3分表示严重症状。总分为这四个部分的分数之和，范围为0到12分。根据总分，疾病活动性可以分为四类，见表4-5。

表4-5 Mayo评分的标准

评分范围	疾病活动性评估
0～2分	疾病处于缓解期
3～5分	轻度活动性
6～10分	中度活动性
11～12分	重度活动性

(四)血液学指标

在IBD动物模型中，血液学指标是评估疾病活动性的重要手段。这些指标可以帮助研究者了解动物模型的病理状态，以及治疗干预的效果。一些常用的IBD动物模型血液学指标包括C-反应蛋白(C-reactive protein，CRP)、红细胞沉降率(erythrocyte sedimentation rate，ESR)、富亮氨酸α-2糖蛋白(leucine-rich-alpha-2-glycoprotein，LRG)、内脏脂肪素(visfatin)、半乳糖凝集素(galectins)、二胺氧化酶(diamine oxidase，DAO)等，这些是IBD诊断时血液中常用的生物标志物。同时，CRP 也是反映药物治疗疾病效果的良好标志物。

1. C-反应蛋白

CRP 是一种急性期蛋白，它在全身炎症反应的急性期能够快速升高。在动物发生炎症反应时，细胞释放的白细胞介素-6（IL-6）能够促使肝脏合成 CRP。CRP 的水平和疾病临床活动以及内镜活动有一定相关性，相较于 UC，活动期的 CD 中 CRP 升高得更明显，且不同疾病表型的血液 CRP 水平没有差异。CRP 检测方便、快速、经济，常作为 IBD 药效评价项目中复查的检验项目，是对 IBD 活动程度进行有效监测的指标，是一个很好的长期生物标志物，可通过反复测量来评估药效。

2. 红细胞沉降率

ESR 是一种实验室测试，测量垂直试管中红细胞在重力作用下 1h 内沉降的距离。1897 年，波兰医生 Biernacki 发现了 ESR，并揭示了血沉的临床意义，作为对炎症刺激反应缓慢的急性期蛋白的间接测量，当跟踪慢性炎症患者及动物时，考虑使用血沉。在 IBD 中，研究表明 ESR 水平与疾病严重程度及疾病活动程度呈正相关，ESR 可以反映 UC 的活动和疾病的严重程度，并且 ESR 水平与 UC 模型动物的内镜活动指数中度相关，较高的 ESR 预测了 CD 模型动物瘘管及肠道狭窄的发生。ESR 通常作为其他临床和实验室检查的补充，如结肠镜检查和组织活检。此外，ESR 还可用于监测 IBD 模型动物的治疗效果，与 CRP 联合使用。但 ESR 敏感性和特异性较低，故当监测疾病活动性时，应优先考虑 CRP。

3. 富亮氨酸 α-2 糖蛋白

LRG 是一种 50kDa 的糖蛋白，包含一个重复序列，带有一个富含亮氨酸的基序，不仅可以在肝细胞中表达，也可以在中性粒细胞、巨噬细胞和肠上皮细胞中表达。近几年来有大量研究表明其与 IBD 活动性相关，在 UC 模型动物中 LRG 可预测黏膜愈合，且在 CD 模型动物中 LRG 的表现与 CRP 和粪便钙卫蛋白（fecal calprotectin，FC）相当。此外，LRG 还能够区分 CRP 水平正常但存在内镜活动的 UC 和 CD 模型动物的黏膜愈合情况，血清 LRG 可能比 CRP 更好地反映疾病活动性，LRG 在 CD 模型动物中较 UC 模型动物中更为适用，同时血清 LRG 还被证实与肠道狭窄相关。综上，LRG 可作为预测 UC 和 CD 模型动物黏膜愈合的生物标志物，特别是对 CD 模型动物更具应用价值。

4. 内脏脂肪素

内脏脂肪素是一种新发现的脂肪细胞因子，对应于一种之前被确定为前B细胞集落增强因子（PBEF）的蛋白质。其水平与多种代谢性疾病密切相关。在一项小鼠研究中，IBD组血清内脏脂肪素水平显著高于对照组，且与CRP、ESR和FC均呈现显著正相关。内脏脂肪素可作为诊断UC和CD的标志物，通过脂多糖刺激下的Toll样受体信号通路调节小鼠肠黏膜中的炎症介质。

5. 半乳糖凝集素

半乳糖凝集素是一个半乳糖苷结合蛋白家族，通常在癌症和炎症等疾病中发生改变。一项采用DSS诱导的小鼠IBD模型研究分析了半乳糖凝集素-3水平，结果显示，半乳糖凝集素-3水平下降能明显减轻DSS诱导的UC损伤。虽然半乳糖凝集素不能区分活动性和非活动性UC和CD，但其可与其他生物标志物联合使用作为IBD的辅助诊断标志物。

6. 血清二胺氧化酶

DAO是人类等哺乳动物小肠黏膜绒毛中具有高度活性的细胞内酶，其活性与细胞内核酸和蛋白质的合成密切相关。该酶在小肠绒毛中含量高、活性强，在其他组织中含量少、活性低。小肠黏膜细胞受损后，DAO释放入血并具有较高的稳定性，导致血清中DAO水平升高。故血清DAO水平可特异性反映肠道屏障尤其是小肠的完整性和受损程度，可用于区分小肠CD与UC。血清DAO水平被认为是可用于诊断IBD的潜在标志物之一。

7. 血清细胞因子

TNF-α、IL-6、IL-12等细胞因子在IBD的发病机制中起关键作用，其血清水平的变化可以反映疾病活动性。

这些血液学指标不仅可以用于评估IBD动物模型的疾病活动性，还可以用于监测治疗效果和疾病进展。通过这些指标的综合评估，研究者可以更好地理解IBD的病理生理机制，并为开发新的治疗方法提供重要信息。

8. pANCA

抗中性粒细胞胞质抗体（anti-neutrophil cytoplasmic antibodies，ANCA）可与中性粒细胞胞质中的抗原反应。根据间接免疫荧光法，可将ANCA分为胞质型（cANCA）和核周型（pANCA）。pANCA是由对肠道细菌抗原的反应产生的。UC-pANCA反应性抗原被鉴定为组蛋白H1中的PKKAK基序。同时，也有报告称UC-pANCA的反应性抗原尚未被阐明。Mizoguchi等人的研究表明，慢性结肠炎动物模型*Tcrα*KO小鼠的血清中有70%与人类中性粒细胞提取物反应，并展现出 pANCA 模式。与血管炎不同，UC 模型动物的 pANCA 在体外并不会引起正常人体中性粒细胞的呼吸爆发，这表明 pANCA 不太可能在 UC 发病机制中起作用。

目前，几项研究显示，60%～70%的 UC 模型动物、10%～15%的 CD 模型动物以及小于 5%的非 IBD 结肠炎动物血清中存在 pANCA。UC 模型动物体内 pANCA 的存在相对稳定，但浓度会随治疗而变化，特别是使用免疫抑制药物后。与治疗反应良好的 UC 模型动物组相比，治疗抵抗性的左侧 UC 模型动物的 pANCA 水平显著更高。CD 模型动物中，具有 UC 临床症状（左侧结肠炎）的动物 pANCA 水平显著增加，因此，其在 IBD 亚分类中的应用受到限制。研究表明，ASCA（抗酿酒酵母菌抗体）/pANCA 组合可用于区分 UC 与 CD。UC 的 $pANCA^+$/$ASCA^-$ 结果显示出 51%的敏感性和 94%的特异性。CD 的 $pANCA^-$/$ASCA^+$ 结果显示出 55%的敏感性和 94%的特异性。这些发现表明，ANCA 可以作为潜在的生物标志物。

9. 壳多糖酶 3 样蛋白 1（Chitinase-3-Like protein 1，CHI3L1）

CHI3L1 是一种分泌性糖蛋白，属于几丁质酶 18 家族。C 末端有一个几丁质结合域，但酶活性缺失。它由多种类型的细胞分泌，包括肠道上皮细胞/结肠细胞、中性粒细胞、类成纤维细胞样滑膜细胞、血管平滑肌细胞、肝星状细胞以及单核巨噬细胞。CHI3L1 与 RAGE（晚期糖基化终产物受体）、IL-13Rα2 和 Syndecan-1/αVβ3 整合素结合。CHI3L1 在健康条件下不表达或不分泌，而在炎症条件下表达。CHI3L1 调节多种细胞反应，包括炎症，细胞增殖、凋亡、焦亡，炎症小体激活，伤口愈合，肿瘤生成和血管生成，这归因于其能够与不同的受体结合。此外，CHI3L1 增强细菌的侵袭能力以及对上皮细胞的黏附能力。此外，CHI3L1 已在 IBD 模型动物的结肠上皮细胞、粪便和血清中被检测到。

10. S100A12/RAGE

S100 钙结合蛋白 A12（S100A12），也称为 EN-RAGE（新发现的细胞外 RAGE 结合蛋白）、Calgranulin C（钙粒蛋白 C）和 MRP6（髓样相关蛋白 6），属于 S100/Calgranulin 家族的 EF 手型钙结合蛋白，主要在中性粒细胞、单核细胞和巨噬细胞中表达。在炎症条件下，它也在内皮细胞、角质形成细胞和上皮细胞中发现。S100A12 被认为是 RAGE、TLR4 和 CD36（也称为血小板糖蛋白 4）的配体，这些受体在单核细胞和上皮细胞上表达，用于识别晚期糖基化终产物（AGEs）。S100A12 以多种形式存在，包括同源二聚体和六聚体，并与 RAGE 的 V 型或 C 型结构域（V 和 C1 结构域）结合，这些结构域是众所周知的模式识别受体（PRRs）。因此，它被认为涉及 RAGE 表达的 T 细胞、B 细胞、树突状细胞和巨噬细胞的激活、存活和动员。此外，RAGE 的细胞外结构域通常已知与多种配体结合，如高迁移率族蛋白盒 1（HMGB1）蛋白、AGEs、转甲状腺素、DNA 和 β-淀粉样蛋白。在呼吸系统中，中性粒细胞分泌的 S100A12 与呼吸道上皮细胞上表达的 RAGE 结合，主要激活细胞外信号调节激酶（ERK）途径而不是 NF-κB 途径，并促进 MUC5AC 产生，这是呼吸黏液蛋白的主要组成部分。此外，S100A12 具有多种细胞外活性，有助于先天免疫反应，如激活细胞内信号级联产生细胞因子，同时诱导氧化应激和趋化活性。IBD 模型动物的肠黏膜特征是中性粒细胞的活跃浸润，S100A12 被报道由激活的中性粒细胞和其他粒细胞分泌。IBD 模型动物的血清和组织中 S100A12 的表达和分泌增加。此外，粪便 S100A12 可能作为 IBD 黏膜愈合的指标和严重 UC 的预测标志物。然而，粪便 S100A12 不能用于区分 UC 和 CD，并且与 UC 模型动物的临床和组织学严重程度评分呈弱相关。但在区分轻度 IBD 和肠易激综合征（IBS）上，粪便 S100A12 已被证明是一种有用的生物标志物，其敏感性为 86%，特异性为 96%。尽管 S100A12 在粪便中均匀分布，并且在室温下稳定 7d，但它在临床实践中并未广泛使用。

11. S100A8/S100A9：Calprotectin

1980 年首次在中性粒细胞中分离出的 L1 蛋白，后来被命名为 calprotectin（钙卫蛋白），因为它被发现具有钙结合和抗菌特性。Calprotectin 由 S100A8（MRP8，Calgranulin A）和 S100A9（MRP14，Calgranulin B）组成的 Ca^{2+}、Zn^{2+} 结合蛋白，属于 S100 家族，在炎症条件下由中性粒细胞、单核细胞、巨噬细胞和上皮细胞产生。S100A8 和 S100A9 约占中性粒细胞胞浆蛋白的 60%和总蛋白的 5%。有趣的是，在 DSS 诱导的结肠炎中，结肠上皮细胞 S100A8 和 S100A9 的上调在结肠炎的恢复期比急性期要大得多。Low 和 Mizoguchi 等人也发现 CHI3L1 与 RAGE 受体结合并切断 S100A9 介导的正反馈循环，导致慢性 DSS 诱导的结肠炎模型中 S100A9 的表达下调。细胞外 calprotectin（S100A8 和 S100A9 的异二聚体），已知作为内源性损伤相关分子模式（DAMPs），由细胞破裂、细胞死亡和细胞激活（例如，在肠道炎症期间由应激细胞释放）分泌。分泌的 calprotectin 与模式识别受体（PRRs）结合，包括 TLR4、RAGE、EMMPRIN（也称为 CD147 或 Basigin）、硫酸乙酰肝素蛋白聚糖和内皮细胞表面的羧基化 N-糖链。它还诱导 NF-κB 和 MAPK 的激活，表明 calprotectin 参与炎症的正反馈。此外，S100A9 缺陷小鼠的实验结果表明，S100A9 的缺失导致 S100A8 蛋白不稳定，进而导致 S100A8 和 S100A9 蛋白的缺失。血液样本如 CRP、血红蛋白、白蛋白和粪便潜血已被用于监测

IBD。然而，CRP在IBD中的特异性高（92%），但其敏感性低（49%），这一直是个问题。血清和血浆中的calprotectin被发现在包括IBD、银屑病和类风湿关节炎在内的多种炎症性疾病中升高。此外，尽管粪便calprotectin均匀分布，可以在室温下稳定测量长达7d，但在收集后3d开始逐渐降解（到第7d减少28%）。粪便calprotectin通常被用作非侵入性的辅助诊断标记和复发风险标记，与UC和CD的内镜发现严重程度相关（敏感性88%，特异性73%）。然而，由于缺乏对疾病变化的评估和缺乏验证的IBD活动性生物标志物，粪便calprotectin的测量难以用作内镜检查的替代品。

12. 促炎因子

细胞因子是由免疫细胞产生的小蛋白（5～20kDa），在细胞信号传导中发挥重要作用。特别是，包括IL-1β、TNF-α和IL-6在内的促炎细胞因子在IBD的发展和持续过程中的免疫反应中起着至关重要的作用。1997年，Mizoguchi等人识别出，在*Tcrα*-KO小鼠慢性结肠炎的早期阶段，通过腹腔注射特异性单克隆抗体中和IL-1α或IL-1β可以抑制结肠上皮增殖，并减少结肠T细胞浸润。在给予IL-1α和IL-1β单克隆抗体后，与对照组（仓鼠血清处理）*Tcrα*-KO小鼠相比，固有层淋巴细胞和上皮内淋巴细胞中的$CD3^+$ T细胞数量减少了约50%。基于这些结果，IL-1似乎负责通过增加上皮增殖和T细胞浸润的启动来发展慢性结肠炎的非常早期阶段（大约8周龄）。Menghini等人的研究表明，IL-1α在基于DSS的实验性IBD发病机制中通过增强菌群失调发挥核心作用。此外，IL-1的自感应和旁感应似乎是控制IBD模型动物亚群中产生IL-23的单核细胞的关键。这些结果强烈支持IL-1在IBD发展中的关键作用。另一个对IBD发展至关重要的细胞因子是TNF-α，它调节免疫细胞的存活和功能。Lopetuso等人报告称，局部给药的抗TNF-α嵌合抗体（英夫利西单抗）显著降低了C57BL/6小鼠DSS诱导的结肠炎的严重程度。有趣的是，在这个模型中，健康小鼠显示出比结肠炎小鼠更高的血清和肠黏膜中的英夫利西单抗和阿达木单抗等抗体水平，而不是粪便中的英夫利西单抗水平更高。

（五）粪便生物标志物

粪便钙卫蛋白（fecal calprotectin，FC）和粪便乳铁蛋白（fecal lactoferrin，FL）是IBD诊断时粪便中常用的生物标志物。FC较为稳定，便于检测，在室温下放置3d，FC浓度变化不大。

1. 粪便钙卫蛋白

FC是一种钙和锌结合的中性粒细胞胞浆蛋白，于20世纪80年代首次被发现，是由 S100A8 和 S100A9 两个亚基形成的异源二聚体，FC 浓度与机体的炎症程度成正比。IBD 与肠易激综合征有相似的临床表现，FC≤40μg/g 时，IBD 发生的概率≤1%。较 CRP、WBC 等指标来说，FC 与肠道炎症活检结果有更好的相关性。

2. 粪便乳铁蛋白

FL 是一种由黏膜分泌的铁结合糖蛋白，分子质量约为 80kDa，是中性粒细胞中发现的一种铁结合蛋白。FL 具有铁结合/转移、抗菌、抗病毒、抗真菌、抗炎和抗致癌特性，在 IBD、阿尔茨海默病和眼干燥症等多种疾病的诊断中被广泛应用，在肠道疾病中应用最为广泛。

3. 维生素 D

维生素 D 受体（vitamin D receptor，VDR）是细胞核激素受体超家族的一员，在体内由配体维生素 D_3（vitamin D_3）激活后调控多种不同的信号通路。有相关研究发现，肠道 VDR 的表达在 IBD 的活动期中具有重要作用。VDR 可以通过影响肠道炎症稳态、肠上皮屏障功能、肠道免疫反应与肠道菌群调节等多方面影响 IBD 的活动性。

（于正强，刘涛）

第二节　解剖和组织病理学评价

无论是进行 IBD 的发病机制研究、相关药物的安全性评价，还是研究不同药物的治疗效果，在动物饲养和科研实验结束后，均需对实验动物实施安乐死，进行细致的解剖学观察。基于所观察到的大体病变，再针对性地取样，观察组织病理变化。

组织病理学实验的推进思路是，首先观察苏木精-伊红（HE）染色切片下组织的病理变化，再基于此设计组织化学染色法，初步推测 HE 染色切片中某种改变的病变本质。例如，如果在 HE 染色切片中观察到肠道固有层出现均质红染物质，我们并不能直接判定这是胶原纤维还是淀粉样物质，那就需要使用 MASSON 染色法或天狼星红染色法来鉴定其是否为胶原纤维，用刚果红染色法鉴定是否为淀粉样物质。又例如，在 IBD 模型动物的结肠中，常常观察到隐窝不同程度地扩张，且扩张的隐窝腔在 HE 染色切片中显示为空白不着色，但空白并不意味着腔中无物，因为黏液物质、水肿液都不被苏木精或伊红染液着色。那么，此时扩张的隐窝腔是如何形成的呢？是杯状细胞水样变性，还是胞质内黏液分泌排出障碍，或者是隐窝腔中蓄积黏液物质或水肿液？使用 AB-PAS 染色法就能一探究竟。由此，我们就走在了机制探索的道路上。组织病理学观察最大的功能是研究人员可以根据各种形态学细节顺藤摸瓜，有理有据地向深层机制探索。

通过常规组织病理学观察和借助组织化学染色法做出基本推定后，下一步可以使用的组织病理学方法包括用免疫组织化学或免疫荧光法分析特定细胞类型或特定蛋白质成分的位置和数量变化，用原位杂交法分析特定基因的位置和表达量的变化。使用这些方法得出的结论，最理想的是能够与其他蛋白定量方法，如免疫印迹法（Western blotting，WB）和定量反转录聚合酶链式反应（reverse transcription-polymerase chain reaction，RT-PCR）的实验结果互为印证。但事实上，使用不同方法得出的结论之间常常无法一致。我们需要正视这一现象。就炎症性肠病而言，肠道水肿和充血，黏膜上皮细胞轻度损伤，形成的溃疡灶由小变大，浸润的炎症细胞数量和类型逐渐变化，这些病变是渐进性缓慢发生的，且在肠道的不同部位其轻重程度不同。不同实验动物虽然接受了相同的造模处理方法，但个体差异会导致同一组内不同动物肠道病变的差异很大，而且同一动物同一肠段的不同部位病变的差异也很大。那么，针对炎症性肠病这种以肠道形成溃疡灶（病灶数量不等、大小不等）为病变特征的疾病，如果不精心设计合理的采样方式，很难反映其真实的病变情况，也就难以客观评价药物治疗时病变的逆转情况。针对如何科学采样，将在第五章第二节进行详细介绍。本节将重点介绍 IBD 实验动物的不同形态学指标及变化特征。

一、解剖学评价

无论使用何种实验动物建立实验性 IBD 模型，从解剖学特征看，都很难精准地分别模拟 CD 或 UC。解剖学上对 IBD 动物的评价重点主要针对结肠，从外观上可观察到结肠变短、肠管增粗；剖开肠管，可观察到黏膜面上大小不等的溃疡灶、胶冻样水肿及肠壁增厚。此外，结肠的质量增加。

采用结肠黏膜损伤指数（colonic mucosal damage index，CMDI）评价结肠的大体病变严重程度，在进行治疗试验时，可较好地反映治疗效果及量效关系。基于 CMDI 评分法可知，IBD 模型动物轻度损伤时仅见黏膜层充血和水肿，继而发生糜烂。中度损伤时将进一步形成直径 0～1cm 的小溃疡灶，并伴有明显的肠壁增厚。重度损伤时，溃疡面最大纵径大于 1cm，甚至发生透壁性坏死。

在解剖学评价中，也使用一些半定量测定方法，常用的有结肠长度测量和结肠质量的称量。因为结肠损伤越严重，其长度变短越明显，结肠质量增加越多。在所有的研究结果中，对 IBD 干预有效的药物均会使结肠长度变长，同时使结肠质量减轻。

二、组织病理学评价

（一）常规组织病理学观察

组织病理学评价方面，通常采取结肠段制作石蜡切片，进行苏木精-伊红（HE）染色后在光学显微镜下观察组织病理变化。其病理损伤特征包括黏膜上皮损伤、隐窝和杯状细胞丢失、黏膜下炎症细胞浸润。具体说来，黏膜上皮损伤表现为表层黏膜上皮丢失和局部溃疡灶形成［图 4-1(a)］；而隐窝病变包括隐窝扩张、隐窝脓肿、隐窝数量减少伴随间质增生、隐窝畸形等［图 4-1(b)、图 4-1(c)］；黏膜下炎症反应表现为在溃疡灶及邻近区固有层中的灶性或弥散性炎症细胞浸润，浸润的炎症细胞包括中性粒细胞、巨噬细胞、淋巴细

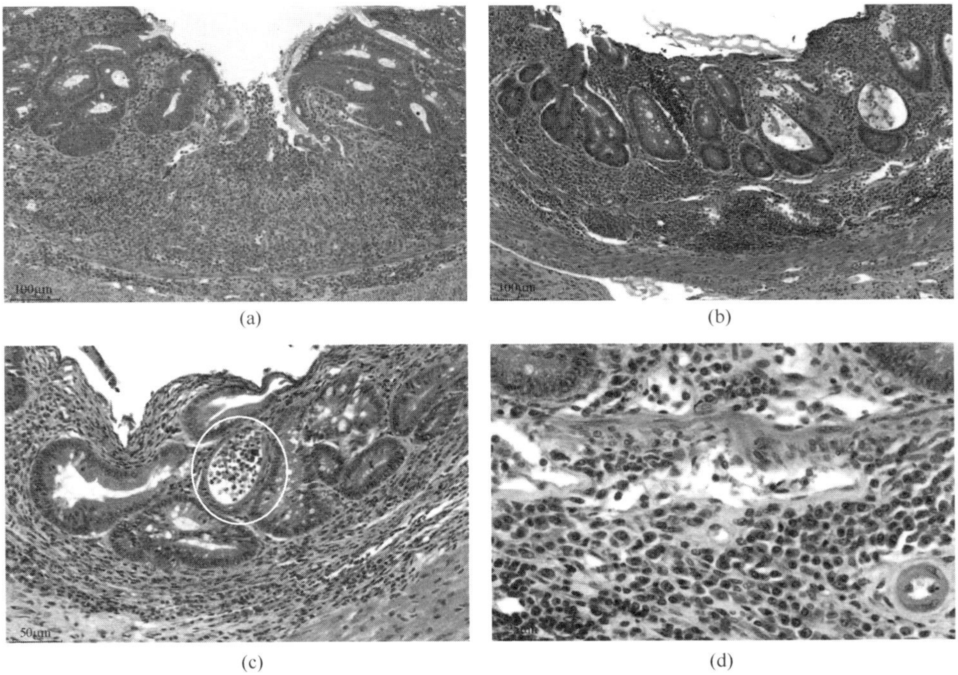

(a)　(b)　(c)　(d)

图 4-1　大鼠 TNBS 造模的结肠组织（彩图见插页）

(a) 结肠局部溃疡灶形成；(b) 隐窝畸形；(c) 隐窝扭曲及一个隐窝脓肿（圈）；(d) 溃疡灶周围大量炎症细胞浸润 HE 染色。图 4-1(a)，Bar=100μm；图 4-1(b)，Bar=100μm；图 4-1(c)，Bar=50μm；图 4-1(d)，Bar=25μm

胞、浆细胞等［图 4-1(d)］。病理损伤的程度可以通过对上述三种类型损伤的严重程度进行评分。常用的评分方法有三分法和五分法，均用 0 分表示组织形态正常。三分法使用 1、2、3 分表示轻度、中度和重度损伤。五分法使用 1、2、3、4、5 分表示轻微、轻度、中度、重度和极重度损伤。当前研究中，考察不同治疗方法对肠道病变的逆转情况时，使用评分法可以较好地分析量效关系。与解剖学观察相类似，无一例外，目前凡是研究某种治疗方法对 IBD 干预效果的，均发现治疗会逆转肠道的上皮和隐窝损伤，减轻炎症细胞浸润的严重程度，对应的病理评分值也下降。

某些研究使用电子显微镜观察结肠的超微结构，可观察到线粒体水肿、上皮细胞内质网扩张、绒毛减少和间质胶原增生等病理变化。

（二）组织化学染色法

在炎症性肠病的发病过程中，杯状细胞的数量和功能是常常被关注的指标，因此，大量的研究均使用阿尔辛蓝-过碘酸希夫（AB-PAS）染液染色来评价杯状细胞数量及其所产生黏液类型的变化。研究结果显示，IBD 动物结肠在溃疡灶部位及其边缘的杯状细胞数量有不同程度减少（图 4-2），但离溃疡灶稍远的周围区，可能出现杯状细胞数量增多，同时增生的杯状细胞内的黏液量较少。AB-PAS 染色法还可以观察黏膜层表面覆盖的黏液特征。有报道指出，UC 和 CD 的发病部位黏液层厚度与正常区域相比明显变薄，与正常动物的同一部位相比，厚度也明显变薄。

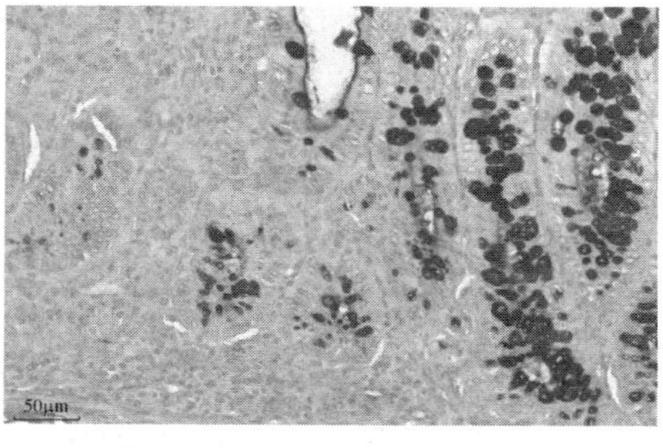

图 4-2　大鼠 TNBS 造模的结肠组织（彩图见插页）

AB-PAS 染色。Bar＝50μm

在 IBD 模型动物的肠道组织中，细胞外基质（ECM）的沉积是组织修复所需的一种生理过程。与患者相似，随着时间的推移，会发生细胞外基质过度沉积，导致肠壁增厚和变硬。成纤维细胞和肌成纤维细胞是 ECM 过度沉积的主要来源。在 IBD 研究中，常采用 MASSON 或天狼星红染色法来评估溃疡灶及周围组织中 ECM 中胶原纤维的数量，并认为其数量越多，肠道纤维化越明显。研究结果显示 IBD 动物肠道组织中胶原纤维数量以时间依赖性的方式积累，给予药物会逆转胶原纤维的过度沉积。检测的方法是测量单位面积视野中蓝染胶原纤维的面积占比，或者测量累积光密度值。两种分析方法的侧重点不同，前者仅考察视野中胶原纤维的面积，但不能反映胶原纤维的浓厚度；后者反之。正常实验动物结肠的黏膜层中，胶原纤维呈较纤细的网状，位于隐窝之间，数量较少［图 4-3(a)］。IBD 实验动物溃疡灶的纤维化明显，但随着离病灶部位距离的增加，纤维化的严重程度逐渐减轻。TNBS 造模大鼠的结肠溃疡灶固有结构消失，被增生组织取代，内有大量蓝染胶原纤维［图 4-3(b)］。溃疡灶周围隐窝间质增宽，胶原纤维增多［图 4-3(c)］。因此有人质疑，发表的文章所使用的局部组织学图片可能缺乏代表性，不能反映该实验动物结肠整体的损伤情况。如果提供结肠“瑞士卷”，很大程度上可避免被质疑。

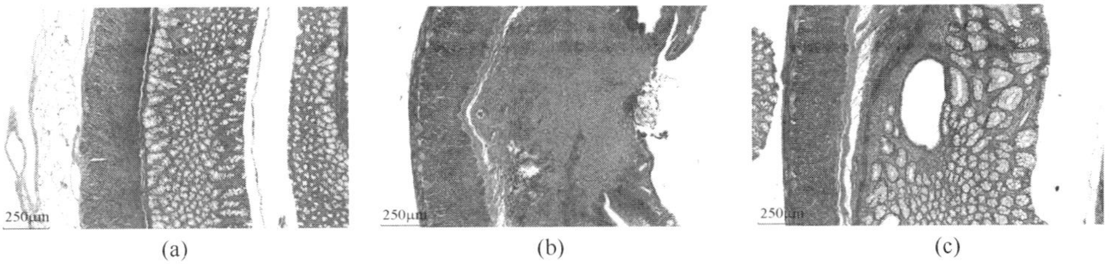

(a)　　(b)　　(c)

图 4-3　对照组大鼠和 TNBS 造模大鼠结肠胶原纤维染色（彩图见插页）

AB-PAS 染色。Bars＝250μm

天狼星红染色法可使Ⅰ型胶原纤维呈强橙黄色或亮红色，Ⅲ型胶原纤维呈绿色。在 IBD 研究中，该染色法主要用于判定Ⅰ型和Ⅲ型胶原纤维的增生程度，其与肠道纤维化程度呈正相关，不同治疗方式可不同程度地逆转肠道纤维化。2017 年以来，固有肌层的增厚被认为是导致管壁增厚，甚至肠腔阻塞的主要原因。由于天狼星红使肌纤维呈黄色，该染色法亦是评估增生组织中平滑肌含量的有效方法。现有研究提示，平滑肌的增生可能受到爬行脂肪的调控。

（三）免疫组织化学与免疫荧光法

免疫组织化学（immunohistochemistry，IHC）和免疫荧光（immunofluorescence，IF）染色法都是根据抗原和抗体间特异性结合的免疫学原理，可以特异性定位显示细胞核、细胞质或细胞膜上的特定蛋白质或酶。其差别仅在于免疫组织化学法使用化学反应呈色，在明场的光学显微镜下即可观察到阳性目标；而免疫荧光法使用荧光物质呈色，在荧光显微镜下才能观察到携带荧光的阳性目标。在IBD研究中，IHC和IF主要用于研究发病机制和药物治疗机制，可能涉及染色显示核蛋白（例如PCNA、KI67、凋亡时断裂的DNA等）、胞浆蛋白（例如MUC、IL-4等）以及膜蛋白（例如免疫细胞表面标志分子CD3、CD20、CD68等）的表达。实现的目标大体分为两类，一是确定某些表型的改变，例如确定损伤是否与某些细胞的数量、增殖和凋亡变化有关；二是与其他分子检测指标配套，研究分子机制时，关注信号通路上关键调控蛋白的定位和定量改变。目前，大多数研究关注了IHC染色切片中特定视野下阳性目标的表达量，似乎只是为了与qPCR和WB的结果相验证。其实，IHC组织切片的优势不仅是宽泛地定量，还可以实现定位观察阳性目标表达量与病灶位置的相互关系。未来可以考虑进一步细化IHC/IF切片的分析方案，例如按照病灶中央区、病灶边缘分别比较组间差异，也许可以更深入地挖掘IBD的治疗机制。下文将以核内阳性信号PCNA（增殖细胞核抗原）、膜蛋白阳性信号occludin为例，分析阳性目标在正常动物结肠中的位置分布规律和在IBD模型动物结肠中的改变。

IBD大鼠和小鼠结肠中KI67或PCNA阳性细胞减少，凋亡细胞增加，紧密连接蛋白ZO-1、claudin、occludin等减少。通常用KI67或PCNA评价细胞增殖能力，在正常结肠的隐窝部位，KI67或PCNA信号在隐窝基部高，而向黏膜表层渐弱［图4-4(a)］。在IBD模型动物中，溃疡灶周围的隐窝中，此种极性分布规律丧失，表现为在隐窝的黏膜上皮细胞中阳性信号散在无规律分布（图中箭头所示）。此外，间质层增宽，也见有大量阳性信号，反映固有层中成纤维细胞和部分炎症细胞增殖活跃［图4-4(b)］。

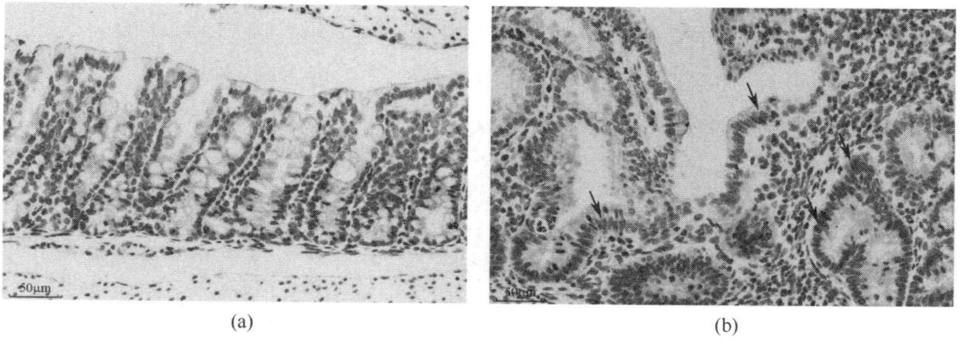

(a) (b)

图4-4　大鼠正常结肠和IBD模型结肠隐窝中的PCNA信号分布（彩图见插页）

IHC，PCNA染色。Bars＝50μm

TUNEL染色法，全称是脱氧核糖核苷酸末端转移酶介导的缺口末端标记法（terminal deoxynucleotidyl transferase mediated dUTP-biotin nick end labeling)，通过标记DNA双链断裂点，用于评估细胞的凋亡或DNA损伤情况。在正常实验动物的结肠组织中，其黏膜表面偶见或不见阳性表达［图4-5(a)］。在DSS或TNBS等造模方法诱导的IBD模型中，结肠溃疡灶部位的黏膜上皮和固有组织被破坏，通常处于增殖修复阶段，所以TUNEL阳性表达较少，反而在溃疡灶周围无明显溃疡的区域可观察到阳性信号的明显上调［图4-5(b)］。

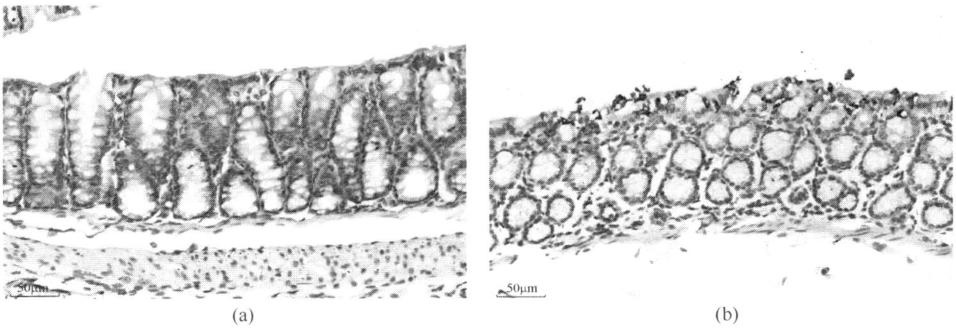

(a)　(b)

图4-5　小鼠正常结肠和IBD小鼠结肠黏膜表层细胞凋亡情况（彩图见插页）

IHC，TUNEL染色。Bars＝50μm

所有的紧密连接（tight junction，TJ）蛋白位于相邻的两个细胞之间或细胞与基膜之间。因此，成功的IHC染色切片中TJ蛋白在两个细胞之间相对高表达，DAB显色时呈棕黄色线状排列。由于TJ蛋白在胞内合成，因此在胞核和胞浆又有弱表达。在结肠组织中，表层以黏膜上皮细胞为主，因细胞排列致密，故在黏膜表面有更多的阳性表达。以大鼠结肠的紧密连接蛋白occludin为例，在正常结肠组织中，黏膜表层的TJ蛋白丰富，局部呈线状排列，而深部隐窝中TJ蛋白的表达较弱［图4-6(a)］。在IBD大鼠结肠中，溃疡灶附近新生的黏膜表层TJ蛋白呈弱表达［图4-6(b)］。

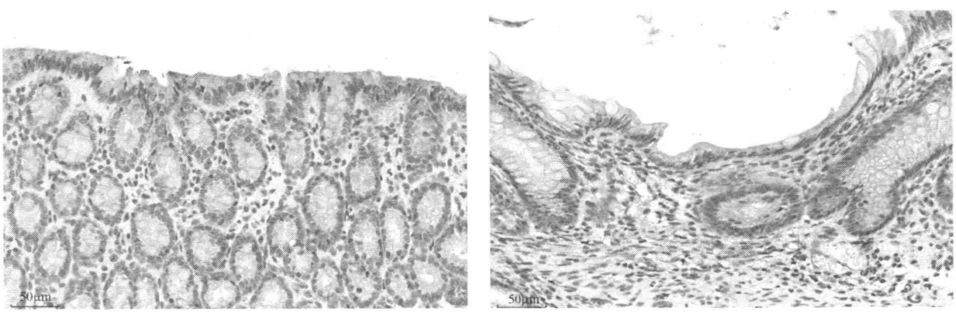

(a)　(b)

图4-6　大鼠正常结肠和IBD大鼠结肠黏膜表层occludin的表达（彩图见插页）

IHC染色。Bars＝50μm

近年来，越来越多的学者关注IBD时肠道纤维化的情况，在此作一简介。肠道纤维化常见的免疫染色指标包括血管内皮生长因子（vascular endothelial growth factor，VEGF）、E-钙黏蛋白（E-cadherin）、转化生长因子-β1（TGF-β1）、波形蛋白（vimentin）、肌成纤维细胞标志物α-平滑肌肌动蛋白（α-SMA）和成纤维细胞活化蛋白（FAP）。此外，当组织受损时，需要胶原蛋白来修复缺损，而过多的胶原蛋白产生会导致器官纤维化，因此，Ⅰ型胶原蛋白（COL1A1）和Ⅲ型胶原蛋白（COL3A1）也可作为肠纤维化的标志物。

（彭西，付强）

第三节　炎症性肠病的发病机制

现有研究表明，IBD的发病机制与肠道屏障的破坏、氧化还原反应的失衡、免疫功能的紊乱、肠道菌群的紊乱等密切相关。

一、肠道屏障的破坏

肠黏膜屏障是肠道与外界环境接触的第一道屏障，对减少病原体的侵袭、毒素的吸收有极其重要的作用。肠黏膜屏障构成复杂，主要由表面的黏液层、上皮细胞层、黏膜基底膜构成，包括机械屏障、黏液屏障、微生物屏障和免疫屏障。

（一）机械屏障

肠道机械屏障主要由排列整齐的上皮细胞和细胞间连接复合物构成。肠上皮细胞之间的连接方式包括紧密连接、缝隙连接、黏附连接以及桥粒连接。其中，位于细胞顶部的紧密连接是封闭细胞间隙、调节肠黏膜通透性的关键。病理情况下，IBD患者的紧密连接功能、超微结构和蛋白质组成会发生改变，紧密连接的结构和功能会被破坏，进而导致肠屏障功能受损。紧密连接（tight junction，TJ）是由claudin、occludin、连接黏附分子（junction adhesion molecule，JAM）和带状闭合蛋白（zonula occludens 1，ZO-1）以及细胞骨架共同构成的。其中，claudin、occludin和JAM是连接细胞的跨膜结构蛋白。ZO-1则位于胞内，与细胞骨架肌动蛋白直接结合，同时也可以与细胞膜闭锁蛋白结合，在细胞骨架改变时直接影响紧密连接蛋白的正常防御功能。

Claudin是构成TJ链的四次跨膜蛋白，在细胞外区域中存在一些带电残基，这些带电残基在一定程度上决定了细胞旁通道的电荷选择性，而一些claudin具有中性的细胞外区域，可用于形成屏障。

Occludin是位于TJ的四次跨膜蛋白，该蛋白的精确功能还无法准确描述，但可以确定的是，闭合蛋白的磷酸化与TJ功能的动态调节有关。

连接黏附分子是一类定位于TJ的具有两个IG重复序列的细胞-细胞黏附分子。其中JAM-A、JAM-B和JAM-C是已知的，它们在调节上皮屏障和极性中起着重要作用。

机械屏障的主要功能是限制肠腔内的致病菌毒素和抗原的渗透，在细胞旁途径和跨细胞途径介导下吸收肠腔内的水、电解质和营养物质。当上皮细胞损伤时，机械屏障的通透性大大增加，肠腔内的大分子蛋白质、致病菌可通过破损的机械屏障进入固有层，从而诱导结肠炎的发生。

（二）黏液屏障

肠道黏液屏障位于肠上皮和肠腔微生物之间，是肠上皮与复杂的肠道环境直接接触的“第一道防线”，主要结构是由杯状细胞分泌的黏蛋白2（Muc2）。

杯状细胞（gobletcells，GCs）存在两种分化轨迹，分为隐窝间杯状细胞（intercrypt GC，icGC）和隐窝杯状细胞。隐窝杯状细胞产生的黏液层覆盖于隐窝表面，对保护隐窝底部干细胞微环境的稳定性起重要作用。隐窝干细胞会不断地更新，肠上皮在3～7d内会完全更新一次。体内有多种信号通路会影响GCs的分化，其他因素如微生物、免疫细胞、饮食、能量代谢等也会影响GCs的分化。

肠GCs的丢失或功能障碍与IBD的发生发展密切相关，如核心成分MUC2、FCGBP、抗菌蛋白WFDC2等物质的减少都发生在UC炎症发生之前。此外，活动性UC患者的黏蛋白聚糖表现为短链聚糖链相对增加和复杂聚糖结构减少，这种异常的糖基化与疾病严重程度密切相关。CD患者则表现为MUC5AC、MUC5B、MUC6和MUC7水平显著降低。在炎症组织中，CD与UC都存在GCs耗竭、黏蛋白合成减少和黏液层通透性增加等改变。以上研究证据表明，黏蛋白的质或量的改变在IBD的发生发展过程中起着重要作用。但是，GCs在不同的病原体感染中可能是一把“双刃剑”，不同的病原体对GCs的调节作用也截然不同。

肠道黏液外层寄生有大量肠道细菌，宿主与菌群维持着互惠互利的共生关系。生理条件下，黏液屏障与肠道菌群处于动态平衡，当黏液屏障功能缺陷或肠道致病菌数量过多时，细菌可穿透黏液层到达肠上皮细胞，诱发肠道炎症。肠道细菌（尤其是致病菌）穿透黏液内层后，直接与上皮细胞接触，进而激活获得性免疫应答，调控杯状细胞分化、黏液分泌及其糖基化，发挥对宿主的保护作用。IBD患者的获得性免疫系统被过度激活后，会释放大量炎症因子，进而破坏肠道黏液屏障。其中，Th2细胞分泌的IL-13可促进杯状细胞增殖以及肠道黏液分泌，介导黏蛋白的糖基化过程，预防肠道致病菌诱发的感染。

（三）微生物屏障

肠道中数以万亿计的微生物与宿主具有共生或互惠关系，健康状态下的肠道微生物可以保持抗感染和抗炎状态，并通过特定的宿主-微生物相互作用在维持免疫和肠道稳态方面发挥重要作用。当物理屏障、黏液屏障受损时，肠道菌群就可以穿透屏障，进入固有层，诱导异常的免疫反应。在肠道固有层中，一些吞噬细胞亚群会对细菌感染或共生细菌群落的波动作出反应。

结肠是体内微生物数量最多的地方，与共生细菌和真菌共享肠道生态位。微生物群的改变对宿主免疫有显著影响，肠道黏膜的稳定性与更稳定的菌群有关。在肠道疾病期间，菌群受到干扰，菌群类型会不断改变。IBD患者的典型特征是肠道菌群失调，粪便中可培养白色念珠菌的检出率和丰度较高。与不相关的健康对照组相比，CD患者及其健康亲属粪便中的真菌丰富度有所下降，但真菌多样性未见变化，而活动性UC患者的真菌多样性明显降低。也有研究认为，IBD患者体内细菌的种类和功能发生了改变，从而引起IBD患者肠腔内短链脂肪酸和丁酸盐的含量明显减少，导致上皮细胞受损，诱发肠道炎症反应。

IBD患者常存在肠道菌群失调，相关研究多提示益生菌的减少，其中，双歧杆菌与乳酸杆菌在维持肠道生物屏障功能中发挥着重要作用。同时，大量研究表明，补充益生菌可以影响巨噬细胞抗炎因子的表达，如在发炎的黏膜中诱导巨噬细胞产生IL-10，从而改善DSS诱导的结肠炎。肠道微生物群可以直接通过与免疫细胞接触或通过代谢物间接诱导细胞分化，从而起到维持上皮细胞屏障的完整性和防御细胞外细菌和真菌感染的作用。

（四）免疫屏障

肠道免疫反应的失调是慢性炎症的标志。IBD的发病机制与先天性和适应性免疫细胞有关。先天性免疫细胞，如巨噬细胞、树突状细胞、中性粒细胞、自然杀伤细胞和固有淋巴样细胞（innate lymphoid cells，ILC）相互作用，产生细胞因子、趋化因子和抗菌肽，引发炎症，导致抗原呈递和适应性免疫系统的激活，而适应性免疫中的T细胞和B细胞是IBD肠道炎症的关键驱动因素。

肠道微生物群和其他抗原成分可能触发肠道组织中的先天性和适应性免疫反应。在临床前CD患者中，细胞因子信号传导蛋白、补体、自噬、免疫球蛋白糖基化和对肠道微生物群的反应相关途径会显著富集，同时肠道物理屏障的功能可以通过一系列免疫和非免疫分子的影响进一步加强。例如，分泌型免疫球蛋白 A（IgA），这一关键的稳态黏膜免疫球蛋白，通过与肠道微生物群、黏液层以及骨髓和非骨髓固有层细胞的多重相互作用增强功能性肠道屏障。

在稳态条件下，巨噬细胞是最丰富的肠道免疫细胞之一，存在于固有层或肌层中。相关研究表明，巨噬细胞是结肠远端上皮细胞存活和肠道屏障完整性所必需的。结肠黏膜必须严格调节液体的吸收，以避免有毒真菌代谢物进入上皮细胞并进一步进入血液循环。上皮下巨噬细胞会对通过结肠远端上皮细胞吸收的液体进行快速质量检查，保护它们免受腔内真菌代谢产物的毒害。巨噬细胞参与多种生物过程，包括微生物的降解、凋亡小体的沉默清除、组织修复和胃肠道运动，也可以抑制炎症，并促进 $FOXP3^{+}$ 调节性 T 细胞的生存和对食物的耐受。此外，巨噬细胞的功能和状态受到微生物群的严格调控，因此，它们在结肠中的数量比在小肠中的更多。同时，在炎症性肠病中可以观察到，巨噬细胞的亚上皮细胞定位的破坏与肠屏障完整性的丧失有关，巨噬细胞能特异性地促进结肠远端上皮细胞的存活。因此，巨噬细胞被认为能协调上皮细胞与微生物群的相互作用，以维持结肠内环境的稳定。

二、氧化还原状态失衡

氧化还原状态对 IBD 的发病机制有着深远的影响。氧化应激通过增加 ROS 生成、损害细胞、破坏肠道屏障、影响免疫功能等途径，促进炎症反应和病理变化的发生。因此，调节氧化还原状态可能有助于减轻炎症反应和改善 IBD 的症状。

（一）氧化应激的启动

氧化还原失衡导致体内氧化应激增加，表现为 ROS 的生成与清除之间的不平衡。这些活性物质可以损伤肠道细胞，破坏肠道黏膜屏障，导致炎症。细胞内的 ROS 主要由线粒体通过电子传递链产生。线粒体在细胞内是能量生产的主要场所，通过氧化磷酸化过程产生三磷酸腺苷（ATP），但同时也会产生 ROS 作为副产品。ROS 包括超氧阴离子、过氧化氢、羟自由基和单线态氧等具有高度反应活性的化学物质。ROS 在正常情况下通过细胞内的抗氧化防御系统得到平衡，这些系统包括各种酶，如超氧化物歧化酶、过氧化氢酶、谷胱甘肽过氧化物酶，以及小分子抗氧化剂，如维生素 C、维生素 E 和谷胱甘肽等。这些抗氧化防御系统有助于中和过多的 ROS，防止它们对细胞和组织造成损伤。然而，当ROS产生过多或抗氧化防御系统失调时，就会导致氧化应激。这些活性物质可以损伤肠道细胞，破坏肠道黏膜屏障，导致炎症。

这种现象不仅局限于IBD发炎的肠黏膜，还扩展到肠壁更深处，并在全身循环中反映出来。在IBD中，可以通过测量全身氧化还原状态的特定成分来评估过量的ROS。此外，除了ROS，其他物质，如活性氮种（RNS）和活性硫种（RSS），也参与了相关的化学反应。

（二）氧化应激与细胞损伤

ROS和RNS可能会改变炎症反应，并导致脂质和蛋白质修饰、DNA损伤、细胞凋亡或致癌。

ROS能够扭曲嘌呤、嘧啶和脱氧核糖的空间结构，破坏双链DNA，从而诱导转录抑制、激活和复制错误，与癌症相关。炎症性氧化应激导致的DNA损伤是IBD患者癌症高发的主要原因之一。8-羟基-2-脱氧鸟苷是最常被研究的氧化代谢物之一，被视为DNA氧化损伤的生物标志物。IBD患者的外周血淋巴细胞中，氧化应激和DNA损伤水平明显升高。这种DNA损伤可能与抗氧化能力不足以及ROS和RNS产生过多有关，从而在IBD的发病机制中起到重要作用。

ROS和RNS引发脂质过氧化，特别是多不饱和脂肪酸（PUFA）。ROS与PUFA相互作用，形成脂质自由基，这些脂质自由基与分子氧反应后生成脂质过氧自由基。在脂质过氧化过程中，不饱和脂肪酸的疏水尾部会接收氢过氧基团。这一变化可能通过干扰疏水性脂质及脂质-蛋白质的相互作用，影响生物膜和脂蛋白的结构特性。此外，该反应还可能导致氢过氧自由基和反应性醛类物质的产生，从而引发其他细胞成分的二次修饰。最终产物如丙二醛和4-羟基壬烯醛可损伤蛋白质。脂质过氧化会损害生物膜的完整性、流动性和通透性，促使脂蛋白转变为促炎形式，同时产生潜在的毒性物质。

IBD发生时，细胞不断受到ROS和RNS的威胁。在正常的氧代谢过程中，低至中等浓度的ROS和RNS作为信号分子，有助于有丝分裂和防御病原体入侵。然而，当这些物质过量产生或清除不完全时，会引发氧化应激和亚硝化应激，这可能导致炎症反应的改变、脂质和蛋白质的修饰、DNA损伤，以及细胞凋亡或致癌。

（三）氧化应激导致肠道屏障功能受损

氧化应激损害肠黏膜的结构和功能，导致肠道屏障功能受损，使得有害物质和细菌更容易穿透肠道屏障，从而触发免疫反应和炎症。在黏膜炎症的环境中，炎性细胞因子的作用激活了 NADPH 氧化酶（NOX）和诱导型一氧化氮合酶（iNOS），导致肠上皮细胞、中性粒细胞和巨噬细胞产生超氧化物和一氧化氮。肠上皮细胞通过激活 NOX 和 iNOS 进一步增加 ROS/RNS 的生成。过量的 ROS 可能损伤细胞骨架蛋白，进而影响紧密连接，增加肠道的通透性。这种肠上皮屏障的破坏会导致更严重的黏膜炎症。通过这种方式，氧化应激使胃肠道发炎，IBD 开始发生。肠道通透性的增加可能与 IBD 患者的疾病严重程度相关，且通常在缓解期依然存在。这种现象主要是紧密连接蛋白的异常引起的，而在疾病活动期间，严重的黏膜损伤会破坏肠道屏障，导致管腔内容物的泄漏。实际上，TNF-α 和 IL-13 与紧密连接的破坏以及上皮细胞的凋亡密切相关。

（四）氧化应激与免疫系统激活

氧化应激可激活免疫系统，增加炎症因子的释放（如 TNF-α、IL-1β、IL-6）。这些炎症因子可以进一步损伤肠道组织并促进慢性炎症。在胃肠道中，先天免疫系统由上皮细胞、中性粒细胞、巨噬细胞、树突状细胞和自然杀伤（NK）细胞组成，而适应性免疫系统由 T 淋巴细胞和 B 细胞组成，它们在激活时会释放细胞因子和抗体。黏膜免疫系统可以通过有效的机制精细地区分致病性、非致病性和正常的肠道微生物。在正常情况下，胃肠道黏膜中的促炎细胞因子（TNF-α、IL-1、IL-6、IL-8、IL-17 和 IL-23）和抗炎性细胞因子（IL-5、IL-10、IL-11 和 TGF-β）之间的平衡受到严格控制。IBD 患者的肠黏膜通常会有大量的炎症细胞浸润，免疫反应失控主要是由于效应 T 淋巴细胞的过度活化，伴随产生的促炎细胞因子，如 TNF-α、IL-1β 和 IL-6，以及趋化因子的增加。这些因子与其他炎症介质共同作用，导致组织损伤和持续的炎症反应。IBD 的发病机制主要与 Th 细胞与 Treg 细胞之间平衡的破坏有关，这导致 Treg 细胞的功能受限。在 CD 中，炎症主要由 Th1 细胞驱动，导致 IL-12、IL-17 和 IL-23 等细胞因子过量产生。相比之下，UC 主要受到 Th2 细胞分泌的 IL-4、IL-5、IL-10 和 IL-13 等细胞因子的影响。

（五）氧化应激与炎症反应

NF-κB 是许多疾病过程中一个重要的调节因子，在 IBD 中异常活跃。它在免疫和炎症反应中起着核心调节作用，负责控制免疫激活、细胞因子产生、细胞存活以及炎症相关基因的转录。NF-κB 通路是一个复杂的信号转导级联反应，能够调节与免疫、炎症和细胞存活相关的多种基因的表达。在肠上皮细胞中，Toll 样受体（TLR）的激活和这些受体对 TNF-α 的识别启动了下游的

NF-κB 信号通路。该信号通路也容易受到氧化应激的影响。中性粒细胞的募集及关键转录信号通路（如 NF-κB 和 AP-1）的激活，会加剧炎症反应和组织损伤。*TNF-α* 和 *IL-1β* 等炎症基因在 NF-κB 转录因子与靶基因的增强子或启动子结合时被转录。在氧化应激过程中，IKK 复合物（由 IKKα 和 IKKβ 组成）通过磷酸化和泛素介导的 IκB 降解被激活，促使 NF-κB 进入细胞核并诱导转录。

（六）抗氧化防御损伤

抗氧化剂在维持身体的氧化还原平衡方面发挥着重要作用，通过消除 ROS 来保护细胞，防止氧化损伤。这些抗氧化剂可以分为两类：酶促抗氧化剂，如超氧化物歧化酶、过氧化氢酶和过氧化物酶；非酶促抗氧化剂，如生育酚、谷胱甘肽和抗坏血酸。通过抗氧化剂的保护作用，细胞可以有效抵御内源性或非内源性有害分子的影响。在天然抗氧化剂中，还原形式的谷胱甘肽（GSH）主要负责清除代谢过程中生成的活性氧中间体和自由基。GSH 作为抗氧化酶 GPx 的底物，帮助清除反应性物质。它会被转化为氧化形式的 GSSH，并可以通过谷胱甘肽还原酶再转化为 GSH。如果自由基过量，这一转化过程会减缓，从而导致 GSSH 在细胞内积累。

三、免疫功能紊乱

肠道免疫功能作为人体最大的也是最重要的内部屏障之一，保护宿主免受肠道内有害物质和各种微生物的侵害。IBD 的慢性炎症反应与免疫系统的调节失衡和过度激活存在直接联系。根据获得方式的不同，主要分为先天性免疫和适应性免疫，因此肠道免疫细胞也可分为先天性免疫细胞和适应性免疫细胞，这两种细胞在 IBD 的免疫反应中都有很重要的作用。先天性免疫细胞包括先天淋巴细胞（innate lymphoid cells，ILC）、巨噬细胞、树突状细胞、中性粒细胞、自然杀伤（natural killer，NK）细胞和固有淋巴细胞，构成黏膜天然免疫系统的第一道防线。适应性免疫细胞主要由 T 淋巴细胞和 B 淋巴细胞组成，T 细胞在抗原与炎性细胞因子作用下分化为 Th1 细胞、Th2 细胞、Th17 细胞和 Treg 细胞。其中，Th1 细胞和 Th17 细胞及其相关炎性因子的激活被认为与 CD 发病有关，而 Th2 细胞和 Th17 细胞及其相关炎性因子的激活被认为与 UC 发病有关。与先天性免疫相比，适应性免疫具有较高的特异性和免疫记忆能力。免疫细胞运输到肠道启动和维持免疫反应是 IBD 的关键发病机制，免疫细胞运输的完整过程包括拴系、滚动、激活、黏附和外渗，整个过程中涉及各种整合素、选择素、趋化因子及其配体或受体的结合及相互作用。而在维持免疫反应方面，先天性免疫细胞释放氧自由基、炎性细胞因子、穿孔素和颗粒酶等，改变肠壁细胞的紧密连接以增加通透性。两种免疫方式既互相独立，又互相影响。这些亚型细胞产生炎性因子并释放，炎性因子与抗炎因子失衡导致肠黏膜持续慢性炎症及屏障功能受损。

（一）先天性免疫和 IBD

1. 先天淋巴细胞

ILC 在 IBD 发病机制中的作用得到探究，根据转录因子的表达和分泌的细胞因子类型将其区分为三种类型的细胞：ILC1、ILC2 和 ILC3。研究发现炎症肠段的 ILC1 细胞的数量显著增加，表明 ILC1 细胞数量的增加与 CD 的早期阶段相关。ILC1 是 T-box 转录因子（T-bet）表达增强的结果，其表达由 IL-12 诱导。ILC1 主要负责清除病毒和细菌，此外，还可合成干扰素-γ，被认为与肠道慢性炎症和组织损伤相关。ILC2 的出现是 GATA-3 和 ROR-α 等转录因子表达增强的结果。ILC2 释放 IL-5 和破坏肠上皮屏障功能的 IL-13，IL-5 负责将中性粒细胞募集到炎症区域。然而，ILC2 也能够分泌 IL-4、IL-6、IL-8、IL-9、粒细胞-巨噬细胞集落刺激因子，参与肠道上皮修复。ILC3 作为最多样化的先天淋巴细胞亚群，它是 RORγt 作用的结果。由于存在细胞毒性的天然受体，ILC3 细胞可分为 $NKp44^+$ 和 $NKp44^-$ 两类细胞。$NKp44^+$ 细胞是回肠、盲肠和结肠健康黏膜中的优势 ILC 细胞，特点是 IL-22 高表达，对肠上皮细胞具有保护作用。IBD 患者的 $NKp44^+$ 细胞数量减少，且与内镜检查中评估的疾病活动程度呈负相关。

2. 巨噬细胞和树突状细胞

巨噬细胞和树突状细胞广泛存在于肠道相关淋巴组织和肠道固有层中，具有多种免疫和分泌功能，包括吞噬、呈递抗原和清除致病物质，以及产生细胞因子和维持上皮屏障功能。多项研究表明，肠道巨噬细胞释放的细胞因子和其他可溶性因子有助于维持组织稳态，向受损的结肠上皮传递再生信号，促进肠道再生反应。IBD 患者炎症部位有大量的树突状细胞，这些细胞激活 $CD4^+$ 和 $CD8^+$ T 淋巴细胞、NK 细胞等效应细胞，并抑制调节细胞的活化。树突状细胞在识别共生菌群后不会引发炎症反应，而是主动诱导耐受性细胞因子的分泌和 Treg 细胞的分泌。因此，根据对抗原和细菌的识别，树突状细胞可以启动促炎反应或抗炎反应。巨噬细胞通过识别病原体、吞噬微生物和调节肠道炎症来维持肠道内环境平衡。机体发生 IBD 时，巨噬细胞可以促进肠黏膜屏障愈合，并协调免疫反应的发展。根据激活状态的不同，巨噬细胞分为代表促炎状态的经典激活M1型巨噬细胞和代表抗炎状态的交替激活M2型巨噬细胞。M1型巨噬细胞的存在将局部巨噬细胞的平衡转变为促炎状态。M1型巨噬细胞和上皮细胞共同培养后，上皮屏障的完整性将受到负面影响，破坏TJ蛋白并诱导上皮细胞凋亡，从而推动IBD的发展。当组织发生炎症时，体内的各种细胞，如巨噬细胞和间充质干细胞（mesenchymal stem cell，MSC）在炎性细胞因子的刺激下可以分泌肿瘤坏死因子诱导蛋白6（tumor necrosis factor-stimulated gene-6，TSG-6），而TSG-6能够通过调节炎性细胞因子和诱导M2型巨噬细胞标记物的表达来减轻肠道炎症。也有部分物质，例如chensinin-1b通过将巨噬细胞从M1表型复极化为M2表型来减弱IBD的炎症反应。

（二）适应性免疫和IBD

1. T细胞和IBD

初始T细胞可被抗原或肠系膜淋巴结中带有抗原的树突状细胞激活，活化的T细胞可以分为效应T细胞、调节性T细胞和记忆T细胞。通常，效应T细胞可以产生炎性细胞因子，提供针对微生物感染的即时保护；调节性T细胞可以减轻炎症；记忆细胞可以提供持久的免疫力。

目前研究表明，IBD患者炎症组织中T细胞增加，提示这类细胞在IBD的发病机制中起着重要作用。树突状细胞在摄取抗原后激活T细胞，Th0细胞分化为Th1细胞、Th2细胞和Th17细胞。IBD患者肠黏膜中存在大量Th17细胞浸润，Th17细胞不仅可以通过保持免疫微环境的平衡来保护肠黏膜，还可以通过分泌促炎细胞因子加剧肠道炎症反应。研究表明，Th17细胞被认为是IBD的主要致病因素。炎症组织中的Th17细胞释放的IL-17和Th17相关细胞因子的水平也较正常组织高。与Th17细胞相比，Treg细胞不仅能抑制自身免疫性疾病的发生，还能控制肠道炎症。Treg细胞是$CD4^+$ T细胞的一个亚群，在维持免疫耐受和平衡方面发挥着重要作用。UC小鼠模型中，小鼠外周血Treg细胞通过增加IL-10和TGF-β的分泌，显著改善了小鼠腹泻症状。Treg细胞表达叉头状家族转录因子P3（forkhead box protein P3，FOXP3）并产生抗炎细胞因子IL-10和TGF-β，从而发挥抗炎作用。Th17细胞促进肠道炎症的发生，而Treg细胞则抑制肠道炎症的发生。Th17/Treg细胞失衡是影响IBD发生发展的主要因素，其主要受到T细胞受体信号、共刺激信号、细胞因子、胆汁酸代谢物、肠道微生物群等因素的影响。

2. B细胞和IBD

B细胞由骨髓来源的多能干细胞分化而来，机体受到外源信号刺激时，可促使B细胞产生促炎细胞因子或抗炎细胞因子，参与免疫调节和炎症反应。

调节性 B 细胞（regulatory B cell，Breg cell）是一类能够抑制免疫应答并分泌 IL-10 的 B 细胞亚群。IL-10 的保护功能已在许多结肠炎模型中得到证实，Breg 细胞可通过直接接触和间接接触发挥其免疫效应。尽管 T 细胞系统在有关 IBD 发病机制和治疗方法的研究中占主导地位，但新的数据表明 B 细胞谱系在 IBD 中也具有重要作用。Breg 细胞通过分泌 IL-10 促进 T 细胞转化为 Treg 细胞，并促进 FOXP3 的表达。此外，B 细胞通过产生上皮细胞特异性自身抗体加重 UC 患者的病情。最近研究表明，DSS 诱导的结肠炎小鼠结肠中 Breg 细胞持续减少，提示慢性肠道炎症导致的黏膜 B 细胞持续改变可能参与 IBD 发病。在大肠杆菌刺激 B 细胞后，IL-6 的分泌上调，促进 Breg 细胞分化和 IL-10 的产生。UC 患者外周血和肠组织中 Breg 细胞数量明显减少，同时伴有较低的血清 IL-10 水平。Breg 细胞和 Treg 细胞在体内的增加有助于建立免疫稳态。综上所述，这两个关键的调节细胞群体可能会形成强大的抗炎环境，从而抑制各种自身免疫性疾病的炎症反应。

四、肠道菌群紊乱

人类肠道微生物群包括生活在胃肠道中的细菌、病毒和真菌等微生物。这些微生物群在维持肠道健康和宿主整体健康中发挥着重要作用。它们通过限制有害病原菌的生长、激活免疫系统、调节营养物质的利用和宿主的代谢，并控制维生素和酶的生产，来帮助维持肠道的平衡和功能。健康的肠道菌群对维持肠道免疫平衡和黏膜屏障功能至关重要。肠道微生物群是 IBD 的关键环境因素。人体在出生时就被大量微生物定植，其数量约为宿主细胞的 10 倍。肠道中有 1000 至 5000 种不同物种，99%属于厚壁菌门、拟杆菌门、变形菌门和放线菌门。这些微生物的基因数量约为人类基因组的 100 倍，且肠道菌群会受到饮食、益生菌、益生元、抗生素、外源酶、粪菌移植和其他环境因素的影响。

（一）肠道菌群紊乱导致屏障功能受损

肠上皮细胞（IEC）是重要的细胞屏障，起到选择性屏障的作用，限制抗原进入黏膜免疫系统，从而诱导对共生微生物或食物抗原的口服耐受性，并帮助宿主抵御病原体。肠道上皮细胞在维持肠道屏障的完整性方面起着关键作用。益生菌能促进上皮细胞的增殖和修复，而病原菌的增殖则会损害上皮屏障。肠道菌群失衡会导致紧密连接蛋白（如 claudin 和 occludin）的表达减少，使肠道通透性增加，进而使未消化的食物成分和细菌成分进入体内，引发免疫反应。正常的肠道菌群有助于维持肠道屏障的完整性，防止有害物质和病原体的入侵。然而，菌群失调可能导致肠道屏障受损，使得炎症介质和细菌成分更容易进入体内，从而引发或加重炎症反应。肠道屏障由一层单层上皮细胞构成，这些细胞通过紧密连接相连，并且表面覆盖有疏水性强的黏液层。这个细胞层包含不同的细胞类型，例如杯状细胞和潘氏细胞，它们分别分泌黏蛋白和抗菌肽，如防御素和溶菌酶。这些细胞不仅维护屏障功能，还在调节对微生物和非自身抗原的耐受性中扮演重要角色。大量入侵的细菌会过度激活 TLR，导致炎性细胞因子过度产生，从而导致上皮损伤和慢性炎症。

（二）肠道菌群改变影响肠道功能

在 IBD 患者中，肠道菌群的多样性通常降低，某些有害细菌的丰度可能增加，而有益细菌的数量则减少。这种不平衡可能影响肠道的免疫系统和屏障功能。与健康人群相比，IBD 患者的肠道菌群多样性通常较低，即所含菌种的丰富度和多样性较低，特别是厚壁菌门和拟杆菌门。在 IBD 中，当黏蛋白降解细菌的数量增加时，会破坏肠道上皮的完整性。这些细菌释放的黏蛋白和酶会降低紧密连接蛋白的表达，进而损害肠道屏障功能。此外，特定的细菌菌株通过跨细胞途径增加肠道的通透性，导致细胞旁区域的高通透性，使得微生物和其他物质能够非特异性地渗透。这样，便形成了一个恶性循环。在 IBD 患者的肠道菌群中，*Roseburia* 和 *Phascolarctobacterium* 的丰度显著降低，而梭状芽孢杆菌的丰度增加。*Roseburia* 与抗炎调节性 T 细胞的产生相关，而 *Phascolarctobacterium* 与 *Paraprevotella* 共培养时能消耗琥珀酸盐并产生丙酸，后者是一种具有抗炎作用的短链脂肪酸（SCFA）。因此，IBD 患者中 *Phascolarctobacterium* 的减少可能导致 SCFA 生成减少，从而加重 IBD 症状。

（三）肠道菌群改变影响代谢产物

肠道菌群的代谢活动对肠道环境和宿主的健康有着显著的影响。微生物群的组成变化可以引起代谢物产生的不平衡，这与 IBD 的发病机制有一定关联。一些细菌，包括普氏栖粪杆菌、肠罗氏杆菌和丁酸梭菌，通过发酵消化复杂的糖类产生 SCFA，调节宿主免疫细胞并作为结肠细胞的碳源。短链脂肪酸是碳原子数少于 6 个的脂肪酸，主要由乙酸、丙酸和丁酸组成。这些 SCFAs 不仅提供能量，还能抑制肠道炎症，促进肠道细胞的健康。其中，乙酸是丁酸生成的前体，而丁酸则是结肠上皮细胞的主要能量来源。因此，能够产生丁酸的细菌在维持肠道上皮屏障的完整性中发挥着关键作用。细菌通过产生溶血素来损害宿主细胞膜，其中大肠杆菌的 α-溶血素的作用特别显著。活动性 UC 患者的 α-溶血素水平显著高于健康对照组，这表明该溶血素在破坏肠道上皮屏障中扮演了关键角色。而有害菌可能产生毒性代谢产物，进一步损害肠道上皮，增强炎症反应。

色氨酸是一种必需氨基酸，肠道微生物可将其转化为喹啉酸，喹啉酸与IBD相关。IBD患者的喹啉酸水平显著升高，表明参与色氨酸代谢的肠道微生物酶被激活，这提示肠道菌群失调可能通过促进色氨酸转化为喹啉酸来诱发IBD。琥珀酸作为三羧酸循环的中间代谢产物，主要由宿主细胞和微生物生成，在宿主体内起到重要的促炎作用。与健康对照组相比，人类IBD患者尿中琥珀酸水平显著降低。

（四）肠道菌群与免疫反应

肠道微生物群对宿主免疫系统的发育至关重要，同时宿主免疫系统也会影响肠道微生物群的结构和功能。肠道菌群可以调节T细胞，并影响Th细胞的谱系。Treg细胞是$CD4^+$ T细胞，主要负责调节或抑制免疫系统中其他细胞的功能。Th17细胞是效应T细胞的一个亚群，其特征是产生白细胞介素（IL-17A、IL-17F、IL-21和IL-22），其发育也受肠道菌群的调节。已有研究发现，IBD患者中梭状芽孢杆菌的数量减少，尤其是梭状芽孢杆菌簇ⅩⅣa和Ⅳ的成员，这些菌群被认为有助于免疫调节。

上皮屏障和黏液层，以及分泌型IgA和抗菌肽，限制了细菌与潜在免疫细胞的接触。如果细菌能够靠近或穿透上皮层，肠道巨噬细胞会吞噬并消灭它们；同时，树突状细胞会吞噬并将活细菌转运到肠系膜淋巴结，从而启动局部的靶向免疫反应。因此，肠道微生物群的变化会影响免疫健康。细菌通过多种配体与免疫系统相互作用，包括荚膜多糖（CPS）、脂多糖、肽聚糖、胞壁酸、鞭毛蛋白和未甲基化的CpG细菌DNA。这些细菌配体的存在会促使细胞因子的产生，从而影响适应性免疫系统（包括T细胞）的分化。

肠道是一个重要的免疫器官，肠道菌群与肠道内的免疫细胞（如T细胞、B细胞、巨噬细胞等）密切互动。正常菌群有助于免疫耐受，防止过度炎症。当肠道菌群失衡时，免疫系统会错误地识别某些微生物为病原体，导致促炎因子（如TNF-α、IL-1β、IL-6等）过度释放，引起慢性炎症。在IBD中，免疫系统可能对肠道内的正常微生物或其代谢产物产生异常的免疫反应。微生物群-宿主免疫系统的相互作用已被明确证明在IBD中起主要作用。在IBD中，*F. prausnitzii* 的水平降低可以通过其抗炎特性来解释。通过部分抑制NF-κB的激活和IL-8的产生，有助于改善化学诱导的结肠炎小鼠模型中观察到的微生物生态失调。简单来说，*F. prausnitzii* 通过其抗炎作用减轻了炎症，从而帮助维持肠道微生态平衡。微生物群产生的肽聚糖可以激活宿主的NOD2蛋白。NOD2 是与 IBD 发生相关的关键因子，它会刺激促炎细胞因子的释放，并参与自噬和抗原呈递过程。也就是说，细菌肽聚糖通过激活 NOD2，促使机体产生炎症反应并启动免疫系统的相关机制，这些过程在 IBD 的发生和发展中起着重要作用。不平衡的菌群激活肠道内的免疫细胞，产生过多的炎症因子，促使慢性炎症发生。

（张明鑫，崔曼莉，殷坤，李依璠）

第四节　炎症性肠病的相关信号通路

IBD 主要表现为两种肠道炎症形式：UC 和 CD，它们是一类慢性、反复发作且具有缓解期的炎性疾病，对患者及动物的生活质量产生长期影响。虽然 IBDs 的确切机制尚未完全阐明，但已有研究表明，遗传因素、免疫系统的失衡以及宿主与微生物相互作用的紊乱均在 IBDs 的发病过程中扮演了重要角色。流行病学调查和全基因组连锁分析揭示，IBDs 是一种复杂的多基因、多因素疾病，其中的突变基因可能通过特定的信号通路调控疾病的发生。众多细胞因子，包括白细胞介素（ILs）、干扰素（IFNs）和 TNF-α，均参与了 IBDs 的发展进程。信号通路的异常在炎症反应中具有关键作用，可能导致炎症反应的失调，这在 IBDs 的发病机制中尤为重要。研究指出，肠道微生物在疾病的启动和持续过程中发挥着至关重要的作用，一些信号通路如 TLR、NF-κB 等能够作用于肠道屏障，可能与肠道环境的失调相关，并对疾病产生影响。本节将着重探讨与 IBDs 密切相关的信号通路，分析这些通路与突变基因、炎症过程及肠道环境稳态之间的联系，并揭示它们在 IBDs 发病机制中的作用。主要涉及的信号通路包括 p38 MAPK、JNK/MAPK、PI3K-AKT 等。

一、MAPK 信号通路

MAPK（丝裂原活化蛋白激酶）是一类在真核细胞中高度保守的信号转导模块，作为细胞内外反应连接的关键成员，能够将胞外信号刺激传递至胞内，进而调控细胞生长、分化、迁移以及炎症等多种细胞过程。在哺乳动物中，MAPKs 家族主要分为三大类：细胞外信号调节激酶（extracellular signal-regulated kinases，ERKs）、c-Jun 氨基末端激酶（c-Jun N-terminal kinases，JNKs）和 p38 MAPK。多种胞外刺激因素，如炎性细胞因子、生长因子和细胞应激等，均可激活 MAPK 信号通路。特异性刺激因素激活下游的丝裂原活化蛋白激酶激酶激酶（MAP kinase kinase kinases，MAP3Ks），活化的 MAP3Ks 通过磷酸化 Ser 和 Thr 位点激活丝裂原活化蛋白激酶激酶（MAP kinase kinases，MAP2Ks），活化的 MAP2Ks 进一步对 Thr 和 Tyr 位点进行双磷酸化，从而激活 MAPKs。最终，MAPKs 通过磷酸化和活化 MAPKAPs（MAPK 活化蛋白激酶），调节基因转录、蛋白质合成等多种细胞生理和病理过程。

目前，关于 MAPK 通路对 IBD 发病影响的研究存在两种不同的观点。一方面，Waetzig 等和 Hommes 等的研究认为 MAPK 通路在 IBD 的发病中扮演着重要角色。他们的研究发现，在 IBD 模型动物的炎性结肠黏膜中，p38α、JNK1/2 及 ERK1/2 的活化水平显著提升。对于重度 CD 患者及动物，使用 JNK、p38 MAPK 抑制剂 CNI-1493 进行治疗，能够改善患者及实验动物的临床症状，并降低疾病活动指数。此外，在实验动物 DSS 结肠炎模型中，应用 JNK 通路抑制剂 SP600125 和 p38MAPK 通路抑制剂 SB203580 也被证实对缓解结肠炎具有一定的益处。然而，Malamut 等持不同观点，他们认为在 IBD 模型动物中，p38 MAPK 和 JNK 的活化水平与正常对照相似。在实验动物 TNBS 结肠炎模型中，p38 MAPK 通路的作用相对较小。这种差异可能与疾病的炎症程度以及实验动物结肠炎造模方法的不同有关。基于支持 MAPK 通路在 IBD 发病中重要作用的观点，本文将重点从两个方面进行阐述：一是 MAPK 通路对炎性介质的调节作用，二是其与 IBD 相关基因之间的关系。这将有助于深入理解 MAPK 通路在 IBD 发病机制中的具体作用，并为未来的治疗策略提供理论依据。

1. MAPK 信号通路对 IBD 炎性介质的调节

普遍认为 IBD 的发病是由免疫功能失调、炎性介质释放引起的强烈炎症反应。发病时，病灶部位肠黏膜组织产生大量炎性介质，包括血管活性胺、花生四烯酸代谢产物、细胞因子、一氧化氮等由细胞释放的炎性介质及补体系统成分。以下将具体阐明 MAPK 通路对上述炎性介质的调节。

（1）血管活性胺类炎性介质　血管活性胺类炎症介质包括组胺和 5-羟色胺（5-hydroxytryptamine，5-HT）两大类，其中 5-HT 是一种自体活性物质，约 90%合成和分布于肠嗜铬细胞（enterochromaffin cell，EC 细胞）。研究表明，MAPK 信号通路可通过调节色氨酸羟化酶-1（tryptophan hydroxylase-1，TPH-1）和囊泡单胺转运体 1（vesicle monoamine transporter 1，VMAT1）间接对 5-HT 的合成和分泌进行调节。具体机制表现为 EC 细胞表面表达腺苷受体 ADORA2B，机械性刺激可诱导 A2B 的激活，随后又可激活蛋白激酶 A (protein kinaseA，PKA)、磷脂酰肌醇 3-激酶（phosphatidylinositol 3-kinase，PI3K)。MAPK 信号通路调节 TPH-1 的转录，以促进 5-HT 合成，又可通过 PKA/cAMP 通路调节 5-HT 的分泌，这些效应在 CD 模型动物结肠炎症部位黏膜分离的 EC 细胞中被放大。在低氧环境下，由 IBD 模型动物肠黏膜分离的 EC 细胞也可激活胞外腺苷信号通路，使 EC 细胞通过表面 ADORA2B 受体调节 MAPK 的活性，进而调节 TPH-1 的磷酸化和 5-HT 的分泌。

(2) 花生四烯酸代谢　产物前列腺素（prostaglandins，PGs）和白三烯类（leukotrienes，LTs）在促炎过程中起重要作用。环氧合酶（cyclooxygenase，COX）是 PGs 合成的限速酶，经典抗炎药物水杨酸类通过抑制其活性减少 PG 的产生，进而抑制炎症反应。在血管内皮生长因子（vascular endothelial growth factor，VEGF）介导的原代人肠微血管内皮细胞（human intestinal microvascular endothelial cells，HIMECs）血管生成过程中，JNK、p38、p44/42MAPK 通路均参与 COX-2 的表达。此外，对于药物抗炎机制的研究，也发现其可通过 MAPK 通路下调 COX-2 发挥作用。Camacho-Barquero 等在研究姜黄素对实验性结肠炎动物的作用时，发现姜黄素可作用于 p38MAPK 通路调节 COX-2 和 iNOS 的表达。González-Mauraza 等研究发现利比亚豆科植物 *Retama monosperma* 对急性 UC 大鼠的抗炎作用可能是通过 p38MAPK 和 NF-κB 信号通路下调 COX-2 和 iNOS 发挥效应的。然而，也有研究表明 MAPK 通路不参与脂多糖诱导的肠上皮细胞系 IEC-18 表达 COX-2。

(3) 细胞因子　大量的研究表明，在 IBD 模型动物的病变部位，促炎性细胞因子的分泌增多，导致促炎与抗炎平衡破坏，引起炎症。MAPK 通路可通过磷酸化级联反应激活下游的转录因子，促进或抑制基因的转录来调节细胞因子的分泌，进而参与炎症反应。在体内实验研究中，给予 SB203580（p38 通路抑制剂）治疗 DSS 诱导的 UC 小鼠，与模型组相比，SB203580 可显著下调促炎性细胞因子 TNF-α、干扰素-γ（interferon-γ，IFN-γ)、白介素-12p35 亚基（interleukin-12p35，IL-12p35)、IL-18 的表达。同样，给予 XG-102、SP600125（JNK 通路抑制剂）可保护 TNBS/DSS 诱导的结肠炎，TNF-α、IL-6、IFN-γ 表达水平与模型组相比显著下调。在体外实验研究中，将由 IBD 模型动物肠黏膜活检分离出的固有层单核细胞进行体外培养，给予 p38 抑制剂后，TNF-α、IL-1β、IL-6 分泌均得到抑制；Waetzig 等的研究也表明 p38 抑制剂 SB203580 可抑制 CD 模型动物黏膜活检体外培养中 TNF-α 的分泌；p42/44MAPK 通路依赖的 NF-κB 和 AP-1 的激活可介导 IL-1β 和 TNF-α 刺激活动期 UC 模型动物肠黏膜分离的结肠上皮下肌成纤维细胞（human colonic sub-epithelial myo fibroblasts，SEMFs）高表达 IL-33mRNA；p38MAPK 和

ERK1/2 通路的激活可调节 DSS 诱导小鼠的腹腔巨噬细胞分泌 IL-1β；ERK 和 p38MAPK 可调节 IL-17 诱导 SEMFs 分泌 IL-6、IL-8 和 MCP-1；p38、ERK1/2、JNK/MAPK 通路均参与 IL-1 诱导的肠上皮细胞 caco-2 分泌 IL-6 和 IL-8。对于趋化因子的调节，研究表明 Ras/MAPK/AP-1 通路可调节脆弱类杆菌肠毒素诱导肠上皮细胞分泌 IL-8 和趋化因子 MCP-1。Sunil 等发现 p38 通路参与 IL-1β 诱导的 caco-2 细胞和 HT-29 细胞对 CXCL8 和 CXCL10 的调节，同时其也参与 TNF-α 诱导人结肠肌成纤维细胞的 CCL2 和 CXCL10 的表达。

（4）补体系统　补体系统是抵抗病原微生物的天然和获得性免疫的重要因子，其可通过经典途径、替代途径、凝集素途径激活，其中 C3 的激活是最重要的一步。研究表明，活动期 UC、CD 模型动物的 IL-17 和补体系统 C3mRNA 的表达显著提高，用 IL-17 刺激 SEMFs，补体系统 C3 的 mRNA 和蛋白分泌呈时间和剂量依赖性，且 p42/44MAPK 和 p38MAPK 均参与其调控。

2. MAPK 与 IBD 相关基因

（1）TL1A/TNFSF15　TL1A/TNFSF15（TNF 超家族成员 15）于 2005 年由日本学者发现，现已被确认和证实为 IBD 相关基因，其基因的多态性与 IBD 发展的严重程度有关。TL1A 可调节细胞的增殖、活化和免疫细胞的分化，TL1A/死亡受体 3（death receptor3，DR3）信号通路参与调节 Th1 细胞、Th2 细胞、Th17 细胞介导的免疫反应，且 TL1A 与 DR3 结合可诱导 TRADD 募集 TRAF2、RIP1 形成信号复合物激活 MAPK 通路，同时该通路可放大模式识别受体（pattern recognition receptor，PRR）诱导的 MAPK/NF-κB/PI3K 信号通路和细胞因子的分泌。TL1A/DR3 信号通路不仅可调节 MAPK 通路，而且 MAPK 通路也可调节 *TL1A* mRNA 和蛋白的表达。Gonsky 等对 *TNFSF15* 基因进行研究，发现 JNK 可通过活化转录因子 c-jun 作用于启动子元件 AP-1 位点部分介导 *TNFSF15* 基因的反式激活。Shih 等发现 p38MAPK 可通过其活化转录因子 ATF-2 参与大肠埃希菌刺激的单核细胞和树突状细胞中 TL1A 的表达。

（2）蛋白酪氨酸磷酸酶非受体型 2（PTPN2）　*PTPN2* 为全基因组关联研究中确认的 IBD 相关基因，其通过对免疫系统、炎症反应及肠上皮细胞功能的调节参与 IBD 的发病。在 *PTPN2* 的功能研究中，发现此基因可调节 MAPK 通路抑制炎症。van Vliet 等早期研究发现，该基因通过与衔接蛋白 TRAF2 相互作用、抑制 Src 家族酪氨酸激酶活性来抑制 TNF 诱导的 ERK1/2 信号通路的激活和 IL-6 的分泌。近期研究发现，*PTPN2* 基因敲除可促进

IFN-γ 诱导的 THP-1 细胞 STATs、p38MAPK 的磷酸化及 IL-6、MCP-1 的分泌，且在 TNF-α 诱导的肠上皮 T84 细胞中也有相似的作用，其敲除可促进 ERK1/2、p38 MAPK 信号通路的激活和促炎介质 IL-6、IL-8 和 iNOS 的表达。

（3）核苷酸结合寡聚域 2/半胱天冬酶募集域家族成员 15（NOD2/CARD15） NOD2/CARD15 是第一个被发现的人类 CD 易感基因，它通过识别细菌细胞壁的肽聚糖及其裂解产物胞壁酰二肽参与宿主对病原体的免疫应答。胞壁酰二肽（muramyl dipeptide，MDP）刺激细胞可引起 NOD2 构象改变，从而结合并激活蛋白激酶 RIP2，而 NOD2-RIP2 复合物又可激活 NF-κB、MAPK 通路，诱导促炎细胞因子、趋化因子的表达及适应性免疫和辅助性 Th2 型免疫应答。研究表明多种因素参与调节 MDP/NOD2/MAPK 通路，相关研究发现 IL-18RAP 与 IL-18R1 介导的 IL-18 信号通路、共刺激分子 ICOSL 信号通路、干扰素调节因子 5（IFN regulatory factor5，IRF5）基因及 *IL-1β* 均可调节 NOD2 诱导的 MAPK、NF-κB 信号通路的激活。Spalinger 等发现 *PTPN22* 基因也参与该通路的调节，其基因敲除可增强 MDP 诱导的 THP-1 细胞激活 p38/JNK MAPK 及 NF-κB 通路和细胞因子 IL-6、IL-8、TNF 的分泌。

（4）22 型蛋白酪氨酸磷酸酶非受体（PTPN22） *PTPN22* 基因参与 T 细胞活化的负性调节，在免疫稳态中发挥着重要作用。研究发现 *PTPN22* 单核苷酸多态性与丹麦、加拿大、突尼斯 IBD 人群的易感性相关，也有研究认为其与西班牙、英国 IBD 人群的易感性关系很小，提示此基因与 IBD 易感性关系可能与种族差异有关。对 *PTPN22* 功能的研究中，Spalinger 研究小组发现 *PTPN22* 敲除可加剧 IFN-γ 诱导的 THP-1 细胞 p38MAPK 的活化，增加炎性因子 IL-6 和 IL-17 的分泌；其也参与 MDP/NOD2/MAPK 通路的调节。Cao 等研究抗中性粒细胞胞质抗体（antineutrophil cytoplasmic antibody，ANCA）相关性血管炎患者及动物，发现 *PTPN22* 功能突变可增强其基底活性，负性调节 ERK 通路，进而影响抗炎因子 IL-10 的分泌。

（5）自噬相关 16 样 1（ATG16L1） *ATG16L1* 基因主要表达于肠上皮细胞和 $CD4^+$、$CD8^+$、$CD19^+$ 淋巴细胞，是一种参与处理细胞内细菌的自噬小体代谢途径的蛋白，对自噬过程至关重要，其突变与 CD 显著相关。研究表明，ATG16L1 可调控 IL-1β 信号通路，在 IL-1β 刺激下，其与受体 IL-1RⅠ结合，随后结合 IL-1RⅠ受体相关蛋白，依次募集 MyD88、IRAK1、TRAF6，进而引起下游 NF-κB 和 MAPKs 的活化，引发炎症反应。Lee 等发现敲除 *ATG16L1* 基因使选择性自噬受体 p62 水平升高，升高的 p62 可促进 TRAF6

的寡聚化和激活，导致下游的 NF-κB 和 MAPKs 过度激活，从而引起较强的炎症反应。Choe 等用尿酸钠结晶刺激巨噬细胞引起蛋白酶体降解受损，p62 水平升高，p62 进而作用于 ERK/JNK 通路和 capase1 调节 IL-1β 的合成；*ATG16L1* 基因敲除使 p62 水平升高，可放大尿酸钠结晶引起的炎症反应。

二、PI3K-AKT 信号通路

在细胞内众多信号转导途径中，IA 型 PI3K（磷脂酰肌醇 3 激酶）和其下游分子丝氨酸/苏氨酸蛋白激酶（protein kinase B，PKB，也称为 AKT）所组成的信号通路是细胞内重要的信号转导通路之一。这条通路广泛存在于细胞中，广泛参与调控细胞生长、增殖、存活、代谢、迁移等多种生物学过程。自首次发现以来，AKT 作为一种原癌基因，已经成为医学界的主要关注热点，这是因为它在调控各种不同细胞功能（包括代谢、生长、增殖、存活、转录以及蛋白质合成）方面发挥重要作用。能够激活 AKT 信号级联放大的因子，包括受体酪氨酸激酶、整合素、B 细胞和 T 细胞受体、细胞因子受体、G 蛋白偶联受体，以及其他能够通过磷脂酰肌醇 3-激酶（PI3K）诱发磷脂酰肌醇-3，4,5-三磷酸（PIP3）生成的刺激。这些脂质可作为具有普列克底物蛋白同源性（PH）结构域的蛋白质膜的停泊位点，其中包括 AKT 及其上游激活剂 PDK1。膜上的 PDK1 在 AKT 的苏氨酸（Thr）308 位点将其磷酸化，导致 AKT 的部分激活。丝氨酸（Ser）473 位点被 mTORC2 磷酸化，可激发 AKT 的完全酶活性。PI3K 相关激酶（PIKK）家族成员，包括 DNA-PK，也同样能在 AKT 的丝氨酸 473 位点将其磷酸化。AKT 可被蛋白磷酸酶 2A（PP2A）以及 PH 结构域和富含亮氨酸重复序列蛋白磷酸酶 1/2（PHLPP1/2）去磷酸化。另外，抑癌基因磷酸酶和张力蛋白同源蛋白（PTEN），也通过将 PIP3 去磷酸化抑制 AKT 活性。

近年来的研究发现，PI3K-AKT 信号通路与细胞的恶性转化、肿瘤细胞的增殖和迁移及肿瘤血管生成等密切相关。新近的研究发现，细胞内重要信号转导通路 PI3K-AKT 不仅在促进细胞增殖、抑制凋亡的过程中发挥重要作用，而且参与了炎症反应过程，在肠道炎症反应中发挥着重要作用。近年来，IBD 中 PI3K-AKT 信号转导通路的研究不断深入，现就 PI3K-AKT 信号转导通路及其与 IBD 的关系进行介绍。

1. PI3K 信号通路的组成与激活机制

磷脂酰肌醇 3 激酶（phosphoinositide 3-kinase，PI3K）是一种可催化磷脂酰肌醇 D3 位磷酸化的脂类激酶。在 PI3K 家族中，研究最广泛的是能被细胞表面受体激活的Ⅰ型 PI3K。ⅠA 型 PI3K 是由催化亚基 p110 和调节亚基 p85 组成的二聚体蛋白，具有类脂激酶和蛋白激酶的双重活性。随着各种生长因子作用于膜受体并使之活化，PI3K 信号通路也因此被激活。PI3K 通过两种方式激活：一种是与具有磷酸化酪氨酸残基的生长因子受体或连接蛋白相互作用，引起二聚体构象改变而被激活；另一种是通过 Ras 和 p110 直接结合导致 PI3K 的活化。p110 催化亚基继而磷酸化磷脂酰肌醇的肌醇环 D3 位点，从而产生 PI(3,4,5)P3（PIP3）。AKT 是一个丝氨酸/苏氨酸蛋白激酶，又被称为蛋白激酶 B，AKT 是 PI3K 下游的作用靶点。PIP3 结合到 PDK1 和 AKT 的 PH 结构域并使它们转位到细胞质膜，随后 AKT 催化结构域 Thr308 位点被 PDK1 磷酸化，而 Ser473 位点则被 PDK2 磷酸化，使 AKT 活化。哺乳动物雷帕霉素靶蛋白（mammalian target of rapamycin，mTOR）是一种与 PI3K-AKT 通路相关的蛋白激酶，mTOR 作为 AKT 的一个底物而被激活。PIP3 作为第二信使在细胞中传递信号，介导 PI3K 通路的多种功能，包括细胞增殖和存活、细胞骨架重组、膜运输、细胞黏附和运动、血管再生及胰岛素作用。

2. PI3K 信号通路的调控

（1）PI3K 信号通路的活化　PI3K-AKT 信号转导通路的激活是一个多步骤、多环节的复杂过程，它的激活主要是通过两种方式：一种是直接激活方式，通过 Ras 和 P110 结合激活 PI3K；而另一种则是与连接蛋白或具有磷酸化酪氨酸残基的生长因子受体相互作用，引起二聚体构象改变而导致 PI3K 的激活。在各种刺激因素下，跨膜受体将信息传递到蛋白质酪氨酸蛋白激酶（protein tyrosine kinase）并使其激活，或本身具有酪氨酸激酶活性的跨膜受体被激活，从而生成磷脂酰肌醇-3,4,5-三磷酸（PI-3,4,5-P3，简称 PIP3）。PIP3 作为第二信使与 AKT 的 PH 结构域结合引起 AKT 构象的改变，使 AKT 的 Thr308 和 Ser473 磷酸化位点暴露。在磷酸肌醇依赖性蛋白激酶-1（PDK-1）催化下，AKT 的 Thr308 位点发生磷酸化，PKD2 使碳末端疏水区丝氨酸 473 位点磷酸化，只有 Ser473 磷酸化才能导致 AKT 的完全活化。活化的 AKT 通过对一系列底物的磷酸化作用激活或抑制糖原合酶激酶-3、Bad（Bcl-2 家族成员）、NF-κB、转录调节蛋白等下游信号转导分子，进而对细胞的生存、增殖、分化和凋亡等生物学行为进行调节。

（2）PI3K-AKT 信号转导通路的调节　PI3K-AKT 信号转导通路受多种因子调节，参与 PI3K-AKT 途径的调节分子主要为负调节分子，其负反馈主要由 PTEN（phosphatase and tensin homolog deleted on chromosome ten）和 SHIP1/2（SH2 domain containing inositol 5-phosphatase）调节。PTEN 和 SHIP 家族是两种能够降解 PI3K 活化产物的磷酸酶。*PTEN* 肿瘤抑制基因编

码的脂类磷酸酶能特异性地使 PI3K 的产物 PI(3,4,5)-P3 及 PI(3,4)-P2 在 3 羧基位上脱磷酸，分别生成 PI(4,5)-P2 和 PI(4)-P。因此，PTEN 能降低 PI3K 产物 PI(3,4,5)-P3 和 PI(3,4)-P2 的量，在细胞内拮抗 PI3K 介导的细胞信号转导通路，抑制 PI3K 的活性。SHIP1、SHIP2 具有 5′磷酸肌醇磷酸酶活性，可以使 PI(3,4,5)-P3 在 5 位去磷酸化生成 PI(3,4)-P2，减少 AKT 的活化，而 PI(3,4)-P2 仍能活化 PI3K 的下游信号。因此，提高磷酸酶 PTEN 或 SHIP 的活性能够拮抗 PI3K-AKT 信号转导通路的生物学效应。另外，PI3K-AKT 信号转导通路还受到其他因素的影响，wortmannin 和 LY294002 是 PI3K 的两种特异性抑制剂，wortmannin 可下调 PI3K-AKT 通路的活性，使 AKT 的磷酸化受到抑制；LY294002 可消除 AKT 的极性定位。Wang 等研究证明，在 PC12 细胞中存在一种能够抑制 PI3K 调节亚基 p85 磷酸化的磷酸酶，它能负调节 PI3K-AKT 信号转导通路。

3. PI3K 信号通路与 IBD

目前，流行病学和全基因组连锁研究表明 IBD 是一种复杂的多基因和多因子疾病，这些突变的基因能通过一定的信号转导通路影响疾病的进程。大量的细胞因子，比如 IFNs、ILs、TNF-α 都参与了 IBD 肠道炎症的发展，而 PI3K-AKT 信号转导通路与细胞因子的调控和释放有着密切关系。

（1）对 NF-κB 的作用　PI3K-AKT 信号转导通路激活后，活化的 AKT（p-AKT）通过增强 NF-κB 抑制蛋白 IκB 激酶（主要是 IκB α）的磷酸化、降解，继而导致 NF-κB 的活化。NF-κB 与抑制蛋白 IκB 解离并转位到细胞核内，与特定基因（如 *Bcl-2*、*Bcl-X*、*c-Myc*、*Cyclin-D1* 等）的启动子区域结合，并发挥转录调节作用。NF-κB 是一种具有多向性调节作用的转录因子，几乎存在于所有细胞中，能调节多种炎症和免疫相关基因的表达，且参与炎症反应、免疫细胞增殖和细胞凋亡等生理病理过程的基因调控。NF-κB 对一系列由细胞因子和炎症介质参与的炎性疾病的发病有着重要影响。在炎症反应复杂的细胞因子网络中，NF-κB 的活化是中心环节。大量研究表明，在 IBD 的病理生理过程中 NF-κB 可能起枢纽作用。在正常状态下，NF-κB 在胞质中与其抑制因子 IκB 结合，失去转录活性，以无活性的形式存在于细胞中。同时，NF-κB 也可促进 AKT 的形成。活化的 NF-κB 调节众多参与炎症反应的蛋白的转录，NF-κB 的活化能有效地转录一些炎症因子和介质，如 IL-1、IL-6、IL-8、血管细胞黏附分子-1、细胞间黏附分子-1 和诱导型一氧化氮等，这些炎症因子和介质均参与了 IBD 的发病。NF-κB 活性升高，上调各种致炎因子的表达，通过这种作用使得炎症反应持续和放大。

（2）对 TNF-α 的调节作用　激活后的 PI3K-AKT 信号转导通路通过 p-

AKT 增强 IκB（主要是 IκBα）的磷酸化，减少 IκB 的蛋白合成，从而激活 NF-κB。活化后的 NF-κB 可以增强促炎因子 TNF-α 的产生和释放，进而导致细胞因子失衡，引起炎症反应。TNF-α 是一种参与全身性炎症反应的细胞因子，由多形核中性粒细胞、巨噬细胞和淋巴细胞等分泌，与 IBD 发病密切相关。活化的 PI3K-AKT 信号转导通路可通过一系列反应上调 *TNF-α* 等基因的转录水平。TNF-α 能激活多种免疫和炎性细胞，促进炎症的形成。它促进炎症反应的机制包括触发单核细胞和中性粒细胞的趋化性，以及增加内皮细胞黏附分子的表达。关键的是，TNF-α 能促进其他多种细胞因子的产生和释放，最终形成细胞因子网络而扩大炎症连锁反应。它促进炎症的机制还包括促进趋化因子产生及上调黏附分子表述等，进而导致 IBD 的发生和黏膜损伤。

（3）对各种炎症介质和炎症细胞的作用　炎症介质和炎症细胞在炎症的发生、发展过程中发挥着关键性的作用。PI3K-AKT 信号转导通路对炎症介质的释放过程和炎症细胞的增殖过程发挥重要的调节作用。

T 细胞在免疫应答过程中扮演着至关重要的角色。众多研究已证实，活化的 T 细胞在 IBD 的发病机制中发挥着关键作用。具体而言，当 PI3K 抑制剂 LY294002 被引入时，活化的 T 细胞凋亡率显著上升。与此同时，IL-3、IL-6、IL-7、IFN-γ 以及促红细胞生成素等细胞因子通过激活 PI3K-AKT 信号通路，能够有效抑制 T 细胞的凋亡过程。此外，PI3K-AKT 信号通路还通过多种途径抑制 T 细胞凋亡：一方面，它促进癌基因 *c-Myb* 的表达；另一方面，它上调抗凋亡因子 Bcl-2 和细胞凋亡抑制蛋白 2 的表达；同时，它还抑制 caspase 家族成员与死亡诱导信号复合体的结合。

在调节 Th1 细胞与 Th2 细胞平衡方面，ⅠA 型 PI3K 发挥着重要作用。Th1 细胞和 Th2 细胞是 Th 细胞的两个主要亚群，Th1 细胞主要负责细胞免疫反应，对抗胞内病原体感染；而 Th2 细胞则更多地参与体液免疫反应及过敏反应。ⅠA 型 PI3K 通过诱导 Th2 反应或抑制 Th1 反应，从而对 Th1 细胞与 Th2 细胞的平衡产生影响。此外，PI3K 还通过抑制细胞产生 IL-12，在 Th1 免疫反应中发挥重要的负性调节作用。PI3K-AKT 信号转导通路对单核巨噬细胞系统的生物学效应具有重要影响。单核巨噬细胞系统是体内重要的炎症细胞群体，其在炎症反应中发挥着关键作用。单核细胞趋化蛋白-1 能够诱导单核细胞募集，并引导它们向炎症部位移动。此外，巨噬细胞集落刺激因子通过激活 PI3K 通路，促进单核巨噬细胞存活。研究表明，PI3K 抑制剂 LY294002 能够完全阻断上述效应，从而抑制单核巨噬细胞的募集和存活。

国内外多项研究已经证实，在小鼠结肠炎模型以及 UC 患者和动物模型的肠黏膜组织中，均存在 PI3K 的活化和 PI3K-AKT 信号转导通路的激活。利用

PI3K 抑制剂 wortmannin 阻断该信号转导通路，可以明显减少 NF-κB、TNF-α 等细胞因子的产生，从而达到抗炎效果。

（4）对肠上皮细胞凋亡的调控作用 细胞凋亡在 IBD（炎症性肠病）的发展中扮演着重要角色，凋亡的减少和延迟会导致慢性炎症状态的持续存在。Wright 等的研究表明，在结肠上皮细胞中，TNF-α、IFN-γ 等细胞因子刺激引起的细胞凋亡是通过 PI3K 依赖性途径实现的。此外，PI3K-AKT 信号通路的激活能够显著抑制肠道上皮细胞的凋亡，因此，PI3K-AKT 信号转导通路通过抑制肠道上皮细胞的凋亡，促进了炎症状态的持续存在。

（5）对肠道上皮细胞自噬的调节作用 PI3K-AKT 信号通路能够促进抗氧化酶的表达和活性，从而增强细胞的抗氧化能力。例如，该通路可以激活核因子 E2 相关因子 2（Nrf2），Nrf2 是一种重要的转录因子，能够结合到抗氧化反应元件（ARE）上，促进一系列抗氧化酶基因的转录，如超氧化物歧化酶、谷胱甘肽 S-转移酶（GST）和谷胱甘肽过氧化物酶等。这些抗氧化酶能够有效地清除细胞内的 ROS，减轻氧化应激对细胞的损伤。

氧化应激通过调节与自噬小体形成相关的信号通路来促进自噬的发生。众多研究表明，体内过量的 ROS 能够抑制 PI3K-AKT 信号通路，进而调控自噬的关键负调节因子——哺乳动物雷帕霉素靶蛋白（mTOR），从而诱导自噬的产生。在自噬体形成过程中，氧化应激会抑制自噬相关蛋白 4（ATG4）的活性，导致微管相关蛋白 1 轻链 3（LC3-Ⅱ）的积累，进而调节自噬过程。此外，氧化应激还可以通过 MAPKs 信号通路影响 NF-κB、FOX 和转录因子激活蛋白-1（AP-1）的活性，从而调节自噬相关基因的表达水平。

三、JAK-STAT 信号通路

JAK-STAT 信号通路，也称为蛋白酪氨酸激酶/信号转导和转录激活因子（Janus kinase/Signal transducer and transcription activator）信号通路，是一种关键的跨膜信号转导机制，扮演着细胞因子分泌和转运的枢纽角色，使细胞能够与外部环境进行有效交流。当受到内源性或外源性因素的刺激时，细胞因子与其受体结合，激活与受体相关的 JAK 蛋白，导致 JAK 蛋白尾部的酪氨酸残基发生磷酸化。磷酸化的受体为 STAT 蛋白提供了对接位点，STAT 通过其 SH2 结构域与磷酸化的酪氨酸结合，被招募至 JAK 激酶并被磷酸化。磷酸化的 STAT 蛋白随后通过分子间 SH2-磷酸化酪氨酸的相互作用，转移到细胞核内，结合 DNA 调控元件，改变染色质的可及性，诱导基因转录和信号转导，从而驱动包括细胞增殖、代谢、免疫反应和炎症反应在内的一系列生理和病理过程。

1. JAK-STAT 信号通路的组成

JAK-STAT 信号通路由 3 个主要部分组成：细胞受体、JAK 蛋白和 STAT 蛋白。JAK 蛋白家族是一组非跨膜酪氨酸激酶，包括 JAK1、JAK2、JAK3 和 Tyk2。其中，JAK1、JAK2 和 Tyk2 广泛存在于多种细胞中，而 JAK3 主要在造血细胞中表达。STAT 蛋白在细胞质中主要以无活性的二聚体形式存在，但在细胞因子信号传导启动后，它们会迅速被激活并转移到细胞核中。在哺乳动物中，STAT 蛋白家族由 STAT1-4、STAT5a、STAT5b 和 STAT6 等共 7 个成员组成，每个 STAT 家族成员都可以被多种细胞因子及其相关的 JAK 蛋白激活。JAK-STAT 信号通路的级联反应过程如下：细胞因子与其相应的跨膜受体结合，诱导受体发生二聚化，从而激活与受体偶联的 JAK 激酶，并使受体的酪氨酸残基发生磷酸化。这些磷酸化的酪氨酸残基形成了对接位点，STAT 蛋白的 SH2 结构域被募集并与这些位点结合。随后，STAT 蛋白被磷酸化，并形成同源或异源二聚体。二聚化的 STAT 蛋白从受体上解离，转移到细胞核中，在那里它们与 DNA 结合位点结合，调控基因转录。

2. JAK-STAT 信号通路的调节

JAK-STAT 信号通路的激活与抑制受到上游细胞因子、下游 JAK-STAT 家族蛋白以及细胞外环境（如化学、光、热和生物物理力等）的调控。该通路主要由细胞因子激活，可激活该通路的细胞因子种类繁多，其中发挥主要作用的为 IL 家族、干扰素（interferon，IFN）家族和 STAT 蛋白的同源二聚体。

IL 家族参与细胞生命活动的多个方面，包括免疫系统、生理功能、炎症反应和细胞代谢等，对 JAK-STAT 信号通路具有广泛的影响。例如，IL-6 能够激活 JAK-STAT 信号通路，IL-6/JAK/STAT3 信号通路在多种癌症类型中表现为异常激活状态。IL-6 下调蛋白酪氨酸磷酸酶的表达，可导致 JAK2/STAT1 信号通路增强单核细胞和巨噬细胞中细胞程序性死亡配体 1（programmed cell death 1 ligand 1，PD-L1）的分泌。IL-4 和 IL-13 可激活 JAK1，并磷酸化 STAT6，从而诱发和加重肺纤维化。IL-12 可驱动 STAT4 的激活，刺激自然杀伤细胞（natural killer cell，NK）产生 IFN-γ，而 IL-2、IL-4、IL-7、IL-9、IL-15 和 IL-21 则可以激活不同的 JAK 和 STAT 参与 NK 细胞的发育。

干扰素家族也对 JAK-STAT 信号通路有重要影响。IFN-α 和 IFN-β 通过与细胞上表达的膜亚基 IFN-α/β 受体（IFN Alpha/Beta Receptor，IFNAR）1 和 2 结合，触发 JAK1 和 Tyk2 的磷酸化，继而募集 STAT1 和 STAT2，使其二聚化并激活，从而活化树突状细胞，促进 T 细胞分化，参与免疫细胞的迁移和分化，并调控 PI3K/AKT/mTOR 信号通路。IFN-γ 通过与 IFNR1 和 IFNR2 结合，激活相关 JAK，选择性募集 STAT1，促进 M1 型巨噬细胞极化，并刺激 $CD8^+$ T 细胞和 NK 细胞发挥毒性功能。

此外，粒细胞-巨噬细胞集落刺激因子（granulocyte macrophage colony stimulating factor，GM-CSF）可以激活 JAK-STAT3 信号通路，诱导中性粒细胞表达 PD-L1。GM-CSF 还可以激活 JAK-STAT1/3 信号通路，提高细胞 ROS 水平，诱导细胞损伤。STAT5 被认为是主要的 GM-CSF 反应信号蛋白，GM-CSF 通过激活 STAT5 影响 FMS 样酪氨酸激酶 3（FMS-liketyrosine kinease 3，FLT3）阴性急性髓性白血病患者及动物骨髓亚群中 FLT3 配体依赖的浆细胞样树突状细胞的发展。GM-CSFα 受体（CD116）表达细胞的适应性自分泌可以激活 JAK2-STAT5 信号通路，发挥抗凋亡作用，诱导慢性粒细胞白血病患者及动物 BCR/ABL^+ 祖细胞产生耐药性。

通过 JAK-STAT 信号通路进行的信号转导是一个动态过程，涉及信号从细胞膜到细胞核的快速传输，随后是高度组织化的反应，以及初始信号的受控下调和衰减。细胞因子信号抑制物（suppressor of cytokine signaling，SOCS）是信号衰减的主要驱动因素，作为负反馈抑制剂终止信号转导级联。人类基因组中编码的 SOCS 蛋白有 8 种，分别是 SOCS1-7 和 CIS。SOCS1 和 SOCS3 含有特定激酶抑制区的短基序，使得这两种 SOCS 蛋白可直接与 JAK 激酶结构域结合并抑制其激活。SOCS1 和 SOCS3 可抑制 JAK1、JAK2 和 Tyk2，但不抑制 JAK3。SOCS3 是 IL-6 家族细胞因子的特异性抑制剂，还可抑制粒细胞集落刺激因子（colony stimulating factor，CSF）和瘦素；而 SOCS1 则是 IFN、IL-12/23、IL-4/13 和 IL-2 家族细胞因子信号转导的有效抑制剂。SOCS1/3 可通过抑制以上细胞因子继而抑制相关 JAK 蛋白。STAT 活化蛋白抑制剂（protein inhibitor of activated STAT，PIAS）是 STAT 的激活抑制蛋白，PIAS 通过直接与 STAT 二聚体结合阻断 STAT 与 DNA 的结合，抑制基因转录，发挥负调控 JAK-STAT 信号通路的作用。PIAS 通过 4 种方式阻断 STAT 与 DNA 的结合：关闭转录因子的 DNA 结合活性、募集辅因子蛋白、促进转录因子的类泛素化和将转录因子隔离在不同的亚核结构中。在哺乳动物中，PIAS 家族有 5 个成员：PIAS1、PIASxα、PIASxβ、PIAS3 和 PIASy，其中 PIAS1 是负调控 JAK-STAT 信号通路的主要成员。

3. JAK-STAT 信号通路与 IBD

细胞因子是细胞间通信的重要方式之一。大多数细胞因子通过 JAK-STAT 通路发挥作用，并参与 IBD 的进程。因此，有必要了解细胞因子的运作以及其通过 JAK-STAT 通路与 IBD 中各种肠道细胞的相互作用。

（1）JAK-STAT 对固有免疫系统的调节　肠黏膜屏障是肠道固有免疫系统的第一道防线。IL-4 和 IL-13 介导杯状细胞 STAT6 磷酸化，促进黏蛋白 2（MUC2）和肠三叶因子 3（TFF3）的分泌，维持黏液层的稳定性，促进上皮修复。损伤、感染等外界因素可导致 JAK2-STAT5 信号的激活，促进潘氏细胞的成熟和分化。高水平 IFN-γ 激活 STAT1 可增加潘氏细胞中的 caspase-8，导致细胞死亡而非凋亡，这被认为与 CD 的发展有关。Ⅰ型干扰素通过 STAT1 和 STAT2 在肠上皮细胞（IEC）中维持上皮屏障完整性、抵抗细菌和病毒，STAT3 和 STAT6 的激活则直接促进上皮细胞的增殖和迁移，有效抵抗外界有害因素的刺激。细菌的代谢产物，如丁酸，可以防止 IFN-γ 引起的 IEC 中 STAT1 的过度激活。STAT3 已被证实能维持 IEC 的功能，而 STAT3 的过度激活在脂多糖诱导的 IEC 炎症中起着重要作用。这似乎与 IBD 模型动物结肠组织中 p-STAT3 水平升高有关。STAT5 在维持肠道干细胞（ISC）稳态方面至关重要。STAT5 一方面可以维持肠道干细胞的正常功能。当 STAT5 活性耗竭后，肠道干细胞的增殖和自我更新受到抑制；当 STAT5 信号恢复后，肠道干细胞可以主动应对肠上皮细胞的生理性更新和损伤修复。另一方面，STAT5 可以促进肠道干细胞的转化。当肠隐窝型柱状干细胞（CBC-ISC）大量损伤或丢失时，STAT5 信号迅速激活，促使储备型肠干细胞（r-ISC）向 CBC-ISC 转化，分泌 IL-21，有利于急性损伤后的肠上皮修复。IFN-γ 通过 JAK1-STAT1 依赖的毒性作用，迫使 CBC-ISC 启动凋亡程序，导致 CBC-ISC 死亡，造成急性损伤后修复肠上皮的能力受损。在 r-ISC 中，激活的 STAT1 可以快速驱动 r-ISC 进入细胞周期，使其大量增殖，并表现出旺盛的肠上皮修复能力。IFN-γ 诱导的 STAT1 通过增加启动子的乙酰化或减少启动子的去乙酰化来下调水通道蛋白 3（AQP3）的组成性转录。激活的 STAT3 通过与 AQP1 启动子结合来抑制 AQP1。这些影响与水分吸收受损、粪便含水量增加密切相关，从而导致 IBD 患者腹泻。STAT5 可阻止肌球蛋白轻链磷酸化，减少肌球蛋白轻链激酶的产生，保护 IECs 屏障。激活的 STAT3 可抑制 *CLDN2* 基因转录，维持上皮屏障的正常结构和功能。相反，IFN-γ 通过 STAT1 触发 *CLDN2* 转录，促进 Claudin-2 表达，增强紧密连接通透性，这与肠道屏障功能破坏密切相关。

（2）JAK-STAT 对天然防御系统的调节　第二道防线是由杀菌物质和吞

噬细胞构成的天然防御系统。巨噬细胞的生长发育依赖于 Tyk2、STAT1、STAT3 信号转导通路的激活。LPS、IFN-γ、TNF-α 激活 STAT1 信号，诱导产生“经典激活型”M1 型巨噬细胞。宿主产生的 IFN-γ 通过 JAK1 和 JAK2 介导 STAT1 二聚体的形成，促进抗菌肽的产生。STAT3 能够阻止 M1 产生促炎因子，负向调控 M1 的极化；而 IL-4、IL-13 则通过激活 STAT6 信号，促进 M2 编码基因的转录，促使“替代激活”的 M2 型巨噬细胞生成。STAT6 促进 M2 极化，上调精氨酸酶 1，促进肠道损伤的上皮组织和黏液层的修复。中性粒细胞的成熟需要 JAK1 和 JAK2 的转磷酸化，并启动下游信号 STAT1、STAT3 和 STAT5。STAT3 被认为是中性粒细胞的主要调节因子，参与中性粒细胞的动员和趋化作用，对炎症反应部位的定位至关重要。IL-7 激活 JAK3-STAT5 信号通路，促进先天淋巴细胞（ILC）的分化和 ILC3 的产生，而 ILC3 仅在结肠中富集。IL-23 触发的 STAT3 信号是成熟 ILC3 发挥功能的关键事件。肠道常驻菌群可通过刺激 ILC3 产生 IL-22，进而激活 IEC 中的 STAT3 信号，促进 IEC 增殖和肠黏膜愈合。因此，ILC3 在急性结肠炎早期表现出保护作用。相反，在慢性结肠炎中，NCR^{+} ILC3 具有环境感知能力，应对炎症的持续刺激，STAT4 的高表达诱导 *T-bet* 的高表达，促进 IFN-γ 的产生，诱导致病性 T 细胞增多，从而加剧肠道损伤。选择性调节保护性和病理性 ILC 反应是当前治疗 IBD 的一个研究方向。

（3）JAK-STAT 对适应性免疫系统的调控 第三道防线是强大的适应性防御，由专门的免疫细胞组成。树突状细胞的成熟依赖于 STAT3 信号转导。IL-12 激活 STAT1、STAT3 和 STAT4，促进树突状细胞中细胞因子信号抑制因子（SOCS）1 和 SOCS3 的表达。SOCS1 可以抑制 JAK2 磷酸化，同时与 STAT3 协同作用，阻止树突状细胞活化。沉默的 SOCS1 信号可增强树突状细胞的抗原呈递能力，产生高水平的 IL-12p70，介导 T 辅助（Th）1 反应，大量致病 T 细胞在黏膜中聚集，导致免疫调节失控和结肠炎。SOCS3 可以抑制 IL-12 和 IFN-γ 的产生并介导 Th2 型免疫反应。Th2 细胞分泌的 IL-4 和 IL-5 是嗜酸性粒细胞和肥大细胞的趋化因子，也能诱导 B 细胞完成向 IgE 和 sIgA 的类别转换。结肠中过量的 IL-5 已成为 UC 的标志。Th1 细胞激活产生的 IFN-γ 刺激 Th2 细胞中的 STAT1，不利于 Th2 细胞存活，一旦 Th1/Th2 反应失衡，将导致严重的病理过程。Th1/Th2 反应的调节可能作为治疗 IBD 的关键靶点。Th17 细胞分泌的细胞因子在 IBD 中的作用越来越受到重视。IL-6 激活的 STAT3 信号诱导 Th17 细胞的早期分化，成熟的 Th17 细胞促进 *IL-17A/F* 转录和视黄酸受体相关孤儿受体 γt（RORγt）水平，在促炎细胞因子 IL-23 作用下，维持 Th17 功能和扩增。近来研究表明，STAT4 的激活可以上

调 *T-bet* 的转录，有利于 Th17 细胞转化为 IFN-γ/IL-17 双阳性细胞，参与肠道炎症的病理过程。STAT3 促进 Th17 细胞成熟分化，抑制 Treg 细胞生成，发挥促炎作用。Treg 细胞通过分泌调节性细胞因子、清除 IL-2、抑制和调节 $CD4^+$ T 细胞的致病作用来调节 Th 细胞群平衡。平衡 Th17 细胞和 Treg 细胞反应对于 IBD 病程的管理具有重要意义。B 细胞抗体介导的免疫反应在黏膜免疫中至关重要。IL-7 通过与 IL-7R 结合激活 STAT5，这与 B 细胞成熟密不可分。选择性敲除 *STAT5* 的小鼠表现出 T 细胞和 B 细胞数量及功能的缺陷。Th2 型细胞因子类别转换后，B 细胞能够分泌 sIgA 和 IgE。此外，Th2 型细胞因子激活 JAK1-STAT6 信号通路，使上皮基底面表达 pIgR，促进 sIgA 分泌到肠腔内。sIgA 包裹在表面细菌上，防止其与肠上皮结合，从而避免进一步的炎症。

（4）JAK-STAT 对通透性的调节　在肠道炎症期间，促炎细胞因子被释放并与肠上皮细胞上相应的受体结合。随后，相关的细胞酪氨酸激酶 JAK 聚集并被激活。这些相互作用导致细胞因子受体磷酸化，后者充当 STAT 的枢纽。接着，JAK 磷酸化 STAT，磷酸化的 STAT 二聚化，进入细胞核，并作为转录因子调控肠道通透性的紧密连接蛋白基因的表达。在孔途径中，claudin-2 的表达响应 IL-22、IFN-γ 和 IL-6 而上调。屏障密封蛋白的表达降低。然而，这些改变背后的机制仍需进一步研究。JAK 抑制剂如 tofacitinib、AZD1480 和 JAK 抑制剂 I 通过孔途径降低 claudin-2 的表达及随之而来的细胞旁通透性。据报道，*STAT1* 和 *STAT3* siRNA 干预可下调 claudin-2 的表达。

四、IL-23/Th17 信号通路

Th17 细胞以其分泌 IL-17 的特性而得名，IL-23 能够促进 Th17 细胞的分化，而 Th1 细胞和 Th2 细胞的转录因子则可抑制其增殖。IL-17 受体广泛分布于多种组织器官，由 Th17 细胞分泌的炎症因子在类风湿关节炎、系统性红斑狼疮、器官移植排斥反应等众多自身免疫性反应中扮演着关键角色。在 IBD 患者及动物模型的研究中均发现，Th17 细胞及其分泌的炎性细胞因子水平增加，Th17 细胞介导的免疫反应持续增强与 IBD 的发病密切相关。众多研究指出，IL-23 在调节 Th17 细胞存活及增强细胞活性方面发挥着重要作用，这一过程被称为 IL-23/Th17 通路。在 IBD 的免疫发病机制中，Th17 细胞介导的免疫反应占据主导地位，同时，与 IL-23/Th17 通路相关的基因在 IBD 的遗传与免疫机制中也起着至关重要的作用。

1. IL-23/Th17 信号通路组成

IL-23 是一种促炎细胞因子，属于 IL-12 细胞因子家族，由两个亚基组成：IL-23A（p19）和 IL-12/23B（p40），其中 p40 亚基与 IL-12 共享。IL-23 主要由巨噬细胞和树突状细胞产生，这些细胞在响应外源或内源信号时分泌 IL-23。IL-23 通过激活 Th17 细胞，促进其分化和增殖，从而驱动 IL-17A、IL-17F、IL-6、IL-22 和 TNF-α 的产生。

Th17 细胞是一类独特的 $CD4^+$ T 细胞亚群，主要分泌 IL-17A，IL-17A 是炎症性疾病的关键介质。Th17 细胞的分化需要 IL-23 和 TGF-β 的共同作用。IL-17A 通过与角质形成细胞、中性粒细胞、内皮细胞、成纤维细胞和破骨细胞等细胞表面的 IL-17 受体结合，触发细胞反应，导致炎症介质和趋化因子的释放，从而引发炎症反应。

2. IL-23 细胞因子和受体的表达

IL-23 是一种由异源二聚体蛋白组成的细胞因子，由 p19 和 p40 亚基构成，其中 p40 亚基与 IL-12 共享。已鉴定出 IL-23p19 的剪接变体，这些变体在不同类型细胞中的产生存在差异。IL-23 可由造血细胞和非造血细胞表达，包括活化的巨噬细胞、树突状细胞以及内皮细胞等。IL-23 的表达由病原体配体刺激髓系来源细胞诱导，此外，前列腺素 E_2 和促炎细胞因子等其他刺激物也能诱导其表达。相应地，IL-23p19 的表达受 NF-κB、SMAD-3 和 ATF-2 的调控。IL-23 的负向调节通过多种机制实现，包括 IL-10、IL-12、IL-25、IL-27 和 IFN-γ 等细胞因子的调节作用。值得注意的是，IFN-γ 通常抑制 IL-23 的产生，但在某些情况下，它却能与 IL-23 协同作用，增强通过 IL-23 介导的途径引发的炎症，表明这些途径之间的相互作用可能是复杂且具有环境特异性的。

IL-23 受体复合物由 IL-23R 和 IL-12Rβ1 组成，后者与 IL-12 受体复合物相同。IL-23R 包含一个胞外结构域（由信号序列、N 端免疫球蛋白样结构域和 2 个细胞因子受体结构域构成）、一个跨膜结构域和一个细胞质结构域。IL-23R 在造血细胞中表达，如活化和记忆性 T 细胞、NKT 细胞、嗜酸性粒细胞、树突状细胞、巨噬细胞和小胶质细胞，以及角质形成细胞等非造血细胞。IL-23R 的调节表达在白细胞亚群的分化和功能中起着关键作用。增加 IL-23R mRNA 表达的因素包括 IL-23 本身、IL-6、IL-21、T 细胞活化和 TGF-β。重要的是，TGF-β 的作用具有剂量依赖性。IL-23R mRNA 的诱导表达依赖于 STAT3 和 RORγt 的激活，且这一过程可由多种刺激触发。多年来，人们一直在研究阻断共享的细胞因子亚基（p40）或受体亚基（IL-12Rβ1），并将其影响归因于 IL-12 通路。现在人们正在重新分析这些研究，重点是通过删除或阻断这些细胞因子通路的独特亚基来探究 IL-23 和 IL-12 通路的不同作用。

3. IL-23 受体复合物

与许多细胞因子类似，IL-23 与其受体复合物结合后会激活 JAK-STAT 信号通路。JAK2 通常与 IL-23R 相关联，而 STAT3 的参与则依赖于配体。在患有 CD 和 UC 的患者及动物中，JAK2 和 STAT3 的激活现象已被观察到。除了主要激活 STAT3 之外，IL-23 还可以激活 STAT1、STAT4 和 STAT5。STAT 激活会导致 STAT 二聚化并易位至细胞核，在那里 STAT 可作为转录因子发挥作用。SOCS（细胞因子信号抑制因子）蛋白是有效的细胞因子抑制剂，可直接结合 JAK 激酶。IL-23 介导的信号转导可被 SOCS3 抑制。促进 IL-23 反应的其他信号通路包括 PI3K-AKT、酪氨酸激酶 2 和 NF-κB。这些途径的相对贡献可能因响应细胞的不同而有所差异。

4. IL-23/TH17 通路功能作用

IL-23 通路在介导炎症中的关键作用已通过体内模型得以确定，这些模型以 IL-23p19 亚基为靶点，通过调节其表达水平来实现。具体而言，*Il-23p19* 转基因小鼠表现出严重的全身性炎症，包括小肠和大肠的炎症反应。相比之下，*Il-23p19* 缺陷小鼠则未表现出明显的异常，但在 T 细胞依赖性抗体产生、记忆 T 细胞功能方面存在缺陷，并且 IL-17 的产生减少。这些发现表明，通过实验调控 IL-23p19 表达的小鼠模型对于确定该通路在肠道防御和炎症中的作用至关重要，相关讨论将在后续部分展开。

细胞能够产生具有抗炎作用的细胞因子（如 IL-10 和 IL-22）。尽管 IL-23 在 Th17 细胞功能中的作用一直是研究的热点，但其具体机制尚未完全明确。IL-23 在 Th17 细胞分化中的作用存在争议。然而，有证据表明 IL-23 有助于 Th17 细胞的扩增、稳定以及形成完全的炎症细胞表型。对于 IL-23 的某些贡献，体外和体内研究结果并不完全一致，需要进一步的研究来解释这些差异。

与 CD4 和 CD8 初始 T 细胞相比，NKT 细胞组成性表达 IL-23R 和 RORγt。小鼠和人类的 NKT 细胞均可在 IL-23 刺激下迅速产生 IL-17，尤其是在与 T 细胞受体刺激协同作用时，这表明先天免疫系统在 IL-17 的早期产生中发挥着重要作用。此外，IL-17 可增强树突状细胞的成熟、T 细胞的启动以及多种细胞（例如成纤维细胞、内皮细胞、巨噬细胞、上皮细胞）产生炎症介质（例如 IL-1、IL-6、IL-8、TNF、GM-CSF、NOS-2、前列腺素 E_2、金属蛋白酶和趋化因子），但 IL-17 也可能导致某些下调结果。除了促炎细胞因子外，Th17 细胞还能够产生具有抗炎作用的细胞因子，如 IL-10 和 IL-22。

5. Th17 细胞的分化与调控

Th17 细胞与 Treg 细胞之间存在关键平衡，部分原因是它们在分化过程中对 TGF-β 的共同需求。具体而言，在小鼠幼稚 $CD4^+$ T 细胞活化的背景下，TGF-β 会诱导 $FOXP3^+$ Treg 细胞，而 IL-6 或其他 TLR 诱导的炎症信号与 TGF-β 共同作用，会导致产生 IL-17 的 T 细胞的分化。反过来，IL-6 又刺激 IL-21，后者在自分泌回路中起作用，诱导额外的 IL-21、IL-23R、RORγt 和 IL-17。体内研究已证实 TGF-β、IL-1、IL-6 和 IL-21 对 IL-17 的产生有促进作用。小鼠模型有助于建立 IL-17 产生细胞的信号通路，其中包括 STAT3，它是 IL-17、IL-21、IL-22 和 IL-23R 表达所必需的。

SOCS3 响应 IL-23 刺激而负向调控 IL-17 的产生和 STAT3 磷酸化。独特的 Th17 细胞谱系决定过程伴随着特定转录因子的表达。核受体 RORγt 需要 STAT3 并由 IL-6、IL-23 和 TGF-β 诱导，是 IL-17 产生的必要条件。然而，其他转录因子，包括 RORα、IRF4、STAT3 和 Runx1，在 IL-17 的产生中也很重要。IL-17 产生 T 细胞的平衡和表型与其他细胞群（包括 Th1 细胞、Th2 细胞和 Treg 细胞）存在持续的交叉调节。Th1 细胞因子（例如 IFN-γ、IL-2、IL-12）和 Th2 细胞因子（例如 IL-4）可下调 IL-17 的产生。值得注意的是，IFN-γ 也可以促进 Th17 细胞功能，Th1 细胞和 Th17 细胞经常在组织炎症部位共存，因此 Th 谱系细胞因子之间的相互作用非常复杂。FOXP3 与 RORγt 之间的相互作用也在 Treg/Th17 细胞平衡中发挥作用。此外，$CD25^-$ $FOXP3^-$ Treg 细胞可以分化为产生 IL-17 的细胞。因此，向 Treg 细胞群（耐受性）分化和增强宿主对特定病原体防御（防御）的特定效应 T 细胞之间存在持续的平衡。

6. IL-23/Th17 信号通路与 IBD

IL-23 在回肠末端组成性表达，在肠道炎症期间其产生量会增加。结肠炎模型显示，在肠道中 IL-23 和 Th17 系细胞因子及转录因子（例如 RORγt）均有所增加，包括 $CD4^+$ $CD45RB^{high}$ 转移模型、$IL\text{-}10^{-/-}$ 结肠炎、DSS 诱导的结肠炎和 TNBS 诱导的结肠炎等。IL-23p19 的转基因表达会导致严重的全身性炎症，包括小肠和大肠，而添加重组 IL-23 会加剧 $IL\text{-}10^{-/-}$ 结肠炎。来自 C3Bir 诱发结肠炎小鼠的 Th17 细胞系在转移到 SCID 小鼠后会导致严重的结肠炎，而使用抗 IL-23p19 治疗可以预防和治疗这种结肠炎。同样地，阻断 IL-23p19 或利用 $p19^{-/-}$ 小鼠可导致较轻的 $IL\text{-}10^{-/-}$ 结肠炎、肝螺杆菌-抗 IL-10R 诱发的结肠炎和 $CD4^+$ $CD45RB^{high}$ 转移性结肠炎。其他 Th17 细胞分化和谱系细胞因子的缺乏也能导致结肠炎的改善，如在 DSS 和 TNBS 诱发的结肠炎中观察到的 IL-21 的缺乏或阻断。另外，在一些相同的模型中，即使在没有 IL-17 的情况下，也观察到了由 IL-23 介导的肠道组织损伤。

在缺乏 T 细胞的情况下，观察到 IL-23 仍具有 IL-17 和 T 细胞非依赖性作用，这表明 IL-23 在肠道炎症中可能通过多种途径发挥作用。尽管目前研究主要集中在 IL-23/Th17 通路在肠道炎症中的作用，且有证据显示 Th1 和 Th17 通路之间存在负向交叉调节，但也有大量证据表明 Th1 介导的炎症以及 Th1 和 IL-23/Th17 通路在肠道炎症中的联合作用不容忽视。

除了对组织介导的炎症的贡献外，还有证据表明 IL-23/Th17 通路在下调炎症方面发挥了作用。例如，*Il-23p19* 缺陷小鼠比其野生型同窝对照小鼠患上更严重的 TNBS 诱发的结肠炎，这归因于 IL-23 在 IL-12 下调中发挥的作用。此外，直接中和 IL-17 会增加 DSS 诱发的结肠炎的严重程度，尽管在 TNBS 诱发结肠炎的报告中，$IL\text{-}17R^{-/-}$ 小鼠免受疾病侵害。最后，髓系和造血系特异性 STAT3 缺陷小鼠会患上自发性结肠炎。在没有 p40 的情况下，结肠炎得到逆转，表明 IL-12/IL-23 参与介导炎症反应。

值得注意的是，STAT3 在许多细胞因子通路中发挥作用，包括调节性细胞因子（例如 IL-10）和促炎细胞因子（例如 IL-6、IL-17、IL-21、IL-22、IL-23 和 IL-27）。因此，炎症性疾病中 STAT3 磷酸化的增加可能反映了复杂炎症环境的影响，涉及主要和次要机制。总体而言，这些研究强调了维持肠道免疫稳态所需的细胞因子通路交叉调节的复杂性。IL-23/Th17 通路作用的复杂性还体现在，Th17 细胞除了分泌促炎细胞因子外，还会分泌能够下调炎症反应的细胞因子，如 IL-10 和 IL-22。例如，IL-22 可显著诱导 IL-23 产生，后者可减轻肝脏和肠道的炎症。IL-22 通过 STAT3 信号通路促进杯状细胞恢复黏液分泌，增强结肠肌成纤维细胞的功能，并诱导脂多糖结合蛋白的表达，从而可能下调脂多糖介导的炎症反应。在包括肺部在内的其他黏膜部位也观察到了类似的 IL-22 介导的上皮细胞恢复的证据。因此，Th17 谱系细胞因子和 STAT3 激活可以起到防御黏膜表面微生物的作用，同时提供下调炎症的机制。

在人类 CD 和 UC 患者中，IL-17、IL-21、IL-22、IL-23、RORγt 升高，且在结肠黏膜中观察到 IL-23R 表达。在 CD 个体的固有层细胞中也观察到 IL-21、STAT3、磷酸化 STAT3、STAT4 和 SOCS3 的表达增加。在患者及动物的血浆或血清中可以检测到其中一些细胞因子。此外，人类肠道中表达 IL-23、TNF 和 IL-6 的独特巨噬细胞亚群在 CD 模型动物中的数量和细胞因子产生量均有所增加。IL-23 刺激 CD 模型动物的固有层单核细胞可导致 IFN-γ 产生增加，与健康对照组相比或与 UC 个体相比，TNF 组 IL-17 产生增加。使用类固醇和抗 p40 抗体治疗后，升高的 IL-17 和 IL-23 表达会降低。因此，有证据表明 IBD 中存在多种 T 细胞通路失调，并且 UC 和 CD 个体之间存在差异。

五、NF-κB 信号通路

NF-κB 家族由 15 种二聚体复合物组成，这些复合物由 5 种 NF-κB 单体亚基形成，分别为 RelA（亦称 p65）、RelB、c-Rel、p50 和 p52。这些 NF-κB 蛋白均包含一个共同的 Rel 同源区（RHR），其中含有 DNA 结合域、二聚化域和核定位信号（NLS）。此外，RelA、c-Rel 和 RelB 的 C 末端区域还包含一个转录激活域（TAD），赋予它们激活基因表达的能力。而 p50 和 p52 亚基缺乏 TAD，只能通过与含有 TAD 的转录因子形成异二聚体来促进转录。此外，p50 和 p52 是通过其各自的 NF-κB 前体蛋白 p105 的部分蛋白酶体蛋白酶解产生的，p105 由 *NF-κB1* 编码，p100 由 *NF-κB2* 编码。尽管 p105 加工成 p50 被认为是主要的组成性过程，但 p100 转化为 p52 仅在非经典 NF-κB 通路受到刺激后发生。在静息细胞中，含有 RelA 和 c-Rel 的 NF-κB 二聚体通过与抑制性 IκB（IκB）蛋白（包括 IκBα、IκBβ 和 IκBε）结合而被保持在潜伏的细胞质复合物中。这些经典的 IκB 利用共同的锚蛋白重复域（ARD）来掩盖 DNA 结合域和结合的 NF-κB 二聚体的 NLS，从而限制它们的核易位和转录活性。值得注意的是，IκBα 对 p50 NLS 的不完全掩盖会导致 RelA-p50-IκBα 复合物的组成性核质穿梭，从而即使在稳态下，细胞核中也存在约 5% 的 RelA 活性。此外，p105 和 p100 的 C 末端也含有 ARD。在未加工形式下，这些前体会形成高分子量（HMW）抑制复合物，将 RelA、RelB 和其他 NF-κB 亚基隔离在细胞质中。此外，二聚体 RelB-p100 将静息细胞中的大部分 RelB 隔离在细胞质中。NF-κB 通路分为经典的 NF-κB 信号通路和非经典的 NF-κB 信号通路。

1. 经典的 NF-κB 通路

（1）经典 NF-κB 通路的激活与调控机制　经典 NF-κB 通路主要响应促炎细胞因子（如 TNF-α 和 IL-1β）以及病原体或损伤相关分子模式（PAMP 或 DAMP），通过其同源模式识别受体（PRR）的刺激而被激活。这些 PRR 包括 TLR、视黄酸诱导基因Ⅰ（RIG-Ⅰ）样受体（RLR）、NOD 样受体（NLR）和多种其他 DNA 传感器。这些受体激活后，会刺激 NEMO-IKK 复合物对 IκB 的磷酸化。NEMO-IKK 复合物由调节亚基 NF-κB 必需调节剂（NEMO，也称为 IKKγ）和两个催化亚基组成，即 IκB 激酶-1（IKK1，也称为 IKKα）和 IKK2（也称为 IKKβ）。NEMO-IKK 介导的磷酸化事件促进 IκB 的蛋白酶体降解，从而释放 NF-κB 二聚体并促进其核易位。尽管 NEMO 在该过程中必不可少，但 IKK2 的催化活性（而非 IKK1）对于经典信号转导至关重要。

经典信号转导诱导的核 NF-κB DNA 结合活性主要由 RelA-p50 和 cRel-p50 二聚体组成，也有报道称 RelA-p52 和 RelB-p50 组成次要活性成分。在细胞核中，NF-κB 二聚体与 κB 基序结合，κB 基序是一个松散保守的 5′-GGRN-NWYYCC-3′共有序列，存在于靶基因的启动子区域。含 RelA 的二聚体可调节大量编码促炎因子和促存活因子的基因表达。

（2）经典 NF-κB 通路的负反馈调节　经典 NF-κB 通路通过严格的负反馈回路进行调节。NF-κB 诱导的 *NFKBIA*（编码 IκBα）和 *NFKBIE*（编码 IκBε）的表达是这一负反馈机制的关键。此外，同样由 NF-κB 靶标基因（*NFKB2*）编码的 p100 在高分子量（HMW）前体复合体中组装，并适当抑制 NF-κB 活性。

（3）泛素化与去泛素化在 NF-κB 信号转导中的作用　经典 NF-κB 信号转导还涉及多种接头分子的赖氨酸-63（K63）连接以及蛋氨酸 1（M1）连接的泛素化，包括受体相互作用的丝氨酸/苏氨酸蛋白激酶 1（RIPK1）和 TNF 受体相关因子 2（TRAF2）。NF-κB 诱导去泛素化蛋白 A20 和 CYLD 的产生，它们作用于 RIPK1 和 TRAF2，为经典反应提供了重要的诱导后衰减机制。泛素化和去泛素化对 NF-κB 信号转导的调节在其他专题中有详细讨论。

（4）非典型刺激对经典 NF-κB 通路的影响　除了上述典型刺激外，遗传毒性刺激（如电离辐射和化疗剂）也会激活经典 NF-κB 通路，尽管其机制有所不同。这些刺激诱导 NEMO 的核易位，NEMO 被 SUMO 化，随后被细胞周期检查点激酶共济失调毛细血管扩张症突变（ATM）磷酸化，导致其核输出。随后，NEMO-ATM 复合体导致 IKK 激活，这一过程依赖于 IKK 相关蛋白 ELKS23［其名称来源于其富含谷氨酸（E）、亮氨酸（L）、赖氨酸（K）和丝氨酸（S）残基］。此外，其他几种非常规刺激（如缺氧、过氧化氢和神经生长因子）反而会促进 IκBα 在酪氨酸残基 42（Tyr42）处的 IKK 非依赖性磷酸化。这些非典型途径可能导致 IκBα 降解或与 NF-κB 解离，从而可能产生具有独特功能的明显修饰的 NF-κB 亚基，值得进一步研究。

2. 非经典的 NF-κB 信号通路

（1）非经典 NF-κB 通路的激活与调控机制　一组精选的肿瘤坏死因子（TNF）超家族受体，包括淋巴毒素-β 受体（LTβR）、B 细胞激活因子受体（BAFF-R）、分化簇 40（CD40）、NF-κB 受体激活剂（RANK）、分化簇 134（CD134，也称为 OX-40）和成纤维细胞生长因子诱导型 14（Fn14），能够激活非经典 NF-κB 通路。在该通路中，NF-κB 诱导激酶（NIK）-IKK1 复合物促进 RelB-p52 的核激活。

（2）非经典 NF-κB 通路的稳态调节　在稳态条件下，NIK 通过蛋白酶体通路被组成性降解，这一过程涉及其被由 TRAF2、TRAF3 和细胞凋亡抑制因子蛋白（cIAP）组成的复合体泛素化。非经典信号转导通过破坏 TRAF3-TRAF2-cIAP 复合物来稳定 NIK。值得注意的是，细胞内 NIK 的量还通过 IKK1 依赖性负反馈维持在最佳水平，其中 IKK1 通过磷酸化介导的蛋白水解来调节 NIK 的降解。此外，NLRP12（NLR 蛋白家族成员）通过降低 NIK 的丰度来抑制非经典 NF-κB 信号转导，这可能是通过稳定 TRAF3 实现的。

（3）非经典 NF-κB 通路的信号转导与功能　尽管如此，NIK 的积累导致其与 IKK1 的 NEMO 非依赖性结合，随后磷酸化 p100。这种信号反应性磷酸化促使蛋白酶体去除存在于 RelB-p100 复合物中的 p100 的 C 末端抑制结构域，从而促进 RelB-p52 异二聚体的核转位。RelB-p52 选择性地诱导编码次级淋巴器官或稳态趋化因子的基因表达，包括 *CXCL13*、*CXCL12*、*CCL19* 和 *CCL21*。这些基因在胚胎发生过程中协调次级淋巴器官（SLO）的发育，以及在成年小鼠适应性免疫应答期间淋巴细胞归巢至 SLO。非经典信号转导对 B 细胞的存活和成熟、自身免疫性 T 细胞的胸腺缺失以及骨代谢也至关重要。

尽管由 RelA 和 RelB 组成的二聚体具有不同的基因表达特异性，但其潜在的分子机制仍不清楚。此外，对次级淋巴组织以外的非经典 NF-κB 功能的理解仍在不断发展。

3. NF-κB 激活通路的相互依赖调节

除了对单个 NF-κB 通路的研究外，在各种生理和病理情境下，经典与非经典信号转导之间还具有复杂的相互作用。*NFKB2* 基因编码的蛋白 p100 已成为经典与非经典通路交互的关键节点。含有经典 RelA 的 NF-κB 二聚体能够激活 *NFKB2* 的转录，进而导致 p100 的积累，使得由 p100 和 p105 组成的抑制性高分子量（HMW）复合体数量增多，这些复合体能够隔离多种 NF-κB 亚基。此外，在非经典信号转导过程中，NIK 会靶向 HMW 复合体，并同时促使 p100 加工为 p52、p105 加工为 p50，从而生成 RelA-p52 和 RelA-p50 异二聚体。BAFF-R 诱导的非经典信号转导通过解除这些前体复合体介导的 NF-κB 抑制，延长了 B 细胞中经典 TLR 信号刺激产生的 RelA 或 c-Rel 异二聚体的核活性。同样地，LTβR 刺激引发的非经典信号转导是肠道上皮细胞中 TLR4 诱导的促炎性 NF-κB 反应得以延长的原因。此外，研究还发现，在非经典信号转导下，HMW 复合体产生的大多数含 RelA 的异二聚体被经典 IκB 隔离，经典 IκB 形成了一种细胞状态，该状态具有扩增的潜在 NF-κB 区域，为产生过度活跃的经典 NF-κB 反应做好了准备。然而，目前尚不清楚 HMW 复合体是否也在非经典信号转导期间引导含有 RelB 或 c-Rel 的异二聚体的形成和激活。

另一方面，促炎性TNF诱导的经典信号转导会抑制RelB的非经典、LTβR驱动的活性，导致发炎的次级淋巴器官（SLO）中*CCL21*、*CXCL12*和*CXCL13*的基质表达短暂性破坏。TNF还会破坏NIK的稳定性并增加p100的丰度，随后隔离核内的RelB-p52，从而减弱非经典反应。这些发现表明，在稳态和炎症条件下，TNF诱导的经典信号转导能够微调SLO中的非经典NF-κB依赖性淋巴细胞进入。此外，在树突状细胞成熟过程中，*CCL19*和*CCL22*启动子上的RelA-p50被延迟激活但效率较低的RelB-p52取代，这表明NF-κB通路还与靶标启动子协同作用，校准免疫应答基因的表达。值得注意的是，来自CD40的信号能够激活经典和非经典NF-κB通路。然而，在内皮细胞中，CD40下游激活的这些通路是相互独立发挥作用的。综上所述，在单个NF-κB通路介导不同免疫功能的情况下，它们之间的相互作用似乎调节着各种免疫区室中的NF-κB活性。

4. NF-κB信号通路与IBD的相关性

全基因组关联分析（GWAS）揭示了超过200个可能与IBD相关的单核苷酸多态性（SNP）。其中，约137个基因位点是UC和CD共有的，37个是CD的特异性基因位点，27个是UC的特异性基因位点。IBD相关基因可分为不同的组，其产物与先天免疫受体（如NOD2/CARD15、TLR4和CARD9）、获得性免疫（如IL-23R、IL-12B、JAK2和STAT3）、自噬（如ATG16L1、IRGM和ATG5），以及黏膜屏障功能（如ECM1、CDH1和LAMB1）相关。其中一些遗传多态性涉及NF-κB信号通路的组成部分。

随着核苷酸结合寡聚结构域包含蛋白2（NOD2）的发现，NF-κB信号转导在IBD中的相关性逐渐显现。NOD2是细菌细胞壁成分胞壁酰二肽（MDP）的细胞内传感器，也是CD的遗传危险因素。NOD2主要通过激活经典NF-κB信号转导在肠道屏障功能中起关键作用。NOD2激活的NF-κB信号转导通过增加免疫调节蛋白、促炎和抗炎细胞因子以及抗菌肽（AMP）的产生来诱导保护性反应，从而引发适应性免疫或产生免疫耐受。此外，NOD2诱导的自噬介导的吞噬作用、异源自噬或抗原呈递被认为是NF-κB依赖性的。*NOD2*和自噬相关基因（如*ATG16L1*和*IRGM*）的遗传变异与CD的高发病风险有关。

此外，NF-κB信号转导是带有遗传风险位点（如IL-23R、IL-12B、JAK2和STAT3）的IL-23通路的组成部分，并通过致病性Th17细胞反应导致IBD。总的来说，NF-κB激活与IBD之间的强相关性可能是由于NF-κB介导的肠道炎症和细胞死亡增加，或免疫调节细胞因子、趋化因子和AMP的分泌量改变、黏液分泌减少和不适当的免疫反应，导致肠道的微生物屏障功能受损。

然而，宿主遗传学是IBD发展的关键决定因素，因此，NF-κB活性失调有时是使个体患 IBD 的结果或原因。尽管 NF-κB 信号转导与人类 IBD 有关，但遗传学研究很少发现编码成熟 NF-κB 蛋白的基因突变，这可能是由于这些蛋白在其他方面有至关重要的生理功能。一项 GWAS 确定了 RELA 中的编码变异与 CD 风险相关。此外，GWAS 将 NFKB2 和 LTBR 与 IBD 的易感性位点联系起来。另一项研究表明，UC 和 CD 患者的非经典信号转导组分（如 MAP3K14 和 NFKB2）、靶标基因（如 *CCL19*、*CXCL12* 和 *CXCL13*）以及编码经典和非经典信号转导调节因子（如 CYLD、NLRP12 和 BIRC2/3）的基因表达严重失调。此外，结肠活检的生化分析不仅揭示了 RelA 的核活性增加，并且在一定程度上增加了 c-Rel，而且还证实了非经典 NF-κB 通路经常参与 IBD 的发生。因此，新出现的证据表明，介导两种 NF-κB 信号通路之间串扰的成分的基因突变可能导致与 IBD 相关的异常炎症反应。

（于正强，叶俏波，付强）

第五节　组学对炎症性肠病动物模型的评价

当前对炎症性肠病的诊断与评估主要依赖于临床症状、内镜检查、组织学评估和影像学检查。尽管这些方法在某些方面有效，但它们存在诸多局限性，特别是在评估疾病早期、个体差异以及治疗反应方面。临床症状评分系统，如哈维-布拉德肖指数（Harvey-Bradshaw Index，HBI）和 Mayo 评分，这些方法主要依据患者的自述症状、体征、实验室指标等进行评估，具有一定的主观性和局限性。尤其是在轻度或处于缓解期的患者中，临床症状可能无法充分反映肠道的实际炎症状态。内镜检查被认为是评估 IBD 最为直观和有效的手段之一，特别是在肠道活动性评估中。然而，内镜检查侵入性较强，且不能实时反映全身性疾病的表现和微观层面的免疫反应。影像学检查，如 CT、MRI 等影像学手段能够较好地显示肠道的结构变化，尤其适用于发现并发症（如肠道狭窄、瘘管等）。但它们通常不能准确捕捉微小的病理变化，且无法全面评估肠道炎症的免疫机制和代谢异常。因此，尽管现有评价体系为临床提供了帮助，但对于 IBD 的精确评估、早期诊断、疾病监测及个性化治疗的需求依然未能得到充分满足。

组学技术，包括基因组学、转录组学、蛋白质组学、代谢组学以及微生物组学，在 IBD 研究中的应用日益广泛，其重要性不仅体现在为疾病机制提供深层次的分子理解，还为疾病的诊断、治疗及预后评估提供了新的视角。随着高通量测序技术、质谱分析和数据处理能力的快速进步，组学研究已经成为

IBD研究的核心工具，尤其在实验动物模型中能够揭示与IBD相关的遗传、免疫、代谢及微生物群等多维信息。基于组学分析的动物模型为研究IBD的发病机制、药物疗效评估及生物标志物筛选提供了丰富的分子层次的数据，推动了精准医学和个体化治疗的发展。

一、基因组学在炎症性肠病中的应用

基因组学在IBD研究中的应用已成为重要的研究手段之一，尤其是在揭示IBD的遗传背景、易感基因的发现以及动物模型的选择和特征分析方面，具有重要意义。基因组学通过全面、系统地研究基因组的结构、功能及其变异，帮助我们深入理解疾病的发病机制、早期诊断和治疗靶点的开发。

1. 基因组学概述

基因组学（Genomics）是指对生物体基因组进行高通量分析的学科。其核心目标是通过全基因组测序技术，揭示生物体内基因的组成、变异以及这些变异与疾病之间的关系。随着下一代测序技术（next-generation sequencing，NGS）和全基因组关联分析（genome-wide association study，GWAS）的发展，基因组学技术得到了极大的发展，使得研究者能够在全基因组范围内发现与疾病相关的变异，为疾病的遗传学研究提供了丰富的信息。在IBD的研究中，基因组学不仅可以帮助我们识别与疾病相关的遗传变异，还能揭示影响免疫反应、肠道屏障功能、肠道微生物群等多种因素的基因调控机制。随着技术的进步，基因组学技术在IBD的诊断、预后评估和个性化治疗方面的应用潜力也得到了越来越广泛的关注。

2. IBD的遗传背景与易感基因

IBD的遗传背景是目前研究的热点之一。IBD具有明显的遗传易感性，尤其是在CD和UC患者中，特定的基因变异与疾病的发生密切相关。近年来，多个GWAS研究发现了许多与IBD相关的易感基因，并揭示了这些基因在疾病发生中的作用。

（1）主要易感基因的发现　通过GWAS分析，已发现了与IBD相关的多个基因。例如，*NOD2*基因（核苷酸结合寡聚化结构域2）在CD中的重要作用已经得到广泛认可。*NOD2*基因编码的NOD2蛋白与免疫反应和肠道微生物群的调控密切相关，其基因突变与CD的易感性有明确的关联。另外，*IL-23R*基因也被认为是IBD的一个关键易感基因。*IL-23R*基因的某些突变与IBD，尤其是CD和UC的发生密切相关。IL-23R参与T细胞的激活和分化，影响免疫系统对肠道微生物的反应。此外，*ATG16L1*、*IRGM*、*CARD9*、*JAK2* 等基因也被发现与 IBD 的易感性相关。特别是在自身免疫反应、肠道屏障功能和微生物群的免疫调节方面，这些基因起着关键作用。

（2）遗传与环境的交互作用 尽管遗传因素在 IBD 的发病中起着至关重要的作用，但环境因素，如饮食、感染、药物和肠道微生物群的变化等也对 IBD 的发生有重要影响。遗传背景和环境因素的交互作用是 IBD 发生的重要机制。例如，西方饮食中高脂肪和高糖的摄入会改变肠道微生物群的组成，从而可能通过影响肠道免疫反应，增加 IBD 的发病风险。

3. 基因组学在 IBD 实验动物中的应用

在 IBD 的实验研究中，基因组学被用于分析 IBD 动物模型的遗传特征，揭示关键易感基因与 IBD 的关系，并探索基因突变在 IBD 发病中的作用。

（1）炎症性肠病动物模型的选择与基因组特征分析 IBD 的实验动物研究中，常用的动物模型包括小鼠模型、大鼠模型和猴子模型等。其中，小鼠模型应用最为广泛。基因组学在这些动物模型中的应用主要集中在通过基因组分析筛选合适的 IBD 动物模型，并分析动物模型中与 IBD 相关的遗传变异。在小鼠模型中，可以利用转基因技术或基因敲除技术，构建具有特定基因突变的小鼠模型，进一步研究这些基因对 IBD 发生和发展的影响。例如，NOD2 基因突变小鼠模型被广泛用于研究 CD 的发病机制，通过基因组学分析小鼠的基因特征，能够更精确地揭示 NOD2 在肠道免疫和微生物群调节中的作用。此外，还可利用基因组学对 IL-23R 突变小鼠进行研究，IL-23R 突变小鼠表现出与 UC 相关的免疫反应特征，基因组学分析帮助科研人员揭示了 IL-23R 功能缺失对 IBD 易感性和病理进程的影响。

（2）动物模型中基因突变与 IBD 的关联研究 动物模型中基因突变的研究为理解 IBD 的遗传机制提供了重要线索。例如，在 C57BL/6 小鼠模型中，*Il-10* 缺失小鼠常作为 UC 的经典模型。这些小鼠缺乏 *Il-10*，导致强烈的免疫反应和肠道炎症。通过基因组学技术，研究人员揭示了 *Il-10* 在肠道免疫和免疫耐受中的重要作用。通过进一步的基因组分析，研究者发现 IL-10 受体信号转导的缺失与 IBD 的发生密切相关。利用基因敲除模型，可以模拟这些基因突变对 IBD 发生过程及其调控机制的影响。

二、转录组学在炎症性肠病中的应用

1. 转录组学概述

转录组学（transcriptomics）是通过高通量测序技术（如 RNA-seq）来全

面分析细胞、组织或整个生物体内的所有 RNA 分子，包括 mRNA、ncRNA、miRNA 等。转录组学旨在揭示基因在不同生物学状态下的表达模式，提供关于细胞功能、调控机制以及疾病发生的深入理解。随着高通量测序技术的发展，RNA-seq 已成为转录组学研究的核心技术，能够高效地测定 RNA 的种类、丰度及其变化，从而帮助研究者全面解析基因表达谱。在 IBD 的研究中，转录组学为研究基因表达、免疫调节、肠道屏障功能和炎症反应等方面提供了强大的工具。通过转录组学分析，能够揭示 IBD 发病过程中关键基因的调控机制及其在疾病发展中的作用。

2. 转录组学技术在 IBD 实验动物中的应用

借助转录组学技术可分析 IBD 动物模型中不同时间点和不同条件下的基因表达变化，从而揭示病程发展过程中免疫反应和肠道屏障变化的分子机制。

（1）炎症反应与基因表达谱　IBD 的免疫反应包括局部免疫细胞的募集和活化，伴随大量的免疫因子和细胞因子的分泌。通过 RNA-seq 技术，能够获得 IBD 动物模型中肠道组织的全基因表达谱，识别出在炎症过程中上调或下调的关键基因。例如，TNF、IL-1β、IL-6 等与炎症反应密切相关的基因通常在 IBD 模型中表现为高表达。这些因子的上调与免疫细胞的激活、局部炎症反应的加剧以及肠道损伤的发生有密切关系。此外，转录组学也帮助揭示了 IBD 动物模型中一些新的免疫调控因子。例如，研究表明在小鼠模型中，CCR6 和 CXCR3 这些趋化因子受体的表达上调，促进了 Th17 细胞的募集和活化，从而加剧了局部炎症。通过转录组学的全面分析，研究者能够从分子水平理解免疫细胞在 IBD 中的功能和作用，进一步探索治疗 IBD 的新靶点。

（2）免疫细胞亚群的转录调控　IBD 中免疫细胞亚群的功能失调是疾病发生的重要因素之一。转录组学技术使我们能够从免疫细胞群体的层面研究基因表达的变化。例如，IBD 动物模型中 Th17 细胞和 Treg 细胞的比例失衡是导致免疫耐受性丧失、慢性炎症发生的关键因素。通过转录组学技术，研究者能够识别在 IBD 模型中免疫细胞亚群的特征性基因表达谱。例如，Th17 细胞在 IBD 模型中表现为 RORγt（视黄酸受体相关孤儿受体 γt）和 IL-17 的高表达，而 Treg 细胞则显示出 FOXP3 的低表达。这些表达模式的变化反映了免疫耐受性的破坏和免疫反应的过度激活。

（3）与 IBD 相关的基因网络与通路解析　转录组学技术还能够通过对基因间相互作用的分析，揭示出与 IBD 发生相关的基因网络和信号通路。例如，NF-κB 通路是 IBD 发生中的关键通路，参与调节免疫细胞的活化、炎症因子的产生及肠道屏障功能的维持。转录组学研究表明，在 IBD 动物模型中，NF-κB 通路的激活与免疫细胞的功能紊乱、炎症反应的加剧密切相关。此外，

JAK-STAT（Janus 激酶/信号转导与转录激活因子）通路、Notch 信号通路、Wnt 信号通路等也被发现参与 IBD 的发病过程。通过对 IBD 动物模型中转录组数据的深入分析，研究者能够揭示这些信号通路在免疫调节、细胞增殖与凋亡、肠道修复等方面的作用。

三、蛋白质组学在炎症性肠病中的应用

1. 蛋白质组学概述

蛋白质组学（proteomics）是通过高通量分析技术（如质谱分析、二维凝胶电泳等）对生物样本中的所有蛋白质进行定性、定量分析的学科。蛋白质组学的核心目标是揭示蛋白质的组成、功能、表达模式、相互作用及其修饰变化，这对于研究复杂疾病的分子机制尤为重要。在 IBD 中，蛋白质组学为我们提供了一个全新的视角，帮助理解疾病的发病机制，尤其是炎症反应、免疫功能、肠道屏障的维持、微生物群的变化等方面的分子调控。蛋白质组学不仅能够发现特定的生物标志物，还能揭示疾病过程中蛋白质相互作用网络的变化，为新药研发、个性化治疗等提供潜在靶点。

2. 炎症性肠病中蛋白质的表达变化

IBD 的病理特征之一是肠道的慢性炎症反应，这一过程涉及多种炎症因子的表达变化。通过蛋白质组学技术，研究者能够鉴定出在 IBD 中显著上调或下调的蛋白质，从而揭示其在病理过程中的作用及潜在机制。

（1）炎症因子与免疫反应　IBD 的慢性炎症是由免疫系统过度激活引起的，许多免疫因子在 IBD 的发病过程中起到关键作用。蛋白质组学分析帮助识别了大量与免疫反应相关的蛋白质变化。例如，TNF-α 和 IL-6 是 IBD 中常见的高表达炎症因子，均通过蛋白质组学方法被发现在 IBD 患者和实验模型的肠道组织或外周血中上调。TNF-α 在 IBD 的免疫反应中起着重要作用，通过与 TNF 受体结合，激活下游的 NF-κB 信号通路，引发炎症反应。而 TNF-α 和 IL-6 等因子的高表达与 IBD 的临床症状（如腹泻、肠道出血和体重下降）具有密切关系。IL-12 和 IL-23 是 IBD 中另一类重要的细胞因子，它们与 T 细胞的激活及 Th1 和 Th17 型免疫反应的维持密切相关。

（2）肠道屏障蛋白的变化　肠道上皮细胞通过形成紧密连接，维持肠道屏障的完整性，这对于防止有害物质和微生物侵入血液循环至关重要。肠道屏障的破坏是疾病发生的一个重要因素。通过蛋白质组学研究，发现许多与肠道屏障功能相关的蛋白质（如紧密连接蛋白、黏蛋白）在 IBD 患者的肠道组织中表达减少或功能受损。尤其是紧密连接蛋白（如 occludin、claudin-1）和钙黏

蛋白（如 E-cadherin）是肠道屏障功能的核心组成部分。在 IBD 患者中这些蛋白的表达显著降低，导致肠道屏障功能受损，使得肠道通透性增加，促使有害物质和病原菌入侵，从而加剧了局部的免疫反应。

3. 蛋白质组学技术在 IBD 实验动物中的应用

蛋白质组学技术在 IBD 的实验研究中帮助揭示肠道组织中的蛋白质表达变化，并有助于深入了解肠道免疫反应、微生物群调节及肠道屏障损伤等方面的分子机制。

关键炎症因子与肠道屏障功能蛋白　在 IBD 动物模型中，蛋白质组学研究揭示了炎症因子和肠道屏障蛋白的表达变化。例如，小鼠的 *Il-10* 敲除模型作为 UC 的经典动物模型，表现出强烈的肠道炎症反应。蛋白质组学分析发现，在 IL-10 敲除小鼠中，TNF-α、IL-6 和 IL-1β 等炎症因子的表达明显上升。同时，肠道屏障蛋白如 occludin 和 claudin 的表达下降，导致肠道通透性增加，从而加剧了免疫反应。

4. 蛋白质修饰与 IBD 的关系

除蛋白质表达量的变化外，蛋白质的翻译后修饰（如磷酸化、乙酰化、泛素化、棕榈酰化等）在 IBD 的发生发展中也扮演着重要角色。蛋白质组学技术能够识别这些修饰，并揭示它们在 IBD 中的作用。例如，研究发现 JAK-STAT 信号通路中的一些关键蛋白，如 STAT3，在 IBD 小鼠模型中发生了半胱氨酸棕榈酰化修饰，使得 Th17 细胞过度活化，从而促进了炎症反应的持续。NF-κB 和 AKT 等信号蛋白的修饰在 IBD 中发挥着重要的调控作用。此外，其他关键的修饰对 IBD 的发生发展也有重要作用，如中性粒细胞 CKMT1 蛋白的瓜氨酸化加剧了炎症性肠病的黏膜炎症。蛋白质组学技术的应用揭示了这些翻译后修饰在免疫细胞功能、炎症因子产生以及肠道屏障维持中的关键作用，也为 IBD 的治疗提供了新的靶点。

5. 新型生物标志物的筛选与验证

蛋白质组学在 IBD 中的一个重要应用是通过对患者血清、肠道组织和粪便中的蛋白质进行分析，筛选出潜在的生物标志物。通过对 IBD 动物模型和临床样本的比较分析，研究者已发现多种与 IBD 相关的潜在生物标志物。例如，S100 蛋白家族（如 S100A12）和 C 反应蛋白（CRP）等在 IBD 患者中表现出高度的特异性和敏感性。蛋白质组学分析揭示了这些生物标志物与疾病活动度、炎症程度的关系，推动了它们作为临床诊断和预后评估工具的应用。此外，粪便中的蛋白质标志物检测也逐渐成为 IBD 监测的重要手段。通过分析 IBD 患者粪便中的蛋白质谱，研究者能够发现特定的肠道屏障蛋白或免疫调节蛋白，如 Mucin-2，其表达变化与 IBD 的疾病活动度密切相关，这为实验动物研究提供了多方面的参考。

四、代谢组学在炎症性肠病中的应用

1. 代谢组学概述

代谢组学（metabolomics）是通过高通量技术对生物体内的小分子代谢物进行全面定性和定量分析的学科。代谢组学通过监测细胞、组织或体液中代谢物的变化，可以提供关于生理、病理状态以及细胞功能的深入信息。与基因组学和蛋白质组学不同，代谢组学直接反映细胞内代谢的最终产物，能较为准确地描述疾病状态和生理过程。因此，代谢组学常被用于疾病的诊断、机制研究以及治疗干预效果的评估。代谢组学在 IBD 的研究中取得了显著进展，为探索 IBD 的病理机制及其潜在的治疗策略提供了新的思路和方法。

2. 炎症性肠病的代谢特征

IBD 患者的代谢特征与肠道炎症、免疫反应、肠道屏障功能损伤、微生物群失调等多方面因素密切相关。代谢组学对 IBD 的研究揭示了其多种代谢物和代谢通路的变化，反映了 IBD 的发病机制，并为早期诊断和靶向治疗提供了新的生物标志物。

（1）代谢物的变化　IBD 患者的代谢物谱与健康个体的代谢物谱显著不同。研究发现，IBD 患者的血液、尿液和粪便中常常存在特定的代谢物变化，反映了代谢紊乱与肠道炎症的关系。

氨基酸代谢：IBD 患者中常见氨基酸代谢异常。例如，亮氨酸、异亮氨酸、谷氨酸等氨基酸的水平在 IBD 患者中通常升高。这些氨基酸与免疫细胞的功能密切相关，在免疫反应和炎症过程中起重要作用。研究表明，在炎症状态下，免疫细胞的代谢活动增加，氨基酸的消耗加剧，导致血液和组织中氨基酸水平的变化。

短链脂肪酸（SCFAs）：短链脂肪酸是肠道微生物发酵膳食纤维的产物，具有重要的免疫调节作用。与人体中的情况一致，DSS 诱导的 IBD 小鼠中 SCFAs（如乙酸、丙酸、丁酸）水平明显低于健康对照组。SCFAs 能够通过激活 G 蛋白偶联受体（如 GPR41 和 GPR43）调节免疫反应和维持肠道屏障的完整性。SCFAs 的缺乏可能会促进肠道炎症的发生。

脂质代谢：IBD 患者血液中的游离脂肪酸（如亚油酸、花生四烯酸）和磷脂水平较高，这与炎症反应和免疫细胞活化密切相关。脂质代谢物不仅在能量供给中起作用，还能通过脂肪酸受体（如 PPARs）调节免疫反应，进而影响肠道炎症的发生。

糖类代谢：IBD 患者通常表现出糖类代谢紊乱。血糖水平升高和胰岛素抵抗在 IBD 患者中较为常见。糖类代谢紊乱可能通过改变肠道微生物群的组成，从而加剧炎症反应。

（2）代谢特征与肠道微生物群的关系　IBD 患者的肠道微生物群与健康个体的肠道微生物群存在显著差异，且微生物群的失调与宿主的代谢紊乱密切相关。例如，IBD 患者的肠道中常常缺乏产生有益代谢物（如短链脂肪酸）的有益菌，而促炎性细菌的增多则可能通过其代谢产物促进肠道炎症的发生。

3. 代谢组学技术在 IBD 实验动物中的应用

（1）IBD 相关代谢物的变化　通过对 IBD 小鼠模型的代谢组学分析，研究人员发现 IBD 小鼠体内的氨基酸代谢、脂质代谢、糖类代谢等方面发生了明显变化。例如，在结肠炎小鼠模型中，谷氨酸、天冬氨酸等氨基酸的水平明显升高，这些变化与免疫细胞的活化和细胞因子的释放密切相关。此外，IBD 小鼠的肠道中 SCFAs 的水平显著下降，表明肠道微生物群的失调可能导致 SCFAs 产量的减少，从而加剧炎症反应。IBD 小鼠模型的亚油酸和花生四烯酸的水平升高，显示出脂肪酸代谢的改变。脂肪酸的代谢不仅影响肠道屏障功能，还通过调节免疫细胞的活性促进或抑制肠道炎症反应。

（2）代谢通路与免疫反应的关系　代谢物不仅反映了宿主的能量代谢状态，还与免疫系统的功能密切相关。IBD 动物模型的代谢组学分析显示，许多代谢通路在 IBD 的发病过程中发挥着重要作用。例如，脂肪酸代谢、氨基酸代谢、糖代谢等都参与了免疫细胞的活化和功能调节。

脂肪酸代谢：脂肪酸代谢通过影响免疫细胞的功能，尤其是 T 细胞的分化与活化，调节肠道的免疫反应。研究表明，脂肪酸代谢紊乱可能通过影响 Th17 细胞的增殖，促进 IBD 的炎症反应。

氨基酸代谢：在 IBD 小鼠模型中，氨基酸代谢的变化与免疫反应密切相关。尤其是谷氨酸和天冬氨酸的代谢与肠道免疫细胞的功能和肠道屏障损伤紧密相关。

（3）动物模型中代谢组学的潜在应用价值　代谢组学在 IBD 动物模型中的应用，不仅帮助揭示了代谢通路和免疫反应的关系，还为疾病的早期诊断和治疗干预提供了新的策略。通过分析 IBD 小鼠模型中的代谢物变化，研究者可以识别潜在的生物标志物，并进一步评估治疗手段对代谢组的影响。例如，针对 IBD 的治疗不仅仅是缓解炎症，还可能涉及恢复正常的代谢状态。通过代谢组学对不同治疗方案进行评估，可以深入了解药物或干预措施在代谢水平上的作用机制，从而为个性化治疗提供依据。

五、微生物组学在炎症性肠病中的应用

1. 微生物组学概述

微生物组学（microbiomics）是通过高通量测序技术和生物信息学方法，研究微生物群落的多样性、组成、功能及其与宿主健康状态之间关系的学科。微生物组学不仅研究微生物的种类和数量，还能通过分析代谢产物、基因表达和微生物间的相互作用等方面，帮助深入理解微生物如何影响宿主的生理、免疫、代谢等功能。微生物组学的应用涵盖了从微生物的多样性分析、基因组学的研究，到代谢物的检测、宿主—微生物相互作用的探讨等多个层面。在IBD研究中，微生物组学技术已经成为研究肠道微生物群与IBD之间复杂关系的一个不可或缺的工具。随着肠道微生物组学研究的进展，我们逐渐认识到肠道微生物的变化是IBD发病的一个关键因素，它不仅与肠道屏障功能、免疫反应密切相关，还通过与宿主的相互作用影响肠道的免疫调节。

2. 肠道微生物与IBD的关系

肠道内的微生物群通常维持与宿主的共生关系，但在IBD患者中，微生物群的组成、功能和多样性往往发生改变，从而导致免疫系统紊乱和肠道屏障功能损害。

（1）微生物群的组成变化　IBD患者的肠道微生物群比健康人群的肠道微生物群表现出显著的失调。IBD患者的肠道中往往缺乏一些有益的益生菌，如双歧杆菌（*Bifidobacterium*）、乳酸杆菌（*Lactobacillus*），而一些潜在的致病菌，如普氏菌（*Prevotella*）、克雷伯氏菌（*Klebsiella*）、大肠埃希菌（*Escherichia coli*）等常见于IBD患者的肠道。这些致病菌的过度生长可能通过产生促炎性代谢物或直接与肠道上皮细胞相互作用，导致肠道炎症的发生。SCFAs是肠道微生物发酵膳食纤维所产生的代谢产物，具有免疫调节和抗炎作用。在IBD患者中，SCFAs的浓度通常较低，这与肠道微生物群失调密切相关。SCFAs能够通过促进Treg细胞的分化，抑制促炎性Th17细胞的产生，从而维持肠道的免疫耐受性。

（2）微生物群失调与肠道免疫反应　IBD的一个重要特点是肠道免疫系统的过度激活，尤其是Th1和Th17型免疫反应的增强。肠道微生物群通过与宿主免疫系统的相互作用，调节免疫耐受和炎症反应。IBD患者肠道微生物群失调可能会导致肠道免疫系统对肠道正常菌群产生异常反应，促进宿主免疫系统中促炎性细胞因子的释放，如TNF-α、IL-6、IL-1β等，从而加剧肠道炎症。肠道屏障功能是维持免疫耐受和防止有害物质侵入的重要防线，而在IBD患

者中，微生物群的改变往往伴随肠道屏障功能受损。更重要的是，致病性细菌能够分泌肠毒素，破坏肠道上皮细胞的紧密连接，增加肠道通透性，促进肠道内的有害物质和细菌进入肠道组织，从而引发免疫反应和持续的慢性炎症，且途径复杂多样。肠黏附侵袭性大肠埃希菌（*Adherent-Invasive E. coli*，AIEC）和空肠弯曲菌（*C. jejuni*）能够直接黏附和侵袭肠上皮细胞；肠毒素性大肠埃希菌（*Enterotoxigenic E. coli*，ETEC）和产气荚膜梭菌（*Clostridium perfringens*）分泌肠毒素（如热稳定毒素和热不稳定毒素），扰乱上皮细胞的信号通路，破坏紧密连接蛋白（如 claudins、occludins 和 ZOs）；鼠伤寒沙门菌（*S. Typhimurium*）通过Ⅲ型分泌系统（T3SS）将效应蛋白注入肠上皮细胞，直接破坏紧密连接等；艰难梭菌（*Clostridium difficile*）等通过其毒素 A 和毒素 B（TcdA 和 TcdB）破坏紧密连接蛋白，诱发细胞骨架重组和炎症反应。因此，通过微生物组学评估 IBD 疾病状态及动物模型是不可或缺的手段。

3. 微生物组学在 IBD 动物模型中的应用

微生物组学技术在 IBD 的实验动物研究中得到广泛应用，通过动物模型探索肠道微生物群与 IBD 之间的因果关系，并评估干预措施对微生物群的影响。

（1）微生物群落变化与炎症性肠病的相关性　在 IBD 动物模型（如小鼠 UC 模型、小鼠 CD 模型等）中，使用 16S rRNA 基因测序和宏基因组学分析，揭示了 IBD 小鼠模型中微生物群落的变化。例如，在 TNBS 诱导的小鼠结肠炎模型粪便中的丁酸球菌数量减少，而白花蛇舌草缓解了 TNBS 诱导的大鼠结肠炎，增强上皮屏障功能，这种失调与 IBD 的病理特征（如肠道炎症、组织损伤）密切相关。微生物组学检测出肠道菌群中 *Lachnospiraceae* 和 *Odoribacter* 的丰度，反映出壳聚糖/海藻酸钠涂层［ECN-pE$(C/A)_2$］有效地缓解炎症并修复结肠上皮屏障。通过进一步分析，研究发现某些特定的致病性细菌，如 *Escherichia coli*、*Fusobacterium* 等，在 IBD 小鼠模型中明显增多，而这些细菌能够通过产生毒素或与宿主免疫系统的相互作用，诱导肠道炎症的发生。

（2）微生物群调控与 IBD 的防治策略　微生物群调控已经成为 IBD 治疗的新兴策略，通过恢复肠道微生物群的正常结构和功能，有望改善 IBD 的症状，甚至达到临床治愈的效果。以下是几种潜在的微生物群调控策略。

① 益生菌治疗：益生菌通过增加肠道有益菌的丰度，改善微生物群的结构，增强肠道屏障功能，抑制致病菌的生长，从而调节肠道的免疫反应。研究表明，益生菌如双歧杆菌、乳杆菌、酿酒酵母等，能够通过产生短链脂肪酸

（如丁酸盐），激活免疫系统中的 Treg 细胞，从而减轻肠道炎症。益生菌疗法已被应用于临床 IBD 的治疗中，能有效缓解 IBD 的临床症状，改善肠道炎症反应。

② 粪便微生物移植（FMT）：粪便微生物移植通过将健康供体的肠道菌群移植到 IBD 患者体内，恢复肠道微生物群的平衡。FMT 对治疗耐药性 UC 和 CD 具有积极作用。FMT 通过恢复有益微生物的比例，抑制致病菌的过度生长，从而调节免疫反应，减轻肠道炎症。但 FMT 的复杂性和多变性使得确定其确切功能和评估不同疾病背景下的临床疗效和安全性具有挑战性。

③ 饮食干预：膳食结构对肠道微生物群的组成和功能有重要影响。通过调节饮食，特别是增加膳食纤维的摄入，可以促进有益微生物的繁殖，促进短链脂肪酸的生成，改善肠道免疫环境。研究表明，富含膳食纤维的饮食有助于增加益生菌的数量，改善 IBD 患者的临床症状。

六、炎症性肠病组学评价指标

（一）基因组学与评价指标

1. 通过基因组分析筛选 IBD 的潜在易感基因

IBD 的发生与遗传易感性密切相关，IBD 不仅具有家族聚集性，还表现出多基因遗传特征。通过 GWAS，能够识别与 IBD 相关的易感基因，并进一步探讨其与免疫系统、肠道屏障功能、微生物群等因素的相互作用。

易感基因的发现：在 IBD 的 GWAS 研究中，研究者已发现了多个与疾病易感性相关的基因。例如，*NOD2* 基因与 CD 的易感性密切相关。*NOD2* 基因编码的 NOD 样受体参与肠道的免疫反应，*NOD2* 基因的突变会导致对肠道细菌的免疫反应异常，从而增加 IBD 的发病风险。此外，*IL-23R* 和 *ATG16L1*（自噬相关 16 样 1 基因）也是与 IBD 相关的重要易感基因，这些基因在免疫细胞的功能和肠道屏障的维护中起着重要作用。

易感基因与免疫反应：IBD 的发生与肠道免疫反应的异常密切相关。通过基因组学研究，学者们揭示了多个与免疫反应调控相关的基因在 IBD 中的变异。例如，IL-10（抗炎细胞因子）基因的多态性可能影响 IBD 患者的免疫反应，减少抗炎反应，导致免疫系统对肠道的慢性炎症反应。此外，TLR4 和 MHC Ⅱ（主要组织相容性复合体Ⅱ类）等基因的变异也被认为在 IBD 的免疫应答中发挥了重要作用。

通过对这些易感基因的筛选，基因组学研究不仅加深了我们对 IBD 遗传机制的理解，也为早期诊断、风险评估和个体化治疗提供了基础。

2. 基因组学在评估实验动物疾病严重程度中的应用

基因组学技术不仅在临床人群中得到广泛应用，也在IBD动物模型研究中发挥了重要作用。IBD的实验动物模型（如化学诱导小鼠结肠炎模型、转基因小鼠模型等）为研究IBD的病理机制提供了宝贵的实验平台。基因组学的应用能够评估这些动物模型的疾病严重程度，并研究不同遗传背景下免疫反应和肠道屏障功能的变化。

基因表达分析：通过基因表达分析，能够对IBD小鼠模型中的免疫反应、肠道损伤及恢复过程进行评估。例如，采用基因表达分析技术分析结肠组织中的基因表达变化，可以揭示IBD小鼠在不同疾病阶段的免疫相关基因的表达谱。研究表明，在结肠炎小鼠模型中，TNF-α、IL-6等促炎性细胞因子的基因表达水平显著升高，而IL-10等抗炎性细胞因子的表达则显著降低，这些基因的表达变化与疾病的炎症严重程度密切相关。

多基因评分系统：为了量化疾病严重程度和预测疾病进展，可利用基因组数据构建多基因评分系统（polygenic risk scores，PRS）。这一系统基于多个易感基因的变异频率，评估IBD小鼠模型的疾病严重程度。例如，通过评估小鼠的*Nod2*、*Atg16l1*、*Il23r*等基因的表达变化，结合疾病的临床表现，可以制定出适合的评分系统，从而为疾病评估提供客观、可靠的基因组学依据。

3. 基因表达变化作为临床前指标的预测价值

基因组学不仅在动物模型中具有重要应用，而且在临床前期的IBD预测和早期诊断中同样具有显著价值。通过分析IBD患者的外周血、肠道组织等样本中的基因表达变化，能够识别出与疾病相关的早期生物标志物，从而为临床提供更为精准的诊断依据。

基因表达与临床症状的相关性：IBD患者体内的基因表达变化与其临床症状和疾病活动度密切相关。在IBD患者的肠道组织中，NF-κB通路、JAK-STAT信号通路和IL-6信号通路等基因表达上调，这些基因的变化可作为评估炎症活动性和临床病程的潜在指标。因此，基因组学分析能够帮助识别与疾病活动密切相关的基因表达模式，为临床炎症性肠病的监测和管理提供有价值的参考。

预测临床反应与治疗效果：基因表达的变化还具有预测治疗反应的潜力。IBD患者接受免疫抑制治疗或生物制剂治疗时，通过检测外周血或肠道组织中与免疫反应、细胞因子产生相关的基因表达变化，能够评估治疗是否有效。治疗反应良好的患者通常会表现出与免疫耐受相关的基因（如*FOXP3*、*IL-10*）表达上调，而治疗无效或复发的患者则可能出现促炎基因（如*TNF-α*、*IL-1β*）的持续高表达。因此，基因组学能够帮助预测患者对治疗的反应，从而为临床个体化治疗提供支持。

（二）转录组学与评价指标

1. 转录组学在炎症性肠病早期诊断中的作用

IBD 早期诊断对于及时干预和改善预后至关重要，然而传统的临床诊断方法，如内镜检查、影像学检查和血液生物标志物检测，虽然有效，但仍存在侵入性强、准确性不高以及缺乏早期识别能力的问题。此外，多个 IBD 相关基因检测，包括 *REG1A*、*LCN2*、*NOS2*、*CXCL1-2* 和 *S100A9*，显示 IBD 和实验性小鼠结肠炎在结肠转录谱中具有高度相似性，并可能继发于非特异性炎症过程。转录组学，尤其是单细胞转录组学技术，作为一种非侵入性的高通量技术，能够检测疾病过程中早期阶段的基因表达变化，因此在早期诊断中具有重要潜力。

（1）基因表达谱与 IBD 早期诊断　IBD 的发生通常伴随着肠道屏障功能的破坏、免疫反应的失调以及肠道微生物群的变化，这些生物学变化在早期往往能通过转录组学分析被识别。例如，IL-6、TNF-α 和 IFN-γ 等促炎性细胞因子的表达在 IBD 患者的肠道组织中普遍升高，这些细胞因子的基因表达上调与 IBD 的炎症活动密切相关，并且可以作为早期诊断的指标。通过高通量 RNA 测序技术，研究人员能够在 IBD 的早期阶段捕捉到这些基因的表达变化，从而为疾病的早期诊断提供分子级依据。IBD 患者的结肠组织中，$CD4^+$ T 细胞、B 细胞以及单核细胞相关的基因表达显著升高，并且这些基因的表达水平与临床症状和疾病活动度呈正相关。这些早期的基因表达变化通过转录组学手段能够被实时检测到，因此有望成为 IBD 的早期生物标志物。

（2）血液转录组的应用　与传统的肠道组织检测不同，血液转录组学能够实现非侵入性的早期检测。在 IBD 的临床研究中，研究者通过分析 IBD 患者外周血中的基因表达谱，发现血液中炎症因子和免疫相关基因的表达明显上调，这为 IBD 的早期诊断提供了新的线索。*IL1B*、*IL17A*、*CD161*、*CXCR3* 等基因在 IBD 患者的外周血中出现异常表达，该变化反映了活动期或非活动期 CD 和 UC 患者以及对照的黏膜和血液样本中特异性的免疫细胞群体。这些信息可以用来开发针对不同类型 IBD 患者特定细胞群的治疗方法，为个体化治疗提供依据。

2. 通过转录组学评估 IBD 动物模型的疾病进程

IBD 动物模型（如化学诱导的小鼠结肠炎模型、转基因小鼠模型等）是研究 IBD 病理机制、评估潜在药物和治疗策略的有效工具。转录组学技术在 IBD 动物模型中的应用能够帮助科学家深入理解疾病的发病机制，评估疾病的进展及不同治疗方案的效果。

(1) 转录组学评估IBD动物模型的免疫反应　IBD小鼠模型肠道免疫细胞（如T细胞、巨噬细胞等）以及相关细胞因子的基因表达发生了显著变化。使用转录组学技术分析这些免疫细胞的基因表达，可以揭示免疫系统在IBD进展中的作用。例如，CCL2/CCL7等促炎因子的基因的高表达是IBD小鼠模型的典型特征，且这些基因的表达水平与疾病的炎症程度密切相关。通过RNA-Seq技术分析IBD小鼠结肠组织中的基因表达变化，对基因进行优先排序，并将疾病表型与多组学数据集进行整合，可以量化免疫反应的强度，评估疾病进展及其严重程度。通过评估免疫生物标志物PD-L1和GM-CSF等，可以更好地分析IBD免疫中肠巨噬细胞的分化。

(2) 转录组学分析肠道屏障功能　肠道屏障功能受损是IBD的重要病理特征之一。在IBD小鼠模型中，紧密连接蛋白（如occludin、claudin-1）和上皮细胞相关基因的表达通常会发生改变。此外，IBD小鼠的结肠组织中，Zonulin（一种调节肠道通透性的蛋白质）和E-cadherin的基因表达下降，而炎症性细胞因子基因（如 *IL-1β*、*Tnf-α*）和促炎症趋化因子基因（如 *Mcp-1*）的表达升高。这些基因表达的变化反映了肠道屏障的损伤和炎症的加剧。通过转录组学技术，科学家可以动态监测这些基因的表达变化，为IBD动物模型中疾病进程的评估提供分子生物学依据。

3. 基因表达谱的变化与治疗效果之间的相关性

在IBD的治疗中，免疫抑制剂、生物制剂以及益生菌等治疗方案被广泛应用，然而患者对不同治疗方法的反应各异。转录组学技术识别出与治疗反应相关的基因表达变化，为治疗效果的评估提供新的思路。

(1) 治疗后基因表达的变化　转录组学技术能够实时监测IBD患者在接受治疗后的基因表达变化，为评估治疗效果提供重要的分子依据。研究表明，接受抗 *TNF-α* 治疗（如英夫利西单抗）的IBD患者，其肠道组织中与免疫抑制相关的基因（如 *FOXP3*、*IL-10*）的表达水平上调，而与炎症反应相关的基因（如 *TNF-α*、*IL-6*）的表达水平下降，这表明治疗后免疫反应被抑制且炎症得到缓解。通过转录组学技术，可以定量评估不同治疗方案对免疫反应的调节作用，并据此预测治疗效果和疾病的长期预后。

(2) 基因表达与临床疗效的关系　IBD患者的基因表达模式可以作为评估临床疗效的预后指标。例如，TNF-α和IL-6等促炎因子的表达水平与患者对免疫抑制治疗的反应密切相关。通过转录组学技术比较治疗前后这些基因的表达水平可以揭示基因表达的变化与临床疗效之间的关系，从而为IBD的个体化治疗提供理论依据。

（三）蛋白质组学在炎症性肠病中的应用

在 IBD 中，蛋白质组学技术为揭示疾病的分子机制、发现新的生物标志物，以及评估疾病活动度和治疗反应提供了新的视角。

1. 炎症性肠病中的蛋白质表达变化

在 IBD 患者和动物模型的肠道组织和外周血中，常常能观察到一系列与炎症反应、免疫系统功能、肠道屏障功能及细胞间相互作用相关的蛋白质表达水平的变化。这些蛋白质的变化不仅有助于揭示 IBD 的发病机制，还能够作为评估疾病活动度、预测疾病进展和评估疗效的潜在生物标志物。

（1）炎症因子的变化　IBD 的核心特征是肠道的慢性炎症，而炎症因子在这一过程中起到了至关重要的作用。通过蛋白质组学分析发现，IBD 患者的肠道组织中许多与炎症反应相关的蛋白质表达显著上调。例如：

TNF-α：TNF-α 是 IBD 中最为典型的促炎细胞因子之一，广泛参与肠道的免疫反应。在 IBD 患者的肠道和血液中，TNF-α 的浓度显著升高，其水平与疾病的活动度密切相关。蛋白质组学研究表明，TNF-α 的上调与免疫细胞的激活、肠道上皮细胞的损伤以及肠道屏障的破坏密切相关。

IL-6：IL-6 是另一种在 IBD 中表现为高表达的促炎细胞因子。其过度表达与肠道内的炎症反应、免疫细胞的浸润以及肠道组织的修复过程密切相关。蛋白质组学研究表明，IBD 患者肠道中 IL-6 的高表达可能是肠道持续炎症的一个标志。

IL-1β：IL-1β 是一种重要的促炎细胞因子，广泛参与 IBD 的免疫反应。蛋白质组学研究发现，IBD 患者的肠道中 IL-1β 的蛋白质水平显著上升，这与肠道的炎症损伤和免疫应答异常密切相关。

（2）肠道屏障功能蛋白的变化　蛋白质组学研究揭示与肠道屏障功能相关的关键蛋白质在 IBD 中的表达变化。

紧密连接蛋白（Tight Junction Proteins）：如 occludin、claudin-1、zonula occludens-1（ZO-1）等在肠道屏障的完整性和选择性通透性中起着至关重要的作用。IBD 患者的肠道中，这些蛋白的表达通常降低，从而导致肠道屏障功能的破坏。蛋白质组学显示，IBD 小鼠模型中 occludin 和 claudin-1 的表达显著下降，而 TNF-α 等促炎因子则上调，二者共同导致了肠道屏障功能的损伤。

E-cadherin：E-cadherin 是肠道上皮细胞之间的黏附蛋白，其功能在维持肠道屏障的完整性方面至关重要。研究发现，在 IBD 患者和动物模型中，E-cadherin 的表达下调，进一步导致肠道屏障的破坏和免疫细胞的浸润。

2. 蛋白质组学技术在IBD实验动物中的应用

与转录组学分析类似，通过对IBD小鼠模型或其他实验动物模型进行蛋白质组学分析，能够识别出与疾病进展、免疫反应以及治疗效果密切相关的关键蛋白质，为临床提供有力的依据。

（1）关键炎症因子与肠道屏障功能蛋白　在IBD动物模型中，通过蛋白质组学技术分析多种促炎因子和肠道屏障相关蛋白的表达变化。例如，研究人员发现，在IBD小鼠模型中，TNF-α、IL-6和IL-1β等促炎因子的蛋白质水平显著升高，而紧密连接蛋白（如occludin、claudin-1）的表达则明显下降。

（2）蛋白质修饰与IBD的关系　蛋白质的翻译后修饰，如磷酸化、泛素化和甲基化等，在IBD的发生和发展中扮演着重要角色。通过蛋白质组学技术能够检测到IBD小鼠模型中蛋白质的修饰变化。例如，NF-kB信号通路中的p65蛋白和IκB蛋白的磷酸化水平在IBD小鼠模型中显著升高，而这种修饰变化与炎症反应的增强密切相关。此外，泛素化修饰和STAT半胱氨酸棕榈酰化对免疫细胞T17与H17的激活和耐受性也有重要影响，在IBD的免疫应答过程中发挥着关键作用。

（3）新型生物标志物的筛选与验证　蛋白质组学技术在IBD中还具有显著的生物标志物筛选和验证作用。通过对IBD患者和实验动物模型的蛋白质组学分析，可以发现一些潜在的生物标志物，这些标志物能够反映疾病的活动度，预测疾病的进展，并且与临床治疗反应密切相关。例如，S100A8和S100A9等蛋白被认为是IBD的潜在生物标志物，其在IBD患者的血液和肠道组织中的表达水平较高，且与疾病活动度相关。

（四）代谢组学与评价指标

1. 代谢物的变化作为疾病进程的标志

对于IBD而言，肠道慢性炎症、肠道屏障损伤、免疫反应异常以及微生物群改变都会导致代谢物的显著变化。通过分析这些变化可以发现潜在的生物标志物，并评估IBD的疾病进程。

（1）炎症代谢产物的变化　代谢组学研究发现，在IBD患者和动物模型中，许多与炎症反应相关的代谢物发生了显著变化。色氨酸代谢途径在IBD中受到显著影响。色氨酸是一种重要的氨基酸，参与多种生理过程，包括神经递质合成和免疫调节。在IBD中，色氨酸代谢产生的主要产物，如犬尿酸原（kynurenine）的水平升高，而色氨酸的水平则下降。这一变化与肠道的慢性炎症及免疫反应的激活密切相关。此外，ω-3脂肪酸（如EPA和DHA）的代谢产物也与 IBD 的炎症水平密切相关，且其代谢产物前列腺素 E_2 的水平在 IBD 患者中显著升高，这与肠道的炎症反应密切相关。

（2）肠道微生物代谢产物的变化　肠道微生物群在 IBD 的发病过程中起着重要作用，其代谢产物如短链脂肪酸（SCFAs，主要包括乙酸、丙酸和丁酸等）在 IBD 患者的粪便样本中显著降低，这与肠道免疫失调和肠道屏障破坏密切相关。SCFAs 不仅能为肠道上皮细胞提供能量，还能通过与肠道免疫系统的相互作用调节炎症反应，因此其浓度的降低可能加剧 IBD 的症状。另一方面，胆汁酸的代谢产物也在维持肠内平衡和免疫方面调节 IBD 的进展，这与 IBD 患者肠道微生物群的失调密切相关。

2. 代谢组学在 IBD 动物模型中的应用：作为早期检测工具的潜力

（1）早期代谢标志物的筛选　通过代谢组学对 IBD 动物模型的研究，科学家发现一些代谢产物的变化在疾病的早期阶段即出现。例如，脂肪酸（如亚油酸、油酸）、氨基酸（如亮氨酸、缬氨酸、色氨酸）等在 IBD 小鼠模型的早期阶段即出现明显变化，且这些代谢物与疾病的发生和发展密切相关。在这些代谢物中，色氨酸代谢途径被认为是 IBD 早期诊断的潜在标志物之一，因为它在 IBD 的炎症反应和免疫调节中起着关键作用。

（2）代谢组学与疾病分型的结合　在 IBD 动物模型中，不同类型的 IBD（如 CD 和 UC）表现出不同的代谢特征。通过对这些代谢特征的分析，可以进一步细化疾病的分型，并为个体化治疗提供依据。例如，在 CD 模型中，肠道内的 SCFAs 水平显著低于 UC 模型，而这种变化与肠道微生物群的失调密切相关。因此，代谢组学分析能够为 IBD 的分型和早期诊断提供更多信息。

（3）动物模型中的代谢通路分析　代谢组学还可以通过代谢通路分析，帮助深入理解 IBD 的分子机制。免疫代谢通路、能量代谢通路、色氨酸代谢通路等在 IBD 动物模型中存在显著的代谢物变化，代谢组学的深入分析可以揭示这些通路在 IBD 中的作用，从而为疾病的早期检测提供潜在的代谢标志物。在 IBD 小鼠模型中，能量代谢、脂肪酸代谢、氨基酸代谢等关键代谢通路的活性显著改变，反映出肠道和全身代谢状态的异常。

3. 代谢通路分析与 IBD 临床治疗效果的评估

代谢组学不仅可以作为 IBD 的早期诊断工具，还能帮助评估临床治疗效果。IBD 的治疗方法包括免疫抑制治疗、抗炎治疗、生物制剂治疗等，这些治疗方法的效果因患者个体差异而异。代谢组学通过检测治疗前后代谢物的变化，能够为临床医生提供及时的疗效评估和个体化治疗依据。

（1）治疗前后代谢物的变化　IBD 患者接受抗炎治疗、生物制剂治疗或其他免疫抑制治疗后，体内的代谢物谱会发生显著变化。例如，使用 TNF-α 抑制剂治疗后，IBD 患者肠道内的炎症标志物（如 IL-6、TNF-α）明显降低，与此同时，肠道的代谢物水平也恢复到接近正常的水平。这些变化可以通过代谢组学被敏感地检测到，从而为临床评估治疗效果提供重要的参考。

（2）个体化治疗的代谢标志物　随着个体化医疗的推进，代谢组学为 IBD 的个体化治疗提供了新的方向。通过代谢标志物的分析，医生可以根据患者的代谢特征调整治疗方案。例如，某些 IBD 患者对生物制剂的反应较好，而另一些患者可能因代谢途径的差异而表现出较差的治疗反应。代谢组学可以帮助识别这些差异，为个体化治疗提供依据。

（五）微生物组学与评价指标

1. 微生物群落变化与 IBD 病理学表现的关系

IBD 患者通常表现出肠道微生物群的失调，包括特定益生菌的减少和致病菌的增加。这种失调可能导致免疫系统的激活、肠道屏障的破坏、炎症的加剧以及疾病的持续发展。

（1）微生物群与肠道屏障功能的关系　肠道屏障功能的完整性是防止外源性致病物质和细菌进入体内的重要屏障。肠道微生物群通过多种机制帮助维持肠道屏障的功能。益生菌如双歧杆菌和乳酸菌能够通过产酸降低肠道 pH，抑制致病菌的生长，同时促进肠道上皮细胞间紧密连接的形成，从而维持肠道屏障的完整性。IBD 患者的肠道微生物失调通常伴随着肠道屏障功能受损，表现为紧密连接蛋白（如 occludin 和 claudin-1）的表达下调。代谢产物如 SCFAs 的缺乏也可能加剧肠道屏障的损伤，从而促进 IBD 的炎症进程。

（2）微生物群与 IBD 病理表现的关系　IBD 的典型病理表现包括肠道黏膜的炎症、溃疡和肠道上皮细胞的损伤。肠道微生物群在这些病理表现中起着重要作用。例如，肠道内普氏菌等菌群的减少会导致肠道内炎症因子被激活（如 TNF-α、IL-6 等），从而加重肠道炎症反应。此外，某些微生物通过产生有害代谢产物（如硫化氢），也能直接损伤肠道上皮，进而加剧肠道的炎症反应和溃疡形成。

2. 微生物组学技术在评估动物模型肠道微环境变化中的应用

（1）微生物群在 IBD 小鼠模型中的变化　IBD 小鼠模型是研究肠道微生物群失调与 IBD 之间关系的重要工具。研究发现，在 IBD 小鼠模型中，肠道微生物群的组成发生了显著变化。具体而言，在 IBD 小鼠模型中，厚壁菌门（Firmicutes）、拟杆菌门（Bacteroidetes）和放线菌门（Actinobacteria）等主要肠道菌群的相对丰度发生了变化。这些变化与肠道的免疫反应、炎症水平以及肠道屏障功能密切相关。在IBD小鼠中，拟杆菌和双歧杆菌的丰度显著减少，而大肠埃希菌和梭状芽孢杆菌（*Clostridium*）等致病菌的丰度增加，进一步加剧了肠道的炎症反应。

（2）微生物组学技术在IBD动物模型中的临床评估 微生物组学技术能够帮助评估IBD动物模型中的肠道微环境变化及其与临床症状的关系。通过对IBD动物模型进行高通量16S rRNA基因测序或宏基因组学分析，研究人员能够揭示肠道微生物群的结构变化，并与动物模型的临床评分（如疾病活动指数DAI）进行相关分析。IBD小鼠模型中的微生物多样性的降低通常与巨噬细胞的转化、肠上皮屏障受损以及肠炎发生等密切相关，而积极治疗可恢复微生物群落，同时伴随疾病症状的缓解。

3. 微生物群与IBD评估指标的结合

微生物组学与IBD的传统评价指标（如临床评分、生化指标、影像学检查）结合能够提供更全面的疾病评估。通过微生物组的变化，可以揭示IBD的早期变化、监测疾病活动度、预测治疗反应，以及评估疾病的预后。

（1）微生物群与临床评分的结合 临床评分（如DAI）是评估IBD病情的传统方法，但它通常依赖于患者的临床表现，容易受到患者主观因素的影响。微生物组学的引入使得对疾病的评估更加客观和精准。研究表明，在IBD患者和动物模型中，肠道微生物群的多样性下降和特定菌群丰度变化与疾病的活动度密切相关。例如，在IBD小鼠模型中，双歧杆菌和普氏菌的减少与临床评分的升高相关，因此通过分析肠道微生物群的组成变化，可以更客观地评估IBD的活动度。

（2）微生物群与炎症标志物的结合 微生物群的变化与IBD患者体内的炎症标志物（如C-反应蛋白、肿瘤坏死因子α、白介素-6等）之间存在密切关系。通过结合微生物组数据与血清中的炎症标志物水平，研究人员能够更加全面地评估IBD患者的病情。在IBD小鼠模型中，肠道微生物群的多样性降低与炎症标志物（如TNF-α）水平的升高相关，因此微生物组学可以作为炎症活动度评估的补充工具。

（3）微生物群与治疗反应的结合 微生物组学技术可以帮助预测IBD患者对不同治疗方案的反应。研究发现，IBD患者对生物制剂（如抗TNF-α抗体）的治疗反应与其肠道微生物群的组成有关。例如，某些患者肠道内益生菌的丰度较高，且治疗后微生物群的恢复伴随临床症状的改善，而另一些患者则未能表现出明显的微生物群恢复，反映出其治疗反应较差。因此，微生物组学为个体化治疗提供了新的评估指标。

七、组学在炎症性肠病临床前研究中的优势与挑战

随着组学技术的快速发展，IBD的研究进入了一个全新的阶段。组学技术包括基因组学、转录组学、蛋白质组学、代谢组学和微生物组学等，通过高通量筛选和深度分析，能够为IBD的病因机制、疾病预测、治疗监测和个体化医疗提供丰富的信息。然而，在将组学技术应用于临床前研究和实际应用时，仍然面临着诸多挑战。

1. 组学技术的优势

（1）高通量筛选与多维数据整合　组学技术最显著的优势之一就是具有能够通过高通量分析大量数据的能力。这使得研究人员能够同时分析数千到数百万个基因、转录本、蛋白质或代谢物，为疾病机制的解析提供了海量信息。基因组学技术能够对IBD患者的全基因组进行扫描，揭示与疾病相关的突变或易感基因（如*NOD2*、*ATG16L1*等）。转录组学则能够提供基因表达的动态变化，进一步揭示IBD中免疫反应、细胞因子激活等过程的异常。组学技术不仅可以单独进行高通量筛选，还能够进行不同组学数据的整合。通过将基因组、转录组、蛋白质组和代谢组等数据结合，研究人员可以构建出更全面的疾病网络。例如，代谢组学和微生物组学的结合已显示出IBD的代谢障碍和肠道微生物群失调之间的密切关系，这种多维数据的整合能够提供更全面的疾病生物标志物。

（2）提供疾病机制的新见解　组学技术能够帮助揭示IBD的分子病理机制，尤其是通过整合不同层次的生物学数据，发现潜在的新的疾病靶点。例如，基因组学的研究揭示了与IBD相关的免疫系统基因突变，这些基因通常参与肠道免疫反应的调节。同时，转录组学的研究也显示，IBD中免疫细胞、上皮细胞及肠道微生物群的相互作用异常，许多与免疫反应相关的信号通路（如NF-κB、JAK-STAT信号通路）被激活，从而促进炎症的持续存在。此外，代谢组学和蛋白质组学的应用揭示了肠道代谢紊乱与免疫系统的交互作用，尤其是在IBD的慢性炎症过程中，代谢产物如SCFAs和色氨酸代谢物的变化进一步验证了免疫反应和代谢的联动性。这些新见解不仅加深了对IBD发病机制的理解，也为靶向治疗提供了新的理论依据。

（3）个性化医学与精准治疗的前景　组学技术在IBD的个性化治疗中具有巨大的应用潜力。通过分析不同患者的基因组、转录组和代谢组特征，研究人员可以评估疾病的分型、活动度及治疗反应，从而为每位患者量身定制治疗方案。例如，基因组学的应用可以帮助识别与药物反应相关的基因突变（如

TNF-α 抑制剂的治疗反应与 TNFA 基因的突变密切相关）。同时，代谢组学的监测可以反映治疗过程中肠道微环境的变化，进一步指导临床治疗策略的调整。通过多组学联合分析，临床上可以实现精确的疾病评估和个体化治疗，最大程度地提高治疗效果，减少副作用。

2. 组学应用中的挑战

尽管组学技术在 IBD 研究中展现了巨大的潜力，但其应用中仍存在一些挑战，这些挑战限制了其在临床前研究中的广泛应用。

（1）数据的复杂性与分析难度　组学技术产生的数据量庞大，且复杂性高。尤其是在大规模的基因组、转录组和蛋白质组数据中，如何有效地从海量数据中提取出具有生物学意义的信息成为一大挑战。组学数据的分析不仅需要强大的计算能力和算法支持，还需要充分的生物学知识来解读数据。数据整合和跨组学分析也面临着巨大的挑战。基因组数据与转录组数据的整合常常受到基因表达与其潜在功能关系的不确定性影响；蛋白质组数据则可能受样本处理、实验设计和分析方法的影响。

此外，大数据分析的准确性和可靠性仍然是一个待解决的问题。为了提高对数据的解析能力，需要开发更为精确的分析方法和算法。

（2）动物模型与临床研究的转化性问题　IBD 的动物模型（如小鼠、猪和大鼠模型）为研究提供了有力的工具，但在将这些研究结果转化为临床治疗时，仍面临较大障碍。首先，动物模型中的疾病表型和临床表现可能与人类 IBD 患者存在差异，导致实验结果难以直接推广至临床。其次，IBD 的发病机制复杂且涉及多种因素，如饮食、感染、免疫系统的遗传背景等，而这些因素在动物模型中的再现性较差。此外，IBD 的治疗效果也可能因动物物种的差异而有所不同，导致治疗策略在临床中的应用效果有限。因此，动物模型与临床研究的转化问题仍是组学技术在 IBD 研究中应用的主要挑战之一。

（3）标准化与规范化的缺乏　组学研究往往缺乏统一的标准和规范，这导致不同实验室或研究之间的结果难以比较和验证。样本的处理方法、数据获取和分析的标准在不同研究中存在差异，这可能导致研究结果在可重复性和一致性方面的问题。组学数据的共享和数据库标准化也尚未完善，不同平台和技术之间的数据兼容性问题可能阻碍跨领域的合作和数据整合。为了应对这些问题，科学界需要推动组学研究的标准化进程，建立统一的数据共享平台和分析工具，以便提高研究的可靠性和可比性。

3. 前瞻性研究方向

（1）多组学结合的综合评估方法　未来的 IBD 研究需要更多地结合基因

组学、转录组学、代谢组学和微生物组学等多组学数据，进行综合分析。通过将这些组学数据结合起来，可以更全面地了解 IBD 的发病机制，揭示疾病的潜在生物标志物，并为临床治疗提供更精准的信息。

（2）新型生物标志物的挖掘与验证　在 IBD 的早期诊断和个体化治疗中，新的生物标志物具有重要意义。随着组学技术的不断发展，新的生物标志物的发现已成为热点。通过大规模的基因组学和代谢组学数据分析，研究人员可以识别出与 IBD 密切相关的分子标志物，这些标志物不仅可以用于早期诊断，还能为疾病的分型和临床治疗提供指导。未来，随着数据的积累和技术的不断进步，IBD 的新型生物标志物有望更快地被发现并应用于临床。

（3）动物模型的多组学数据共享平台的建立　为更好地推进 IBD 的组学研究，建立多组学数据共享平台尤为重要。通过共享动物模型的数据，研究人员可以共同分析 IBD 的分子机制，减少重复性工作，推动数据的整合和比较分析。跨学科合作与数据共享平台的建设将为 IBD 的深入研究和个性化治疗的开发提供重要支持。

八、组学技术在炎症性肠病动物实验研究中的前景与展望

1. 组学技术的创新应用与 IBD 研究的未来

近年来，组学技术，特别是基因组学、转录组学、蛋白质组学、代谢组学和微生物组学等在 IBD 研究中的应用，显著提高了对疾病机制的理解，并为临床治疗提供了新的视角。

（1）基因组学：揭示 IBD 的易感基因和遗传机制　基因组学技术的应用使得 IBD 的遗传基础研究取得了显著进展。通过 GWAS，研究者已发现多个与 IBD 相关的易感基因。*NOD2* 基因的突变被认为与 CD 密切相关，而 *IL23R* 基因的变异与 UC 的发病有关。这些发现为 IBD 的遗传背景提供了深刻的理解，并为精准治疗和个性化医疗提供了重要依据。随着基因组学技术的不断进步，二代测序（NGS）和单细胞测序技术的应用能够更精确地揭示 IBD 中细胞和组织的异质性，帮助发现新的易感基因和相关的基因表达模式，也为 IBD 的分子机制研究和新型治疗靶点的发现提供更广阔的空间。

（2）转录组学：揭示免疫反应与肠道炎症的关系　转录组学技术通过分析基因表达的变化，能够揭示 IBD 患者肠道中的免疫反应、炎症水平和细胞损伤的相关信息。IBD 的发生与肠道免疫系统的异常激活密切相关，转录组学已成为研究 IBD 免疫机制的重要工具。通过对 IBD 患者肠道组织的转录组分析，研究者发现多种与免疫细胞相关的信号通路（如 NF-κB、JAK-STAT 等）在

IBD 的进展中发挥重要作用。此外，转录组学还可以帮助识别与 IBD 相关的关键转录因子和细胞因子，为开发新的免疫调节疗法提供线索。

（3）蛋白质组学与代谢组学：揭示 IBD 的功能性变化　蛋白质组学和代谢组学的应用使得 IBD 的研究不仅局限于基因表达，还能够从功能层面揭示肠道微环境和免疫系统的变化。通过质谱技术，研究者可以分析肠道中蛋白质的表达谱，寻找与 IBD 相关的生物标志物。研究表明，IBD 患者的肠道中，特定蛋白质（如炎症因子、黏附分子等）的表达增加可能与肠道屏障功能的损伤和免疫反应的过度激活有关。

代谢组学则主要关注肠道代谢物的变化，特别是 SCFAs、色氨酸代谢物等在 IBD 中的作用。代谢组学研究揭示，IBD 患者肠道中的代谢紊乱与微生物群的失调密切相关，SCFAs 的缺乏与肠道炎症加重、肠道屏障功能受损等密切相关。因此，代谢组学为 IBD 的早期诊断和治疗提供了新的可能。

（4）微生物组学：探索肠道微生物群与 IBD 的关系　肠道微生物群失调（dysbiosis）在 IBD 的发生和发展中起着关键作用。组学技术，尤其是 16S rRNA 测序和宏基因组学，已经被广泛应用于研究 IBD 患者肠道微生物群的变化。研究表明，IBD 患者的肠道中益生菌（如双歧杆菌）数量下降，导致肠道免疫反应异常激活。微生物组学的研究不仅可以帮助揭示 IBD 的病理机制，还为临床干预（如益生菌疗法、抗生素治疗等）提供了理论依据。

未来，微生物组学技术的进一步发展将推动 IBD 的个性化治疗和新型疗法的探索。通过靶向肠道微生物群的疗法，可能为 IBD 的治疗提供新的方向。

2. 实验动物模型在组学研究中不可替代的作用

实验动物模型是 IBD 研究中的重要工具，尤其是在组学研究中，动物模型的应用不可替代。IBD 的动物模型，特别是小鼠模型，能够有效模拟人类 IBD 的免疫反应和炎症过程，为组学研究提供了宝贵的实验平台。

（1）IBD 动物模型的建立与组学研究的结合　小鼠、豚鼠、猪等动物模型已经广泛应用于 IBD 的研究中，这些模型在模拟肠道炎症、免疫失调等方面与人类具有较高的相似性。例如，小鼠的化学诱导性肠炎模型（如 DSS 模型）和转基因小鼠（如 TNF-α 过表达小鼠）能够很好地模拟 IBD 的临床表现，如腹泻、便血、体重下降等。通过在这些动物模型中应用组学技术，研究人员可以获得关于基因表达、代谢变化和免疫反应的详细信息，并进一步了解 IBD 的发病机制。

（2）组学技术与动物模型的结合推动治疗研究　组学技术不仅帮助揭示了 IBD 的发病机制，还能够为 IBD 的治疗提供理论依据。例如，蛋白质组学可以帮助发现 IBD 的潜在治疗靶点，代谢组学能够评估治疗过程中代谢物的变化，而微生物组学则为益生菌等治疗方法的研究提供支持。通过动物模型实验验证，研究者可以评估新药物、治疗方案以及个性化疗法的疗效，为临床试验提供基础数据。

（3）动物模型与临床实践的转化问题　尽管动物模型在 IBD 研究中具有重要意义，但其转化到人类临床治疗中的局限性仍然存在。IBD 的临床表现和治疗反应受多种因素影响，如个体差异、环境因素等。因此，在组学研究中，如何将动物实验结果与临床实践有效结合，依然是一个重要的挑战。未来，实验动物模型的多样化和跨物种的比较研究可能有助于弥补这一差距，从而提高实验结果的临床转化率。

3. 基于组学数据的精准治疗与个性化诊疗的发展趋势

组学技术的发展不仅为 IBD 的机制研究提供了重要支持，还在精准治疗和个性化诊疗中发挥着日益重要的作用。基于组学数据的精准治疗有望在未来成为 IBD 治疗的主流。

（1）基于组学的生物标志物发现与临床应用　组学技术的应用使得疾病的分子机制、免疫反应、肠道微环境等得到了深入了解，为生物标志物的发现提供了新的思路。例如，基因组学和转录组学的结合可以发现与 IBD 相关的易感基因和异常表达的基因，为早期诊断提供生物标志物。蛋白质组学和代谢组学的研究则能够识别与疾病活动度、预后相关的生物标志物。这些标志物不仅有助于疾病的早期诊断，也可以为治疗反应的预测和疗效评估提供依据。

（2）个性化治疗策略的制定　通过对 IBD 患者进行组学分析，研究人员可以评估患者的遗传背景、免疫反应、肠道微生物群等特征，进而为每位患者量身定制治疗方案。例如，通过基因组学分析，可以根据患者的易感基因突变预测其对特定药物的反应，从而实现个性化的药物选择。同样，微生物组学分析可以帮助选择最适合患者的益生菌或抗生素疗法。随着组学技术的不断发展，个性化治疗有望成为 IBD 治疗的未来趋势。

（周宗元，刘虹余）

第六节　其他方法

一、网络药理学

网络药理学在 IBD 的研究和治疗中扮演着重要角色，是一种基于系统生物学和多靶点药物设计的研究方法，核心思想是通过构建药物-靶点-疾病网络，揭示药物作用的分子机制。IBD是一种复杂的慢性疾病，包括CD和UC，其发病机制涉及遗传、免疫、微生物组和环境因素的复杂相互作用，使得IBD治愈难度大、复发率高。而网络药理学可以通过分析IBD相关分子网络，预测潜在的靶点以进行治疗。传统药物设计通常针对单一靶点，而网络药理学支持多靶点药物设计。何毅豪等通过网络药理学整合巨噬细胞差异基因，揭示了广藿香油对炎症性肠病的治疗机制；李鹏帆等基于网络药理学探讨了白头翁汤治疗UC的作用机制；闫文杰等基于网络药理学与动物实验探究肉苁蓉总苷对炎症性肠病的作用机制。可见该方法的独特优势使其充满研究前景。

在IBD的研究中，网络药理学的应用主要体现在以下几个方面。

药物作用机制的解析：通过构建药物-靶标网络，网络药理学有助于揭示中药复方或单体成分在IBD治疗中的多成分、多靶点的作用机制。例如，通过分析中药成分与IBD相关靶点的相互作用，可以识别出关键的生物活性成分和它们的作用靶点，从而阐明其抗炎、免疫调节或促进黏膜愈合的机制。

新治疗靶点的发现：网络药理学可以通过分析IBD相关的基因表达数据和蛋白质相互作用网络，识别出疾病发生发展中的关键基因和信号通路，为新药开发和个性化治疗提供潜在的靶点。

药物重定位：网络药理学还可以用于药物重定位，即发现已有药物的新适应证。通过比较药物作用的靶点和IBD相关靶点，可以发现可能对IBD有治疗作用的药物，从而加速新适应证的开发。

药物相互作用和毒性预测：网络药理学不仅可以用于药物疗效的研究，还可以用于分析药物相互作用和预测潜在毒性，这对于IBD模型动物的联合治疗和药物安全性评估具有重要意义。

实验验证：网络药理学的结果通常需要通过实验方法进行验证。通过分子对接、细胞实验和动物模型，可以验证网络分析中预测的药物作用和靶点，从而为临床应用提供科学依据。

二、流式细胞术

流式细胞术（flow cytometry，FCM）在IBD动物模型研究中的应用是多方面的，它为IBD的病理机制研究和药物筛选提供了重要工具。流式细胞术在IBD动物模型中的一些关键应用如下。

免疫细胞表型分析：流式细胞术可以用于鉴定和定量 IBD 动物模型中不同免疫细胞亚群，如 T 细胞、B 细胞、巨噬细胞、树突状细胞和固有层淋巴细胞等。通过特定的表面标志和功能性标志，可以评估这些细胞在 IBD 发病中的作用和状态。

细胞因子分析：利用流式细胞术，特别是细胞因子捕获技术，如 cytometric bead array（CBA），可以同时检测多种细胞因子的水平，这对于理解 IBD 中的细胞因子网络和免疫反应至关重要。

细胞凋亡和坏死检测：流式细胞术可以用于评估 IBD 动物模型中肠上皮细胞的凋亡和坏死情况，这对于理解肠黏膜损伤和修复过程非常重要。

药物筛选和疗效评估：在药物研发过程中，流式细胞术可以用于筛选具有免疫调节作用的化合物，并评估这些药物对 IBD 动物模型的免疫细胞的影响，从而为药物的疗效提供直接证据。

单细胞分析：通过质谱流式细胞术（CyTOF）等技术，可以在单细胞水平上对 IBD 动物模型中的免疫细胞进行深度分析，揭示不同免疫细胞亚群的特征和它们在疾病中的作用。

细胞内信号转导分析：流式细胞术还可以用于分析 IBD 动物模型中免疫细胞的信号转导途径，如通过检测特定磷酸化蛋白的水平来评估信号分子的活化状态。

肠道干细胞研究：在 IBD 的病理过程中，肠道干细胞的损伤和再生对于疾病的进展和组织的修复至关重要。流式细胞术可以用于检测和分析 IBD 动物模型中肠道干细胞的状态和功能。

三、斑马鱼

斑马鱼（Daniorerio）因其有与人类高度相似的遗传背景、快速的发育周期、透明的胚胎以及高成本效益等优点，已成为研究 IBD 的理想模型。

1. 斑马鱼在 IBD 研究中的应用

（1）肠道发育和疾病模拟　斑马鱼的肠道发育在受精后 18h 开始，至第 5d 时发育完全，与哺乳动物的肠道发育具有高度的相似性。这使得斑马鱼成为研究肠道发育和疾病的理想模型。

（2）IBD 模型构建　通过化学诱导，如 DSS 或 TNBS 等，可以建立 IBD 模型。这些模型模拟了人类 IBD 的典型临床症状和免疫学、组织病理学特征。

（3）药物筛选和疗效评估　斑马鱼模型可用于评估药物对 IBD 的疗效。

例如，通过观察药物处理后的斑马鱼肠道炎症的改善情况，可以筛选出潜在的治疗药物。

（4）微生物组研究　斑马鱼模型还可用于研究肠道微生物组与 IBD 的关系。研究发现，通过调节肠道微生物组的组成和功能，可以改善 IBD 患者的症状。

（5）免疫反应研究　斑马鱼的获得性免疫在受精后 4 周才发挥作用，这为研究先天性免疫在 IBD 中的作用提供了独特的机会。

（6）基因功能研究　利用基因编辑技术，如 CRISPR-Cas9，可以构建特定的基因突变体，以研究特定基因在 IBD 中的作用。例如，通过敲除特定的基因，研究人员可以模拟 IBD 的部分表型，并研究其发病机制。

（7）活体成像　斑马鱼的透明胚胎使得活体成像成为可能，可以对肠道和其他组织中的细胞进行动态实时监测，为研究 IBD 的病理过程提供了强有力的工具。

2. 斑马鱼模型的优势

（1）快速发育　斑马鱼从受精到性成熟仅需 3 个月，可以快速产生后代，便于研究遗传和环境因素对 IBD 的影响。

（2）成本效益　斑马鱼的养殖成本较低，适合大规模的筛选和实验。

（3）透明度　斑马鱼胚胎的透明度使得观察内部器官和病变成为可能，便于实时监测疾病进展和药物效应。

（4）遗传操作　斑马鱼的遗传背景清楚，易于进行基因编辑和功能研究。

斑马鱼模型为 IBD 的研究提供了一个独特的平台，可以用于疾病机制的探索、药物筛选和疗效评估。

（闫芳）

参考文献

[1] WANG Y，WANG Y，SHEN W，et al. Grape seed polyphenols ameliorated dextran sulfate sodium-induced colitis via suppression of inflammation and apoptosis[J]. Pharmacology，2020，105 (1-2)：9-18.

[2] CHEN Y，GIBSON S B. Is mitochondrial generation of reactive oxygen species a trigger for autophagy?[J]. Autophagy，2008，4 (2)：246-8.

[3] WIRTZ S, NEURATH M F. Mouse models of inflammatory bowel disease[J]. Advanced drug delivery reviews, 2007, 59 (11): 1073-1083.

[4] GHATTAMANENI N K, PANCHAL S K, BROWN L. An improved rat model for chronic inflammatory bowel disease[J]. Pharmacological Reports, 2019, 71: 149-155.

[5] LEONARDI I, NICHOLLS F, ATROTT K, et al. Oral administration of dextran sodium sulphate induces a caecum-localized colitis in rabbits[J]. International journal of experimental pathology, 2015, 96 (3): 151-162.

[6] TAKAHASHI N, KITAZAWA C, ITANI Y, et al. Exploratory clinical characterization of experimentally-induced ulcerative colitis nonhuman primates[J]. heliyon, 2020, 6 (1): e03178.

[7] GEWURZ H, MOLD C, SIEGEL J, et al. C-reactive protein and the acute phase response[J]. Advances in internal medicine, 1982, 27: 345-372.

[8] GRZYBOWSKI A, SAK J J. Who discovered the erythrocyte sedimentation rate? [J]. The Journal of Rheumatology, 2011, 38 (7): 1521-1522.

[9] YOON J Y, PARK S J, HONG S P, et al. Correlations of C-reactive protein levels and erythrocyte sedimentation rates with endoscopic activity indices in patients with ulcerative colitis[J]. Digestive diseases and sciences, 2014, 59: 829-837.

[10] COLOMBET I, POUCHOT J, KRONZ V, et al. Agreement between erythrocyte sedimentation rate and C-reactive protein in hospital practice[J]. The American journal of medicine, 2010, 123 (9): 863. e7-e13.

[11] YASUTOMI E, INOKUCHI T, HIRAOKA S, et al. Leucine-rich alpha-2 glycoprotein as a marker of mucosal healing in inflammatory bowel disease [J]. Scientific reports, 2021, 11 (1): 11086.

[12] SUN J, YU L, QU X, et al. The role of peroxisome proliferator-activated receptors in the tumor microenvironment, tumor cell metabolism, and anticancer therapy[J]. Frontiers in Pharmacology, 2023, 14: 1184794.

[13] FUKUHARA A, MATSUDA M, NISHIZAWA M, et al. Visfatin: a protein secreted by visceral fat that mimics the effects of insulin[J]. Science, 2005, 307 (5708): 426-430.

[14] PANG X X, ANSARI A R, YANG W J, et al. Visfatin regulates inflammatory mediators in mouse intestinal mucosa through toll-like receptors signaling under lipopolysaccharide stress[J]. Archivum Immunologiae et Therapiae Experimentalis, 2021, 69: 1-12.

[15] SHAO X-X, XU Y, XIAO H-Y, et al. Higenamine improves DSS-induced ulcerative colitis in mice through the Galectin-3/TLR4/NF-κB pathway[J]. Tissue and Cell, 2023, 82: 102111.

[16] ONG W-B, LV Y-H, ZHANG Z-S, et al. Soluble intercellular adhesion molecule-1, D-lactate and diamine oxidase in patients with inflammatory bowel disease[J]. World Journal of Gastroenterology: WJG, 2009, 15 (31): 3916.

[17] SEIBOLD F, BRANDWEIN S, SIMPSON S, et al. pANCA represents a cross-reactivity to enteric bacterial antigens[J]. Journal of clinical immunology, 1998, 18: 153-160.

[18] BOHR S, PATEL S J, VASKO R, et al. The role of CHI3L1 (Chitinase-3-Like-1) in the pathogenesis of infections in burns in a mouse model[J]. PLoS One, 2015, 10 (11): e0140440.

[19] HONG S M, BAEK D H. Diagnostic Procedures for Inflammatory Bowel Disease: Laboratory, Endoscopy, Pathology, Imaging, and Beyond[J]. Diagnostics, 2024, 14 (13): 1384.

[20] 肖琼怡，李运红，卢晓云，等．不同部位克罗恩病的临床特点分析[J]. 中华消化内镜杂志，2009，26 (2)：4.

[21] 彭涛．抗凝治疗在 TNBS 诱导的大鼠实验性结肠炎模型中的作用 [D]；北京大学，2008.

[22] WEN C, CHEN D, ZHONG R, et al. Animal models of inflammatory bowel disease: category and evaluation indexes[J]. Gastroenterology Report, 2024, 12: 21.

[23] WEN C, WANG J, SUN Z, et al. Dietary Zinc Ameliorates TNBS-Induced Colitis in Mice Associated with Regulation of Th1/Th2/Th17 Balance and NF-κB/NLRP3 Signaling Pathway[J]. Biological Trace Element Research, 2024, 202 (2): 659-670.

[24] FANG J, WANG H, ZHOU Y, et al. Slimy partners: the mucus barrier and gut microbiome in ulcerative colitis[J]. Experimental & molecular medicine, 2021, 53 (5): 772-787.

[25] JOHANSSON M E, GUSTAFSSON J K, HOLMéN-LARSSON J, et al. Bacteria penetrate the normally impenetrable inner colon mucus layer in both murine colitis models and patients with ulcerative colitis[J]. Gut, 2014, 63 (2): 281-291.

[26] NIGHOT P, MA T. Endocytosis of intestinal tight junction proteins: in time and space[J]. Inflammatory bowel diseases, 2021, 27 (2): 283-290.

[27] FYDEREK K, STRUS M, KOWALSKA-DUPLAGA K, et al. Mucosal bacterial microflora and mucus layer thickness in adolescents with inflammatory bowel disease[J]. World journal of gastroenterology: WJG, 2009, 15 (42): 5287.

[28] STENKE E, BOURKE B, KNAUS U. Crohn's strictures—moving away from the knife[J]. Frontiers in Pediatrics, 2017, 5: 141.

[29] CHEN W, LU C, HIROTA C, et al. Smooth muscle hyperplasia/hypertrophy is the most prominent histological change in Crohn's fibrostenosing bowel strictures: a semiquantitative analysis by using a novel histological grading scheme[J]. Journal of Crohn's and Colitis, 2017, 11 (1): 92-104.

[30] RIEDER F, MUKHERJEE P K, MASSEY W J, et al. Fibrosis in IBD: from pathogenesis to therapeutic targets[J]. Gut, 2024, 73 (5): 854-866.

[31] LU Z, XIONG W, XIAO S, et al. Huanglian Jiedu Decoction ameliorates DSS-induced colitis in mice via the JAK2/STAT3 signalling pathway[J]. Chinese medicine, 2020, 15: 1-12.

[32] WANG Y, LI L, CHEN S, et al. Faecalibacterium prausnitzii-derived extracellular vesicles alleviate chronic colitis-related intestinal fibrosis by macrophage metabolic reprogramming[J]. Pharmacological Research, 2024, 206: 107277.

[33] WU X, LIN X, TAN J, et al. Cellular and Molecular Mechanisms of Intestinal Fibrosis[J]. Gut and Liver, 2023, 17 (3): 360-374.

[34] 柳慧，张玉洁，吴开春．炎症性肠病临床研究现状及进展[J]. 临床内科杂志，2021，38 (02)：90-93.

[35] 苏晓路，董弛，张静，等．溃疡性结肠炎临床病理特点及鉴别诊断[J]. 生物医学转化，2022，3 (02)：66-74.

[36] TRIPATHI K, FEUERSTEIN J D. New developments in ulcerative colitis: latest evidence on management, treatment, and maintenance[J]. Drugs Context, 2019, 8: 212572.

[37] BUTTERFIELD D A, PERLUIGI M, REED T, et al. Redox proteomics in selected neurodegenerative disorders: from its infancy to future applications[J]. Antioxid Redox Signal, 2012, 17 (11): 1610-1655.

[38] BOURGONJE A R, FEELISCH M, FABER K N, et al. Oxidative Stress and Redox-Modulating Therapeutics in Inflammatory Bowel Disease[J]. Trends Mol Med, 2020, 26 (11): 1034-1046.

[39] VALKO M, RHODES C J, MONCOL J, et al. Free radicals, metals and antioxidants in oxidative stress-induced cancer[J]. Chem Biol Interact, 2006, 160 (1): 1-40.

[40] SHIGENAGA M K, GIMENO C J, AMES B N. Urinary 8-hydroxy-2′-deoxyguanosine as a biological marker of in vivo oxidative DNA damage[J]. Proc Natl Acad Sci U S A, 1989, 86 (24): 9697-9701.

[41] MROWICKA M, MROWICKI J, MIK M, et al. Assessment of DNA damage profile and oxidative/antioxidative biomarker level in patients with inflammatory bowel disease[J]. Polski przeglad chirurgiczny, 2020, 92 (5): 8-15.

[42] HODGES G R, INGOLD K U. Superoxide, amine buffers and tetranitromethane: a novel free radical chain reaction[J]. Free Radic Res, 2000, 33 (5): 547-550.

[43] CALABRESE V, LODI R, TONON C, et al. Oxidative stress, mitochondrial dysfunction and cellular stress response in Friedreich's ataxia[J]. J Neurol Sci, 2005, 233 (1-2): 145-162.

[44] CONRAD M, PRATT D A. The chemical basis of ferroptosis[J]. Nat Chem Biol, 2019, 15 (12): 1137-1147.

[45] PIECHOTA-POLANCZYK A, FICHNA J. Review article: the role of oxidative stress in pathogenesis and treatment of inflammatory bowel diseases[J]. Naunyn Schmiedebergs Arch Pharmacol, 2014, 387 (7): 605-620.

[46] BANAN A, CHOUDHARY S, ZHANG Y, et al. Ethanol-induced barrier dysfunction and its prevention by growth factors in human intestinal monolayers: evidence for oxidative and cytoskeletal mechanisms[J]. J Pharmacol Exp Ther, 1999, 291 (3): 1075-1085.

[47] RAO R, BAKER R D, BAKER S S. Inhibition of oxidant-induced barrier disruption and protein tyrosine phosphorylation in Caco-2 cell monolayers by epidermal growth factor[J]. Biochem Pharmacol, 1999, 57 (6): 685-695.

[48] MEHANDRU S, COLOMBEL J F. The intestinal barrier, an arbitrator turned provocateur in IBD[J]. Nat Rev Gastroenterol hepatol, 2021, 18 (2): 83-84.

[49] TIAN T, WANG Z, ZHANG J. Pathomechanisms of Oxidative Stress in Inflammatory Bowel Disease and Potential Antioxidant Therapies[J]. Oxid Med Cell Longev, 2017, 2017: 4535194.

[50] LIU T, ZHANG L, JOO D, et al. NF-κB signaling in inflammation[J]. Signal Transduct Target Ther, 2017, 2: 17023.

[51] KOLIARAKI V, PASPARAKIS M, KOLLIAS G. IKKβ in intestinal mesenchymal cells promotes initiation of colitis-associated cancer[J]. J Exp Med, 2015, 212 (13): 2235-2251.

[52] HUANG W C, HUNG M C. Beyond NF-κB activation: nuclear functions of IκB kinase α[J]. J

Biomed Sci，2013，20（1）：3.

[53] AVERILL-BATES D A. The antioxidant glutathione[J]. Vitam Horm，2023，121：109-141.

[54] KELDER T，STROEVE J H，BIJLSMA S，et al. Correlation network analysis reveals relationships between diet-induced changes in human gut microbiota and metabolic health[J]. Nutr Diabetes，2014，4（6）：e122.

[55] NISHIDA A，INOUE R，INATOMI O，et al. Gut microbiota in the pathogenesis of inflammatory bowel disease[J]. Clin J Gastroenterol，2018，11（1）：1-10.

[56] RICHARD M L，SOKOL H. The gut mycobiota：insights into analysis，environmental interactions and role in gastrointestinal diseases[J]. Nat Rev Gastroenterol hepatol，2019，16（6）：331-345.

[57] MACK D R，NEUMANN A W，POLICOVA Z，et al. Surface hydrophobicity of the intestinal tract[J]. Am J Physiol，1992，262（1 Pt 1）：G171-7.

[58] ANTONI L，NUDING S，WELLER D，et al. Human colonic mucus is a reservoir for antimicrobial peptides[J]. J Crohns Colitis，2013，7（12）：e652-664.

[59] KARCZEWSKI J，PONIEDZIAŁEK B，ADAMSKI Z，et al. The effects of the microbiota on the host immune system[J]. Autoimmunity，2014，47（8）：494-504.

[60] LEPAGE P，HäSLER R，SPEHLMANN M E，et al. Twin study indicates loss of interaction between microbiota and mucosa of patients with ulcerative colitis[J]. Gastroenterology，2011，141（1）：227-236.

[61] QIU P，ISHIMOTO T，FU L，et al. The Gut Microbiota in Inflammatory Bowel Disease[J]. Front Cell Infect Microbiol，2022，12：733992.

[62] STECK N，HOFFMANN M，SAVA I G，et al. Enterococcus faecalis metalloprotease compromises epithelial barrier and contributes to intestinal inflammation[J]. Gastroenterology，2011，141（3）：959-971.

[63] YU L C. Microbiota dysbiosis and barrier dysfunction in inflammatory bowel disease and colorectal cancers：exploring a common ground hypothesis[J]. J Biomed Sci，2018，25（1）：79.

[64] ATARASHI K，TANOUE T，SHIMA T，et al. Induction of colonic regulatory T cells by indigenous Clostridium species[J]. Science，2011，331（6015）：337-341.

[65] WONG J M，DE SOUZA R，KENDALL C W，et al. Colonic health：fermentation and short chain fatty acids[J]. J Clin Gastroenterol，2006，40（3）：235-243.

[66] MAHOWALD M A，REY F E，SEEDORF H，et al. Characterizing a model human gut microbiota composed of members of its two dominant bacterial phyla[J]. Proc Natl Acad Sci U S A，2009，106（14）：5859-5864.

[67] DE VADDER F，KOVATCHEVA-DATCHARY P，ZITOUN C，et al. Microbiota-Produced Succinate Improves Glucose Homeostasis via Intestinal Gluconeogenesis[J]. Cell Metab，2016，24（1）：151-157.

[68] STEPHENS N S，SIFFLEDEEN J，SU X，et al. Urinary NMR metabolomic profiles discriminate inflammatory bowel disease from healthy[J]. J Crohns Colitis，2013，7（2）：e42-48.

[69] CEBRA J J. Influences of microbiota on intestinal immune system development[J]. Am J Clin Nu-

tr, 1999, 69 (5): 1046s-1051s.

[70] LITTMAN D R, RUDENSKY A Y. Th17 and regulatory T cells in mediating and restraining inflammation[J]. Cell, 2010, 140 (6): 845-858.

[71] FRANK D N, ST AMAND A L, FELDMAN R A, et al. Molecular-phylogenetic characterization of microbial community imbalances in human inflammatory bowel diseases[J]. Proc Natl Acad Sci U S A, 2007, 104 (34): 13780-13785.

[72] AMENDOLA A, BUTERA A, SANCHEZ M, et al. Nod2 deficiency is associated with an increased mucosal immunoregulatory response to commensal microorganisms[J]. Mucosal Immunol, 2014, 7 (2): 391-404.

[73] PLATT A M, MOWAT A M. Mucosal macrophages and the regulation of immune responses in the intestine[J]. Immunol Lett, 2008, 119 (1-2): 22-31.

[74] SOKOL H, PIGNEUR B, WATTERLOT L, et al. Faecalibacterium prausnitzii is an anti-inflammatory commensal bacterium identified by gut microbiota analysis of Crohn disease patients [J]. Proc Natl Acad Sci U S A, 2008, 105 (43): 16731-16736.

[75] KHOR B, GARDET A, XAVIER R J. Genetics and pathogenesis of inflammatory bowel disease [J]. Nature, 2011, 474 (7351): 307-317.

[76] COSKUN M, OLSEN J, SEIDELIN J B, et al. MAP kinases in inflammatory bowel disease[J]. Clinica chimica acta, 2011, 412 (7-8): 513-520.

[77] STEFANI C, MIRICESCU D, STANESCU-SPINU I-I, et al. Growth factors, PI3K/AKT/mTOR and MAPK signaling pathways in colorectal cancer pathogenesis: where are we now?[J]. International journal of molecular sciences, 2021, 22 (19): 10260.

[78] WAETZIG G H, SEEGERT D, ROSENSTIEL P, et al. p38 mitogen-activated protein kinase is activated and linked to TNF-α signaling in inflammatory bowel disease[J]. The Journal of Immunology, 2002, 168 (10): 5342-5351.

[79] HOMMES D, VAN DEN BLINK B, PLASSE T, et al. Inhibition of stress-activated MAP kinases induces clinical improvement in moderate to severe Crohn's disease[J]. Gastroenterology, 2002, 122 (1): 7-14.

[80] ASSI K, PILLAI R, GóMEZ-MUñOZ A, et al. The specific JNK inhibitor SP600125 targets tumour necrosis factor-α production and epithelial cell apoptosis in acute murine colitis[J]. Immunology, 2006, 118 (1): 112-121.

[81] HOLLENBACH E, NEUMANN M, VIETH M, et al. Inhibition of p38 MAP kinase-and RICK/NF-κB-signaling suppresses inflammatory bowel disease[J]. The FASEB Journal, 2004, 18 (13): 1550-1552.

[82] CHIN A, SVEJDA B, GUSTAFSSON B I, et al. The role of mechanical forces and adenosine in the regulation of intestinal enterochromaffin cell serotonin secretion[J]. American Journal of Physiology-Gastrointestinal and Liver Physiology, 2012, 302 (3): 397-405.

[83] DAMEN R, HAUGEN M, SVEJDA B, et al. The stimulatory adenosine receptor ADORA2B regulates serotonin (5-HT) synthesis and release in oxygen-depleted EC cells in inflammatory bowel disease[J]. PLoS One, 2013, 8 (4): e62607.

[84] CAMACHO-BARQUERO L, VILLEGAS I, SáNCHEZ-CALVO J M, et al. Curcumin, a Curcuma longa constituent, acts on MAPK p38 pathway modulating COX-2 and iNOS expression in chronic experimental colitis[J]. International immunopharmacology, 2007, 7 (3): 333-342.

[85] GONZÁLEZ-MAURAZA H, MARTíN-CORDERO C, ALARCóN-DE-LA-LASTRA C, et al. Anti-inflammatory effects of Retama monosperma in acute ulcerative colitis in rats[J]. Journal of physiology and biochemistry, 2014, 70: 163-172.

[86] LÓPEZ-POSADAS R, BALLESTER I, MASCARAQUE C, et al. Flavonoids exert distinct modulatory actions on cyclooxygenase 2 and NF-κB in an intestinal epithelial cell line (IEC18) [J]. British journal of pharmacology, 2010, 160 (7): 1714-1726.

[87] KIM J M, JUNG H Y, LEE J Y, et al. Mitogen-activated protein kinase and activator protein-1 dependent signals are essential for Bacteroides fragilis enterotoxin-induced enteritis[J]. European journal of immunology, 2005, 35 (9): 2648-2657.

[88] GONSKY R, DEEM R L, TARGAN S R. Multiple activating and repressive cis-promoter regions regulate TNFSF15 expression in human primary mononuclear cells[J]. Cytokine, 2013, 63 (1): 36-42.

[89] SHIH D Q, KWAN L Y, CHAVEZ V, et al. Microbial induction of inflammatory bowel disease associated gene TL1A (TNFSF15) in antigen presenting cells[J]. European journal of immunology, 2009, 39 (11): 3239-3250.

[90] VAN VLIET C, BUKCZYNSKA P E, PURYER M A, et al. Selective regulation of tumor necrosis factor-induced Erk signaling by Src family kinases and the T cell protein tyrosine phosphatase [J]. Nature immunology, 2005, 6 (3): 253-260.

[91] SPALINGER M R, LANG S, VAVRICKA S R, et al. Protein tyrosine phosphatase non-receptor type 22 modulates NOD2-induced cytokine release and autophagy[J]. PLoS One, 2013, 8 (8): e72384.

[92] CAO Y, YANG J, COLBY K, et al. High basal activity of the PTPN22 gain-of-function variant blunts leukocyte responsiveness negatively affecting IL-10 production in ANCA vasculitis [J]. 2012.

[93] 成慧娟，吕小平 . PI3K-AKT 信号转导通路与炎症性肠病关系的研究进展[J]. 广东医学，2014，35 (2)：297-299.

[94] HUANG X L, XU J, ZHANG X H, et al. PI3K/Akt signaling pathway is involved in the pathogenesis of ulcerative colitis[J]. Inflammation research, 2011, 60: 727-734.

[95] TOKUHIRA N, KITAGISHI Y, SUZUKI M, et al. PI3K/AKT/PTEN pathway as a target for Crohn's disease therapy[J]. International journal of molecular medicine, 2015, 35 (1): 10-16.

[96] 戴依哲，李娅楠，尚润泽 . PI3K/AKT/mTOR 信号通路在肝癌中的作用机制研究进展[J]. 肝胆胰外科杂志，2024，36 (2)：116-123.

[97] WARD S G, FINAN P. Isoform-specific phosphoinositide 3-kinase inhibitors as therapeutic agents [J]. Current opinion in pharmacology, 2003, 3 (4): 426-434.

[98] KRASILNIKOV M. Phosphatidylinositol-3 kinase dependent pathways: the role in control of cell growth, survival, and malignant transformation[J]. Biochemistry, 2000, 3: 10-12.

[99] 王豪，张庆玲．PI3K 信号通路在结直肠癌中的作用[J]. 国际肿瘤学杂志，2016，(8)：631-633.

[100] BANI N，RAHMANI F，SHAKOUR N，et al. Wortmannin Inhibits Cell Growth and Induces Apoptosis in Colorectal Cancer Cells by Suppressing the PI3K/AKT Pathway[J]. Anti-Cancer Agents in Medicinal Chemistry (Formerly Current Medicinal Chemistry-Anti-Cancer Agents), 2024，24 (12)：916-927.

[101] WU X，PU L，CHEN W，et al. LY294002 attenuates inflammatory response in endotoxin-induced uveitis by downregulating JAK3 and inactivating the PI3K/Akt signaling[J]. Immunopharmacology and Immunotoxicology，2022，44 (4)：510-518.

[102] WINKELMANN P，UNTERWEGER A L，KHULLAR D，et al. The PI3K pathway as a therapeutic intervention point in inflammatory bowel disease[J]. Immunity，Inflammation and Disease，2021，9 (3)：804-818.

[103] MA Y，LANG X，YANG Q，et al. Paeoniflorin promotes intestinal stem cell-mediated epithelial regeneration and repair via PI3K-AKT-mTOR signalling in ulcerative colitis[J]. International Immunopharmacology，2023，119：110247.

[104] DONG L，DU H，ZHANG M，et al. Anti-inflammatory effect of Rhein on ulcerative colitis via inhibiting PI3K/Akt/mTOR signaling pathway and regulating gut microbiota[J]. Phytotherapy Research，2022，36 (5)：2081-2094.

[105] RAHMANI F，ASGHARZADEH F，AVAN A，et al. Rigosertib potently protects against colitis-associated intestinal fibrosis and inflammation by regulating PI3K/AKT and NF-κB signaling pathways[J]. Life sciences，2020，249：117470.

[106] POMPURA S L，DOMINGUEZ-VILLAR M. The PI3K/AKT signaling pathway in regulatory T-cell development，stability，and function[J]. Journal of leukocyte biology，2018，103 (6)：1065-1076.

[107] LIU Y，LIU S，WU C，et al. PD-1-Mediated PI3K/Akt/mTOR，caspase 9/Caspase 3 and ERK pathways are involved in regulating the apoptosis and proliferation of $CD4^+$ and $CD8^+$ T cells during BVDV infection in vitro[J]. Frontiers in Immunology，2020，11：467.

[108] NEVES B M，CRUZ M T，FRANCISCO V，et al. Differential roles of PI3-Kinase，MAPKs and NF-κB on the manipulation of dendritic cell Th1/Th2 cytokine/chemokine polarizing profile [J]. Molecular immunology，2009，46 (13)：2481-2492.

[109] HUANG C-Y，HSIAO J-K，LU Y-Z，et al. Anti-apoptotic PI3K/Akt signaling by sodium/glucose transporter 1 reduces epithelial barrier damage and bacterial translocation in intestinal ischemia[J]. Laboratory investigation，2011，91 (2)：294-309.

[110] ZHANG H，HUANG J，YANG J，et al. Cadmium induces apoptosis and autophagy in swine small intestine by downregulating the PI3K/Akt pathway[J]. Environmental Science and Pollution Research，2022，29 (27)：41207-41218.

[111] 刘婷，傅自力．Janus 蛋白酪氨酸激酶/信号转导和转录活化因子信号通路与特发性炎性肌病关系的研究进展[J]. 临床内科杂志，2021，38 (11)：782-784.

[112] 薛翔，刘红梅，邵旦兵，et al. JAK/STAT 信号通路调节机制的研究进展[J]. 现代生物医学进展，2015，15 (11)：2161-2165.

[113] ÇETIN E Ü, BEYAZıT Y. A meta-analyses on the role of IL-6 associated JAK/STAT3 signaling pathway modulation in the inflammatory bowel disease complicated colonic cancer development [J]. Turkish Journal of Internal Medicine, 2021, 3 (Supplement 1): 4-6.

[114] WANG J-H, WANG N-N, YUAN B, et al. Anti-inflammation mechanism of electro-scalp acupuncture in treatment of ischemic stroke based on IL-12 mediated JAK/STAT signaling pathway [J]. Chinese Acupuncture & Moxibustion, 2022, 42 (10): 1137-1144.

[115] WANG Z, ZHOU H, CHENG F, et al. miR-21 negatively regulates the PTEN-PI3K-Akt-mTOR signaling pathway in Crohn's disease by altering immune tolerance and epithelial-mesenchymal transition[J]. Discovery Medicine, 2022, 33 (170): 153-166.

[116] MAO H, JIA J, SHENG J, et al. Protective and anti-inflammatory role of REG1A in inflammatory bowel disease induced by JAK/STAT3 signaling axis[J]. International Immunopharmacology, 2021, 92: 107304.

[117] LI C, BOUTET A, PASCARIU C M, et al. SUMO proteomics analyses identify protein inhibitor of activated STAT-mediated regulatory networks involved in cell cycle and cell proliferation [J]. Journal of proteome research, 2023, 22 (3): 812-825.

[118] LI Y, LI W, FU C, et al. Lonicerae japonicae flos and Lonicerae flos: a systematic review of ethnopharmacology, phytochemistry and pharmacology [J]. Phytochemistry Reviews, 2020, 19: 1-61.

[119] TAKASHIMA S, MARTIN M, JANSEN S, et al. T cell-derived interferon-γ programs stem cell death in immune-mediated intestinal damage [J]. Science immunology, 2019, 4 (42): eaay8556.

[120] KRISHNAN M, MCCOLE D F. T cell protein tyrosine phosphatase prevents STAT1 induction of claudin-2 expression in intestinal epithelial cells[J]. Annals of the New York Academy of Sciences, 2017, 1405 (1): 116-130.

[121] ZHANG Y, LI X, LUO Z, et al. ECM1 is an essential factor for the determination of M1 macrophage polarization in IBD in response to LPS stimulation[J]. Proceedings of the National Academy of Sciences, 2020, 117 (6): 3083-3092.

[122] CASTELLANOS J G, WOO V, VILADOMIU M, et al. Microbiota-induced TNF-like ligand 1A drives group 3 innate lymphoid cell-mediated barrier protection and intestinal T cell activation during colitis[J]. Immunity, 2018, 49 (6): 1077-1089. e5.

[123] ZHU Z, ZHAO Y, HUO H, et al. HHX-5, a derivative of sesquiterpene from Chinese agarwood, suppresses innate and adaptive immunity via inhibiting STAT signaling pathways[J]. European Journal of Pharmacology, 2016, 791: 412-423.

[124] ZHAO H-M, XU R, HUANG X-Y, et al. Curcumin suppressed activation of dendritic cells via JAK/STAT/SOCS signal in mice with experimental colitis[J]. Frontiers in pharmacology, 2016, 7: 455.

[125] POHOLEK C H, RAPHAEL I, WU D, et al. Noncanonical STAT3 activity sustains pathogenic Th17 proliferation and cytokine response to antigen[J]. Journal of Experimental Medicine, 2020, 217 (10): e20191761.

[126] LI H-B, TONG J, ZHU S, et al. m6A mRNA methylation controls T cell homeostasis by targeting the IL-7/STAT5/SOCS pathways[J]. Nature, 2017, 548 (7667): 338-342.

[127] LEI H, CRAWFORD M S S, MCCOLE D F. JAK-STAT pathway regulation of intestinal permeability: pathogenic roles and therapeutic opportunities in inflammatory bowel disease[J]. Pharmaceuticals, 2021, 14 (9): 840.

[128] WIEKOWSKI M T, LEACH M W, EVANS E W, et al. Ubiquitous transgenic expression of the IL-23 subunit p19 induces multiorgan inflammation, runting, infertility, and premature death[J]. The Journal of Immunology, 2001, 166 (12): 7563-7570.

[129] PARADOWSKA-GORYCKA A, GRZYBOWSKA-KOWALCZYK A, WOJTECKA-LUKASIK E, et al. IL-23 in the pathogenesis of rheumatoid arthritis[J]. Scandinavian journal of immunology, 2010, 71 (3): 134-145.

[130] CIRIC B, EL-BEHI M, CABRERA R, et al. IL-23 drives pathogenic IL-17-producing CD8+T cells[J]. The Journal of Immunology, 2009, 182 (9): 5296-5305.

[131] MCGEACHY M J, BAK-JENSEN K S, CHEN Y, et al. TGF-β and IL-6 drive the production of IL-17 and IL-10 by T cells and restrain TH-17 cell-mediated pathology[J]. Nature immunology, 2007, 8 (12): 1390-1397.

[132] CHEN X-W, ZHOU S-F. Inflammation, cytokines, the IL-17/IL-6/STAT3/NF-κB axis, and tumorigenesis [Z]. Taylor & Francis. 2015: 2941-2946

[133] KORN T, BETTELLI E, OUKKA M, et al. IL-17 and Th17 Cells[J]. Annual review of immunology, 2009, 27 (1): 485-517.

[134] LI H, WANG L, PANG Y, et al. In patients with chronic aplastic anemia, bone marrow-derived MSCs regulate the Treg/Th17 balance by influencing the Notch/RBP-J/FOXP3/RORγt pathway[J]. Scientific reports, 2017, 7 (1): 42488.

[135] 刘怡彤，孙洋．结肠炎癌转化调控机制和化学干预的研究进展[J].药学学报，2022，57（5）：1273-1281.

[136] YıLMAZ Z B, KOFAHL B, BEAUDETTE P, et al. Quantitative dissection and modeling of the NF-κB p100-p105 module reveals interdependent precursor proteolysis[J]. Cell reports, 2014, 9 (5): 1756-1769.

[137] SUN S-C. The non-canonical NF-κB pathway in immunity and inflammation[J]. Nature reviews immunology, 2017, 17 (9): 545-558.

[138] BIRBACH A, GOLD P, BINDER B R, et al. Signaling molecules of the NF-κB pathway shuttle constitutively between cytoplasm and nucleus[J]. Journal of Biological Chemistry, 2002, 277 (13): 10842-10851.

[139] TAO Z, FUSCO A, HUANG D-B, et al. p100/IκBδ sequesters and inhibits NF-κB through kappaBsome formation[J]. Proceedings of the National Academy of Sciences, 2014, 111 (45): 15946-15951.

[140] TANIGUCHI K, KARIN M. NF-κB, inflammation, immunity and cancer: coming of age[J]. Nature Reviews Immunology, 2018, 18 (5): 309-324.

[141] CHAWLA M, MUKHERJEE T, DEKA A, et al. An epithelial Nfkb2 pathway exacerbates in-

testinal inflammation by supplementing latent RelA dimers to the canonical NF-κB module[J]. Proceedings of the National Academy of Sciences, 2021, 118 (25): e2024828118.

[142] GU C, UPCHURCH K, HORTON J, et al. Dectin-1 controls TSLP-induced Th2 response by regulating STAT3, STAT6, and p50-RelB activities in dendritic cells[J]. Frontiers in immunology, 2021, 12: 678036.

[143] CHAWLA M, ROY P, BASAK S. Role of the NF-κB system in context-specific tuning of the inflammatory gene response[J]. Current opinion in immunology, 2021, 68: 21-27.

[144] HARHAJ E W, DIXIT V M. Regulation of NF-κB by deubiquitinases[J]. Immunological reviews, 2012, 246 (1): 107-124.

[145] MCCOOL K W, MIYAMOTO S. DNA damage-dependent NF-κB activation: NEMO turns nuclear signaling inside out[J]. Immunological reviews, 2012, 246 (1): 311-326.

[146] PERKINS N D. Integrating cell-signalling pathways with NF-κB and IKK function[J]. Nature reviews Molecular cell biology, 2007, 8 (1): 49-62.

[147] ZARNEGAR B, YAMAZAKI S, HE J Q, et al. Control of canonical NF-κB activation through the NIK-IKK complex pathway[J]. Proceedings of the National Academy of Sciences, 2008, 105 (9): 3503-3508.

[148] ALLEN I C, WILSON J E, SCHNEIDER M, et al. NLRP12 suppresses colon inflammation and tumorigenesis through the negative regulation of noncanonical NF-κB signaling[J]. Immunity, 2012, 36 (5): 742-754.

[149] WEIH D S, YILMAZ Z B, WEIH F. Essential role of RelB in germinal center and marginal zone formation and proper expression of homing chemokines[J]. The Journal of Immunology, 2001, 167 (4): 1909-1919.

[150] MUKHERJEE T, CHATTERJEE B, DHAR A, et al. A TNF-p100 pathway subverts noncanonical NF-κB signaling in inflamed secondary lymphoid organs[J]. The EMBO Journal, 2017, 36 (23): 3501-3516.

[151] BASAK S, KIM H, KEARNS J D, et al. A fourth IκB protein within the NF-κB signaling module[J]. Cell, 2007, 128 (2): 369-381.

[152] ALMADEN J V, TSUI R, LIU Y C, et al. A pathway switch directs BAFF signaling to distinct NFκB transcription factors in maturing and proliferating B cells[J]. Cell reports, 2014, 9 (6): 2098-2111.

[153] SACCANI S, PANTANO S, NATOLI G. Modulation of NF-κB activity by exchange of dimers [J]. Molecular cell, 2003, 11 (6): 1563-1574.

[154] SEIGNER J, BASILIO J, RESCH U, et al. CD40L and TNF both activate the classical NF-κB pathway, which is not required for the CD40L induced alternative pathway in endothelial cells [J]. Biochemical and biophysical research communications, 2018, 495 (1): 1389-1394.

[155] DE LANGE K M, MOUTSIANAS L, LEE J C, et al. Genome-wide association study implicates immune activation of multiple integrin genes in inflammatory bowel disease[J]. Nat Genet, 2017, 49 (2): 256-261.

[156] DUERR R H, TAYLOR K D, BRANT S R, et al. A genome-wide association study identifies

IL23R as an inflammatory bowel disease gene[J]. Science, 2006, 314 (5804): 1461-1463.

[157] LARABI A, BARNICH N, NGUYEN H T T. New insights into the interplay between autophagy, gut microbiota and inflammatory responses in IBD[J]. Autophagy, 2020, 16 (1): 38-51.

[158] MOLTZAU ANDERSON J, LIPINSKI S, SOMMER F, et al. NOD2 influences trajectories of intestinal microbiota recovery after antibiotic perturbation[J]. Cell Mol Gastroenterol hepatol, 2020, 10 (2): 365-389.

[159] GOMEZ-NGUYEN A, GUPTA N, SANAKA H, et al. Chronic stress induces colonic tertiary lymphoid organ formation and protection against secondary injury through IL-23/IL-22 signaling [J]. Proc Natl Acad Sci U S A, 2022, 119 (40): e2208160119.

[160] GUO J, WANG F, HU Y, et al. Exosome-based bone-targeting drug delivery alleviates impaired osteoblastic bone formation and bone loss in inflammatory bowel diseases[J]. Cell Rep Med, 2023, 4 (1): 100881.

[161] COSIN-ROGER J, SIMMEN S, MELheM H, et al. Hypoxia ameliorates intestinal inflammation through NLRP3/mTOR downregulation and autophagy activation[J]. Nat Commun, 2017, 8 (1): 98.

[162] HUANG B, CHEN Z, GENG L, et al. Mucosal profiling of pediatric-onset colitis and IBD reveals common pathogenics and therapeutic pathways[J]. Cell, 2019, 179 (5): 1160-76 e24.

[163] HE J, SONG Y, LI G, et al. Fbxw7 increases CCL2/7 in CX3CR1hi macrophages to promote intestinal inflammation[J]. J Clin Invest, 2019, 129 (9): 3877-3893.

[164] KARMELE E P, MOLDOVEANU A L, KAYMAK I, et al. Single cell RNA-sequencing profiling to improve the translation between human IBD and in vivo models[J]. Front Immunol, 2023, 14: 1291990.

[165] MOHEBALI N, WEIGEL M, HAIN T, et al. Faecalibacterium prausnitzii, Bacteroides faecis and Roseburia intestinalis attenuate clinical symptoms of experimental colitis by regulating Treg/Th17 cell balance and intestinal barrier integrity[J]. Biomed Pharmacother, 2023, 167: 115568.

[166] RIZZO A, DI GIOVANGIULIO M, STOLFI C, et al. ROR gammat-expressing Tregs drive the growth of colitis-associated colorectal cancer by controlling IL6 in dendritic cells[J]. Cancer Immunol Res, 2018, 6 (9): 1082-1092.

[167] WANG Y, LAI W, ZHENG X, et al. Linderae radix extract attenuates ulcerative colitis by inhibiting the JAK/STAT signaling pathway[J]. Phytomedicine, 2024, 132: 155868.

[168] XING Y, CHEN X, CAO Y, et al. Expression of Wnt and Notch signaling pathways in inflammatory bowel disease treated with mesenchymal stem cell transplantation: evaluation in a rat model[J]. Stem Cell Res Ther, 2015, 6 (1): 101.

[169] BENNETT H M, STEPHENSON W, ROSE C M, et al. Single-cell proteomics enabled by next-generation sequencing or mass spectrometry[J]. Nat Methods, 2023, 20 (3): 363-374.

[170] CHEN J, XU F, RUAN X, et al. Therapeutic targets for inflammatory bowel disease: proteome-wide Mendelian randomization and colocalization analyses [J]. EBioMedicine, 2023,

89：104494.

[171] CLUA-FERRE L，SUAU R，VANO-SEGARRA I，et al. Therapeutic potential of mesenchymal stem cell-derived extracellular vesicles：A focus on inflammatory bowel disease[J]. Clin Transl Med，2024，14（11）：e70075.

[172] GISBERT J P，CHAPARRO M. Clinical usefulness of proteomics in inflammatory bowel disease：A Comprehensive Review[J]. J Crohns Colitis，2019，13（3）：374-384.

[173] WEST N R，HEGAZY A N，OWENS B M J，et al. Oncostatin M drives intestinal inflammation and predicts response to tumor necrosis factor-neutralizing therapy in patients with inflammatory bowel disease[J]. Nat Med，2017，23（5）：579-589.

[174] MOSCHEN A R，TILG H，RAINE T. IL-12，IL-23 and IL-17 in IBD：immunobiology and therapeutic targeting[J]. Nat Rev Gastroenterol hepatol，2019，16（3）：185-196.

[175] WANG L，LI J，JIANG M，et al. SIRT1 Stabilizes beta-TrCP1 to Inhibit Snail1 Expression in Maintaining Intestinal Epithelial Integrity to Alleviate Colitis[J]. Cell Mol Gastroenterol hepatol，2024，18（2）：101354.

[176] ZHANG M，ZHOU L，XU Y，et al. A STAT3 palmitoylation cycle promotes T（H）17 differentiation and colitis[J]. Nature，2020，586（7829）：434-439.

[177] LIAO H X，MAO X，WANG L，et al. The role of mesenchymal stem cells in attenuating inflammatory bowel disease through ubiquitination[J]. Front Immunol，2024，15：1423069.

[178] WANG S，SONG Y，WANG Z，et al. Neutrophil-derived PAD4 induces citrullination of CKMT1 exacerbates mucosal inflammation in inflammatory bowel disease[J]. Cell Mol Immunol，2024，21（6）：620-633.

[179] KESSEL C，LAVRIC M，WEINHAGE T，et al. Serum biomarkers confirming stable remission in inflammatory bowel disease[J]. Sci Rep，2021，11（1）：6690.

[180] SANDS B E. Biomarkers of inflammation in Inflammatory Bowel Disease[J]. Gastroenterology，2015，149（5）：1275-1285 e2.

[181] SCHIRMER M，GARNER A，VLAMAKIS H，et al. Microbial genes and pathways in inflammatory bowel disease[J]. Nat Rev Microbiol，2019，17（8）：497-511.

[182] CHEN L M，BAO C H，WU Y，et al. Tryptophan-kynurenine metabolism：a link between the gut and brain for depression in inflammatory bowel disease[J]. J Neuroinflammation，2021，18（1）：135.

[183] WU Z，HUANG S，LI T，et al. Gut microbiota from green tea polyphenol-dosed mice improves intestinal epithelial homeostasis and ameliorates experimental colitis[J]. Microbiome，2021，9（1）：184.

[184] HAMED S A，MOHAN A，NAVANEETHA KRISHNAN S，et al. Butyrate reduces adherent-invasive E. coli-evoked disruption of epithelial mitochondrial morphology and barrier function：involvement of free fatty acid receptor 3[J]. Gut Microbes，2023，15（2）：2281011.

[185] LEWIS JD，SANDLER RS，BROTHERTON C，et al. A randomized trial comparing the specific carbohydrate diet to a mediterranean diet in adults with Crohn's disease[J]. Gastroenterology，2021，161（3）：837-852 e9.

[186] NING L, ZHOU Y L, SUN H, et al. Microbiome and metabolome features in inflammatory bowel disease via multi-omics integration analyses across cohorts[J]. Nat Commun, 2023, 14 (1): 7135.

[187] JIA L, JIANG Y, WU L, et al. Porphyromonas gingivalis aggravates colitis via a gut microbiota-linoleic acid metabolism-Th17/Treg cell balance axis [J]. Nat Commun, 2024, 15 (1): 1617.

[188] NI J, WU G D, ALBENBERG L, et al. Gut microbiota and IBD: causation or correlation? [J]. Nat Rev Gastroenterol hepatol, 2017, 14 (10): 573-584.

[189] DANNE C, SKERNISKYTE J, MARTEYN B, et al. Neutrophils: from IBD to the gut microbiota[J]. Nat Rev Gastroenterol hepatol, 2024, 21 (3): 184-197.

[190] EECKHAUT V, MACHIELS K, PERRIER C, et al. Butyricicoccus pullicaecorum in inflammatory bowel disease[J]. Gut, 2013, 62 (12): 1745-1752.

[191] DUBOC H, RAJCA S, RAINTEAU D, et al. Connecting dysbiosis, bile-acid dysmetabolism and gut inflammation in inflammatory bowel diseases[J]. Gut, 2013, 62 (4): 531-539.

[192] GLASSNER K L, ABRAHAM B P, QUIGLEY E M M. The microbiome and inflammatory bowel disease[J]. J Allergy Clin Immunol, 2020, 145 (1): 16-27.

[193] YADEGAR A, BAR-YOSEPH H, MONAGHAN T M, et al. Fecal microbiota transplantation: current challenges and future landscapes [J]. Clin Microbiol Rev, 2024, 37 (2): e0006022.

[194] HASHASH J G, ELKINS J, LEWIS J D, et al. AGA clinical practice update on diet and nutritional therapies in patients with inflammatory bowel disease: Expert Review[J]. Gastroenterology, 2024, 166 (3): 521-532.

[195] CHENG Y, ZHU Y, HUANG X, et al. Association between TLR2 and TLR4 gene polymorphisms and the susceptibility to inflammatory bowel disease: A Meta-Analysis[J]. PLoS One, 2015, 10 (5): e0126803.

[196] GOYETTE P, BOUCHER G, MALLON D, et al. High-density mapping of the MHC identifies a shared role for HLA-DRB1 * 01: 03 in inflammatory bowel diseases and heterozygous advantage in ulcerative colitis[J]. Nat Genet, 2015, 47 (2): 172-179.

[197] GE Y, SUN M, WU W, et al. MicroRNA-125a suppresses intestinal mucosal inflammation through targeting ETS-1 in patients with inflammatory bowel diseases[J]. J Autoimmun, 2019, 101: 109-120.

[198] CHEN J, XIE S, QIU D, et al. The NLRP3 molecule influences the therapeutic effects of mesenchymal stem cells through Glut1-mediated energy metabolic reprogramming[J]. J Adv Res, 2024, 65: 125-136.

[199] LIU Z, LIU R, GAO H, et al. Genetic architecture of the inflammatory bowel diseases across East Asian and European ancestries[J]. Nat Genet, 2023, 55 (5): 796-806.

[200] SALAS A, HERNANDEZ-ROCHA C, DUIJVESTEIN M, et al. JAK-STAT pathway targeting for the treatment of inflammatory bowel disease[J]. Nat Rev Gastroenterol hepatol, 2020, 17 (6): 323-337.

[201] GAO P, LIU H, HUANG H, et al. The Crohn Disease-associated ATG16L1 (T300A) polymorphism regulates inflammatory responses by modulating TLR-and NLR-mediated signaling[J].

Autophagy，2022，18（11）：2561-2575.

[202] BAUCHE D，JOYCE-SHAIKH B，JAIN R，et al. LAG3（+）regulatory T cells restrain interleukin-23-producing CX3CR1（+）gut-resident macrophages during group 3 innate lymphoid cell-driven colitis[J]. Immunity，2018，49（2）：342-352 e5.

[203] ASCHENBRENNER D，QUARANTA M，BANERJEE S，et al. Deconvolution of monocyte responses in inflammatory bowel disease reveals an IL-1 cytokine network that regulates IL-23 in genetic and acquired IL-10 resistance[J]. Gut，2021，70（6）：1023-1036.

[204] HOLGERSEN K，KUTLU B，FOX B，et al. High-resolution gene expression profiling using RNA sequencing in patients with inflammatory bowel disease and in mouse models of colitis[J]. J Crohns Colitis，2015，9（6）：492-506.

[205] RAJAMAKI K，TAIRA A，KATAINEN R，et al. Genetic and Epigenetic Characteristics of Inflammatory Bowel Disease-Associated Colorectal Cancer[J]. Gastroenterology，2021，161（2）：592-607.

[206] ANDREWS C，MCLEAN M H，HIXON J A，et al. IL-27 induces an IFN-like signature in murine macrophages which in turn modulate colonic epithelium [J]. Front Immunol，2023，14：1021824.

[207] MITSIALIS V，WALL S，LIU P，et al. Single-cell analyses of colon and blood reveal distinct immune cell signatures of ulcerative colitis and Crohn's disease[J]. Gastroenterology，2020，159（2）：591-608 e10.

[208] BOLTON C，SMILLIE C S，PANDEY S，et al. An integrated taxonomy for monogenic inflammatory bowel disease[J]. Gastroenterology，2022，162（3）：859-876.

[209] KVEDARAITE E，LOURDA M，MOURATIDOU N，et al. Intestinal stroma guides monocyte differentiation to macrophages through GM-CSF[J]. Nat Commun，2024，15（1）：1752.

[210] LIU Y，ZHANG J，FENG L. Disrupted metabolic signatures in amniotic fluid associated with increased risk of intestinal inflammation in cesarean section offspring[J]. Front Immunol，2023，14：1067602.

[211] JATANA S，ABBADI A，WEST G A，et al. Hyperglycemic environments directly compromise intestinal epithelial barrier function in an organoid model and hyaluronan（approximately 35 kDa）protects via a layilin dependent mechanism[J]. Matrix Biol，2024，133：116-133.

[212] SUN P，ZHOU K，WANG S，et al. Involvement of MAPK/NF-kappaB signaling in the activation of the cholinergic anti-inflammatory pathway in experimental colitis by chronic vagus nerve stimulation[J]. PLoS One，2013，8（8）：e69424.

[213] TALLEY S，VALIAUGA R，ANDERSON L，et al. DSS-induced inflammation in the colon drives a proinflammatory signature in the brain that is ameliorated by prophylactic treatment with the S100A9 inhibitor paquinimod[J]. J Neuroinflammation，2021，18（1）：263.

[214] HOU J K，ABRAHAM B，EL-SERAG H. Dietary intake and risk of developing inflammatory bowel disease：a systematic review of the literature[J]. Am J Gastroenterol，2011，106（4）：563-573.

[215] CAI J，SUN L，GONZALEZ F J. Gut microbiota-derived bile acids in intestinal immunity，inflammation，and tumorigenesis[J]. Cell Host Microbe，2022，30（3）：289-300.

[216] MICHAUDEL C，DANNE C，AGUS A，et al. Rewiring the altered tryptophan metabolism as

a novel therapeutic strategy in inflammatory bowel diseases [J]. Gut, 2023, 72 (7): 1296-1307.

[217] CHEN W, WANG D, DENG X, et al. Bile acid profiling as an effective biomarker for staging in pediatric inflammatory bowel disease[J]. Gut Microbes, 2024, 16 (1): 2323231.

[218] LAVELLE A, SOKOL H. Gut microbiota-derived metabolites as key actors in inflammatory bowel disease[J]. Nat Rev Gastroenterol hepatol, 2020, 17 (4): 223-237.

[219] KUMAR M, MURUGESAN S, IBRAHIM N, et al. Predictive biomarkers for anti-TNF alpha therapy in IBD patients[J]. J Transl Med, 2024, 22 (1): 284.

[220] CHEN Y, MAI Q, CHEN Z, et al. Dietary palmitoleic acid reprograms gut microbiota and improves biological therapy against colitis[J]. Gut Microbes, 2023, 15 (1): 2211501.

[221] MIRSEPASI-LAURIDSEN H C, VALLANCE B A, KROGFELT K A, et al. Escherichia coli pathobionts associated with inflammatory bowel disease[J]. Clin Microbiol Rev, 2019, 32 (2).

[222] GAO C, ZHOU Y, CHEN Z, et al. Turmeric-derived nanovesicles as novel nanobiologics for targeted therapy of ulcerative colitis[J]. Theranostics, 2022, 12 (12): 5596-5614.

[223] MATERA M. Bifidobacteria, Lactobacilli: when, how and why to use them[J]. Global Pediatrics, 2024, 8: 100139.

[224] SAEZ-LARA M J, GOMEZ-LLORENTE C, PLAZA-DIAZ J, et al. The role of probiotic lactic acid bacteria and bifidobacteria in the prevention and treatment of inflammatory bowel disease and other related diseases: a systematic review of randomized human clinical trials[J]. Biomed Res Int, 2015, 2015: 505878.

[225] CLOUGH J, COLWILL M, POULLIS A, et al. Biomarkers in inflammatory bowel disease: a practical guide[J]. Therap Adv Gastroenterol, 2024, 17: 17562848241251600.

[226] HYUN C-K. Molecular and Pathophysiological Links between Metabolic Disorders and Inflammatory Bowel Diseases[J]. International Journal of Molecular Sciences, 2021, 22 (17): 9139.

[227] XU Z, ZHU J, MA Z, et al. Combined Bulk and Single-Cell Transcriptomic Analysis to Reveal the Potential Influences of Intestinal Inflammatory Disease on Multiple Sclerosis[J]. Inflammation, 2024.

[228] SCHOULTZ I, KEITA Å V. Cellular and Molecular Therapeutic Targets in Inflammatory Bowel Disease—Focusing on Intestinal Barrier Function[J]. Cells, 2019, 8 (2): 193.

[229] CARROLL I M, MAHARSHAK N. Enteric bacterial proteases in inflammatory bowel disease-pathophysiology and clinical implications[J]. World J Gastroenterol, 2013, 19 (43): 7531-7543.

[230] RANDHAWA P K, SINGH K, SINGH N, et al. A review on chemical-induced inflammatory bowel disease models in rodents[J]. Korean J Physiol Pharmacol, 2014, 18 (4): 279-288.

[231] LI M, YANG L, MU C, et al. Gut microbial metabolome in inflammatory bowel disease: From association to therapeutic perspectives[J]. Computational and Structural Biotechnology Journal, 2022, 20: 2402-2414.

[232] 何毅豪，汪颖舒，杜瑶瑶，等．网络药理学整合巨噬细胞差异基因揭示广藿香油对炎症性肠病的治疗机制[J]. 药学学报，2021，56 (12)：3473-3483.

[233] 李鹏帆，罗月，顾思臻，等．基于网络药理学探讨白头翁汤治疗溃疡性结肠炎的作用机制[J]. 中国中西医结合消化杂志，2020，28 (07)：527-533.

第五章

模型评价的方法学介绍

第一节　临床指标的检测方法

实验动物的临床检查对于评估其健康状况至关重要，涵盖三个层次：一是临床观察，主要通过肉眼对活体动物的日常生活状态、分泌物和排泄物状态及身体外表状态进行观察；二是分泌物或排泄物的实验室检查，通过采集特定的分泌物或排泄物，用试剂盒检查其中的特定指标（尿液生化、尿沉渣、粪便检查、粪便隐血检查等）；三是血液学检查，通过采集血液，检查血常规和血生化等指标。

一、临床观察

（一）身体外表观察

1. 毛发光泽度和整洁度

观察不同动物时，方法各有特点。对于小鼠、大鼠等小型啮齿动物，用手轻轻抚摸其毛发，感受光泽度和顺滑程度，注意是否有粗糙、无光泽、杂乱或脱毛现象，这些可能与营养不良、寄生虫感染、皮肤疾病或全身性疾病有关；若怀疑寄生虫感染，可用透明胶带粘贴毛发样本在显微镜下观察。兔子、豚鼠毛发较长，需注意是否打结、脱落或变色。若毛发异常且皮肤有病变，应进一步检查。犬、猫的毛发光滑有光泽、梳理整齐，若毛发干枯、无光泽、易折断或有大量皮屑，可能存在皮肤疾病、营养不良或内分泌失调等问题；定期梳理毛发可发现寄生虫并观察皮肤状况。在猪活动或休息时观察其毛发，当患湿疹、疥癣等疾病时，毛发外观粗乱，常有皮屑。对猴子毛发的观察重点是光泽度、寄生虫和皮肤完整性，若毛发凌乱、无光泽或有搔抓行为，可能提示皮肤瘙痒、寄生虫感染或其他健康问题。

2. 天然腔道检查

（1）眼周分泌物观察　对所有实验动物，在安静状态下用拇指和食指轻轻撑开眼睑观察，动作宜轻柔，避免损伤眼睛。正常动物的眼周清洁，若有脓性、黏液性或血性分泌物，可能提示眼部感染、全身性疾病或其他健康问题。当眼分泌物较多时，可用无菌棉签蘸取生理盐水取样，进行涂片镜检、细菌培养等检查。

（2）口腔检查　首先观察是否有流涎，必要时打开口腔观察。针对不同动物，口腔检查操作方法有所不同。小鼠、大鼠、兔子和豚鼠的检查方法相似，需用特制开口器或钝头镊子撑开口腔；犬、猫在安静状态下用手指按压口角，打开口腔；猪可使用开口器或在喂食时观察；猴子需在安全保定条件下进行。观察内容包括：①口腔黏膜颜色，有无溃疡、出血、肿物；②舌面的颜色、形态和表面病变；③牙齿磨损程度，是否松动、牙龈颜色等。

（3）鼻腔检查　首先观察实验动物的自然呼吸状态，是否存在呼吸困难、打喷嚏或有鼻周分泌物，关注分泌物的颜色和性状，必要时需要以器械辅助观察鼻腔。可用手电筒照射鼻腔，用小型鼻腔镜或钝头镊子撑开鼻孔观察，或用鼻腔镜检查。观察内容如下：①黏膜是否充血、肿胀；②有无分泌物，若有分泌物可用无菌棉签取样，进行实验室检查；③鼻腔结构是否正常，局部是否有阻塞，是否存在增生物。

（4）肛门检查　在动物自由活动状态下观察其肛门周围的毛发是否被排泄物污染，是否出现腹泻症状及舔舐肛门的行为，必要时以一定的手法保定动物，进一步详细观察肛门周围的情况。检查小鼠、大鼠时，轻轻提起动物；对中、大体型的动物在其自然站立或侧卧时观察。观察内容为：①肛门周围毛发清洁度，有无红肿、潮湿或粪便污染；②肛门周围有无肿物、肛裂、脱出，肛门腺是否肿大。

（二）日常生活状态观察

1. 精神和活动状态观察

（1）精神状态观察　通过观察不同动物的日常行为和神态可判断其精神状态。健康动物活泼好动或活动频繁，双眼明亮有神，对环境变化敏感，充满好奇心，主动采食和饮水。在疾病状态下，实验动物的精神沉郁或过度兴奋。精神沉郁的表现为精神不振、不愿活动、扎堆、反应淡漠或嗜睡、躲藏、对事物失去兴趣等。过度兴奋表现为强迫性转圈、抓挠笼具等过度活动的行为特征。

（2）活动状态观察（运动轨迹记录）　对于小鼠、大鼠，可使用专门设备记录其运动轨迹、活动频率和持续时间，通过分析数据来判断是否有运动减少、活动范围缩小或运动方式异常的表现，也可人工观察记录。对兔子、豚鼠等，需观察行走姿势，有无跛行、跳跃困难，并记录活动范围和强度。观察犬、猫的行走、奔跑、玩耍等活动的协调性，有无疼痛表现；猫还需观察跳跃、攀爬动作的灵活性，也可通过视频记录分析运动状态的变化。观察猪的群体活动情况、个体活动姿势和动作。观察猴子在树枝间跳跃、攀爬、玩耍等动作的协调性，并记录不同时间段的活动情况。

2. 采食情况

（1）采食量观察　用电子秤称量，计算投喂前后饲料的重量，记录每日采食量。对犬和猪等集中时间采食的动物，还需要记录动物的食欲状况和采食时间。自由采食的动物，如小鼠和大鼠可能存在用颗粒饲料磨牙的情况，会浪费一部分饲料，因此还应适当关注其浪费的饲料量，适当估算以减小误差。生长期动物的采食量会逐渐增加，而成年动物的采食量则较为稳定。如果出现采食量下降，需要关注动物健康、饲料品质、环境因素等问题。

（2）饮水情况　对所有的实验动物均可采用有刻度的饮水容器来记录饮水量。给小鼠和大鼠使用带刻度的饮水瓶；兔子、豚鼠使用滚珠式饮水器；犬、猪、猴均可使用带刻度的饮水槽或饮水器。饮水量的变化可能与环境温度、糖尿病、泌尿系统疾病、发热等有关。

（三）体长、体重和体温测量

1. 动物体长的测量

不同种类动物的测量方法不同。小型动物如小鼠、大鼠，将其放在测量台上，用测量尺测量从鼻尖到尾根的长度；中等体型动物如兔、豚鼠，让其站立在地面，用软尺测量从头部顶端到尾根的长度；大型动物如犬、猫，使其自然站立，测量从肩胛前端到坐骨结节后端的长度。也可使用皮尺或激光测距仪。将测量结果与正常范围进行对比，以判断其生长发育是否正常。

2. 动物体重的测量

通常使用普通天平或电子天平等进行称量。在称量前应禁食（不禁水），以减少食物对体重的影响。如果进行长期的实验，应每隔 7～10d 称量一次。不同种类的动物适用不同的称量方法，如：

小鼠、大鼠：可用普通的天平或电子秤称重。

兔、豚鼠：可直接放在婴儿秤上称重，从婴儿秤的圆形刻度盘上读取动物的体重。

犬：经训练后可直接放在磅秤上称重。未经驯服的犬需先将犬嘴绑好，由实验员把犬抱起，站在磅秤上称重，记下读数，减去实验员体重，即为犬的体重。

根据实验期间测得的体重数据，可计算日增重、全期增重，并计算料肉比，测算动物的生长性能。

3. 动物体温测定

可采用普通体温计（肛表、口表）或半导体温度计进行测量。为防止测定过程中动物挣扎导致挫伤肠壁或折断体温计，在测定前应先保定好动物。肛表测温可由实验者的右手固定体温计，3min 后取出观察读数；半导体温度计在测定时可立即从温度计上读取温度。

测定温度时应注意以下几点。

① 检查肛表水银柱是否已甩至合适位置，半导体温度计的指针是否已归零。环境温度对动物体温的测定有一定的影响，一般环境温度应控制在 18～28℃。

② 测量温度时应连续测定 2～3 次，取平均值。

③ 插入直肠的深度取决于动物的大小，犬、猫、兔为 3.5～5cm，豚鼠为 3.5cm，大鼠、小鼠为 1.5～2.0cm。为了使插入深度一致，可用胶皮管套在温度计上，作为“限止环”。

④ 每次测定的时间要一致。一般体温计放入直肠内的固定时间为 3min，且每天测定的时间也尽量相同，如第一次在上午测定，之后均应在上午测定。

⑤ 防止粪便阻塞和动物挣扎造成直肠损伤及出血。

⑥ 测定时尽可能使动物处于自然状态，避免其过于紧张、恐惧。

二、分泌物或排泄物的实验室检查

（一）粪便检查

粪便检查常用于了解粪便中有无炎性产物、血液、寄生虫卵或虫体等病理成分，并可帮助评估胃肠、胰腺、肝、胆功能状态及检测粪便中有无致病菌。

1. 排便观察

不同实验动物排泄的正常粪便的形态、颜色和排便量等有各自的特征，现简述如下。

小鼠和大鼠的粪便呈长颗粒状，深褐色，每只小鼠每日排便 30～50 粒，大鼠 20～30 粒。兔子的粪便通常呈球形（直径为 1～2cm），颗粒状，黑褐色。

犬的正常粪便应为成形的条状，颜色因食物而异，一般为棕色或褐色。猪的粪便正常为圆柱状，质地适中。猴的粪便正常为块状，大小适中，颜色与食物有关，一般为棕色或褐色。

当动物出现消化道症状时，常常排出异常的粪便，表现为软硬度（含水量）、形状、颜色和排便量的变化。便秘时，动物的粪便干燥、坚硬、呈颗粒状，通常伴有排便困难的临床症状，如努责、排便时间延长等。腹泻时，粪便中含水量不同程度地增加，小鼠、大鼠和兔子的粪便表面变得粗糙，各种动物的粪便均可能呈现软不成形、糊状，甚至水样。颜色改变方面，粪便可能整体呈黑色、红色或白色。黑色煤焦油状的粪便提示上消化道出血，红色的粪便提示结肠、直肠出血，白色的粪便提示消化功能明显下降。粪便也可能呈杂色，如其中混有透明或白色的黏液，或见有血丝或暗红色血迹。排便量的变化主要依靠主观评价，如果需要精细评估，则需要使用代谢笼，将受试动物单笼饲养，分别收集粪便和尿液，再进一步进行营养成分测定、代谢组学检查等。

针对炎症性肠病小鼠和大鼠，由于日常有垫料，不易直接观察到粪便，可采用诱导排便法，使其将粪便排泄到滤纸上。称量排便前后滤纸的质量，计算出排便量，并测量粪便在滤纸上蔓延的面积。正常粪便基本不蔓延，粪便越稀薄，蔓延的范围越大。计算单位质量粪便在滤纸上浸湿的面积是一项能够定量评价小鼠和大鼠粪便稀薄程度的指标。

观察到异常粪便时，可进一步检查病因，如进行肠道影像学检查，用 X 射线检查肠道气体分布、有无异物或梗阻；用 B 超检查肠壁厚度、有无肿块等；用肠镜观察肠道黏膜情况，并可活检取组织进行病理检查。也可进一步采集粪便样本用于分离病原体及寄生虫检查。血液学和血生化检查结果可用于辅助诊断。

2. 粪便的实验室检查

（1）显微镜检查　在洁净的载玻片上滴一滴生理盐水，用木签挑取少许粪便与生理盐水混合，涂匀，厚度适中。通过显微镜仔细观察各种细胞，并检查是否有寄生虫和虫卵等。常见的粪便细胞类型包括红细胞、白细胞、上皮细胞等。在正常情况下，这些细胞的数量相对稳定，例如白细胞数量一般较少，在无出血情况下红细胞不应大量出现。当肠道发生炎症时，白细胞数量可能增多，出现红细胞可能提示肠道出血或其他损伤。

（2）隐血检查　当上消化道少量出血时，粪便外观无异常改变。进行炎症性肠病研究时，均应取粪便进行隐血检查。

隐血检查时，将少许粪便涂于洁净玻片或滤纸条上，加 1%联苯胺冰乙酸溶液及 3%过氧化氢溶液各一滴。如无颜色改变则为阴性反应；出现蓝色变化为阳性反应。根据颜色出现的快慢和深度，将阳性结果分为四级：立即出现深蓝色为超强阳性（＋＋＋＋，或记为 4 分）；30s 内出现蓝色为强阳性（＋＋＋，或记为 3 分）；1min 内出现蓝色则为中等阳性（＋＋，或记为 2 分）；2min 内出现蓝色为弱阳性（＋，或记为 1 分）。正常为阴性（－，或记为 0 分）。用秩和检验法比较组间动物的隐血严重程度差异，评价造模严重程度，作为随机分组的依据，并用于半定量评价药物的治疗效果。

（二）尿液检查

在炎症性肠病的治疗研究试验中，对尿液的观察不是重点，在此仅作简述。

（1）排尿观察　小鼠、大鼠排尿量少且易与垫料混合，用代谢笼收集尿液，观察颜色、透明度、气味并测量体积，异常可能提示泌尿系统疾病，需进一步检查。在兔子、豚鼠饲养笼下方放置接尿装置，观察尿液特征，收集尿液并测量排尿量，出现异常则提示泌尿系统感染或结石等问题。在犬、猪日常饲养中观察排尿姿势、颜色和量，怀疑是泌尿系统疾病时，需进行尿液分析和进一步诊断检查。在饲养环境中观察猴子的排尿外观特征和行为，异常时应进一步检查。

（2）尿量检查　不同动物尿量各有正常范围，尿量增多或减少可能是由生理性或病理性原因引起的，如糖尿病、尿崩症可导致尿量增多，急性肾炎、急性肾衰竭可导致尿量减少。监测尿量可初步判断泌尿系统及整体健康状况。

（3）尿色检查　正常新鲜尿液多为黄色或淡黄色，受食物或药物影响。病理情况下可有血尿、血红蛋白尿、胆红素尿、乳糜尿等变化，这些变化与泌尿系统出血、溶血性疾病、肝脏疾病、胆道梗阻、淋巴管阻塞等有关。

（4）尿液酸碱度　可用 pH 试纸直接测定患者一昼夜自然排出的混合尿液。正常情况下呈弱酸性，酸中毒、发热时可呈较强酸性。

（5）尿沉渣检查　离心尿液后获得沉渣，镜检可计数红细胞、白细胞、管型等有形成分的数量。各成分增多有不同的临床意义，如白细胞增多提示泌尿系统化脓性炎症，红细胞增多常见于肾小球肾炎等多种疾病，不同管型也提示不同的肾脏病变。

三、血液学检查

（一）血常规

使用血液分析仪能够准确计数并分类血液中的各类细胞。市面上的血液分析仪通常采用层流电阻抗法、光散射法和光学荧光法等技术，根据分析的精度可分为三分类和五分类两种血液分析仪。三分类法将白细胞分为中性粒细胞、淋巴细胞和单核细胞，适用于初步筛查感染和免疫反应。五分类法将白细胞细分为中性粒细胞、淋巴细胞、单核细胞、嗜酸性粒细胞和嗜碱性粒细胞，有助于更准确地诊断不同类型的感染、过敏反应或免疫性疾病。对于肠炎相关的检测，特别是白细胞中的嗜酸性粒细胞增多，可能提示过敏性或免疫介导的肠炎。血常规检测指标包括红细胞计数、血红蛋白浓度、白细胞计数、血小板计数等。红细胞和血红蛋白浓度的变化常与贫血等血液疾病相关。在炎症性肠病时，当动物有明显便血时，可能出现血红蛋白减少或代偿性升高。白细胞计数升高提示感染或炎症，血小板计数异常提示凝血问题。此外，使用斑马鱼进行IBD研究时需注意，因其红细胞有核，无法使用血液分析仪直接检测血常规指标，需制作血涂片完成细胞分类计数工作。如果要观察肠炎时红细胞形态的改变，对哺乳动物也需使用血涂片观察法。

（二）血液生化检查

血液生化检查常通过生化分析仪进行，检测动物的肝脏、肾脏、胰腺等功能指标，帮助评估动物的代谢状态和内脏功能。肝脏功能的检查主要包括丙氨酸氨基转移酶（ALT）和天冬氨酸氨基转移酶（AST）的检测，若这两项指标异常升高，提示肝脏有损伤或炎症。肾脏功能的评估通常通过肌酐（CR）和尿素氮（BUN）的检测来进行，这些指标的升高通常提示肾功能不全或急性肾损伤。胰腺功能通过胰淀粉酶（AMYL）和胰脂肪酶（LIPA）的检测来反映，若两者升高，可能提示胰腺炎等疾病。葡萄糖（GLU）的检测则用于评估动物的糖代谢状况，异常升高可能提示糖尿病等代谢性疾病。在肠炎等消化系统疾病出现时，相关内脏功能可能受到影响。肠道的炎症可能增加肝脏负担，导致ALT和AST升高；而肠炎引起的全身性炎症反应也可能对肾脏产生影响，导致CR和BUN升高。胰腺功能也可能受到影响，AMYL和LIPA升高常见于胰腺炎；肠炎患者可能因肠道屏障功能受损而导致胰腺炎症反应。GLU水平升高则可能反映肠炎引发的代谢紊乱或应激反应。

（三）凝血功能检查

凝血功能的检测常通过凝血分析仪进行，主要测定凝血酶原时间（PT）、活化部分凝血活酶时间（APTT）等指标，评估凝血系统是否正常。PT反映的是外源性凝血途径的功能，APTT则评估内源性凝血途径的状态。正常情况下，PT和APTT应处于特定的参考范围内，若其延长，则可能提示凝血因子缺乏或功能异常，可能与出血性疾病、凝血因子缺乏或凝血功能亢进等疾病相关。肠炎的炎症反应可能导致血管通透性增加，内毒素释放，从而影响凝血系统的功能。通过 PT 和 APTT 检测，实验人员可以评估肠炎是否引发凝血功能异常。肠炎引起的炎症反应可能导致凝血因子消耗或肝脏合成凝血因子减少，进而使 PT 或 APTT 延长，提示凝血功能异常。此外，肠炎患者常伴有血小板减少症，从而增加出血风险。定期进行凝血功能检查有助于监测肠炎引发的凝血系统问题，确保能在早期发现潜在的出血或凝血异常，并采取相应的干预措施。

（胡邦元，古从伟）

第二节　病理学检测方法

一、解剖病理及样品采集

在完成动物实验后，需要人道处死动物，采用解剖病理学方法专业剖检实验动物，记录病变并拍照，采集样品及时检测或将样品保存于适当条件下备用。

（一）解剖方法

几乎所有的动物实验均需要采血。出于动物福利的考虑，一方面，越来越多的机构选择不提前禁食，但某些检测指标需要提前数小时禁食，例如肝功能检测；另一方面，应在麻醉动物后，再进行采血和实施安乐死等实验操作。处死动物后，再按规范流程进行解剖操作。

1. 麻醉剂的选择

麻醉剂根据其性质分为挥发性麻醉剂和非挥发性麻醉剂。挥发性麻醉剂常用于吸入麻醉；非挥发性麻醉剂常用于注射麻醉，对实验动物可采用静脉、腹腔、皮下或肌内注射。在炎症性肠病研究中，通常使用非挥发性麻醉剂，如戊巴比妥钠、乌拉坦、氯胺酮等。此外，还有一些市售的复合麻醉剂。

（1）戊巴比妥钠　为白色粉末，麻醉起效快，持续时间 4～6h，通常经腹腔注射。戊巴比妥钠的作用机制主要是通过增强中枢神经系统的抑制性神经递质 γ-氨基丁酸（γ-aminobutyric acid，GABA）的作用，从而产生麻醉效果。用于犬、猫、兔麻醉时多用静脉注射，常用剂量为 30mg/kg，浓度为 3%，如果使用腹腔注射麻醉，可以适当增大剂量；用于大鼠、小鼠麻醉时多用腹腔注射，常用剂量为 40～50mg/kg，浓度为 2%。

（2）乌拉坦 为无色透明结晶。乌拉坦通过抑制乙酰胆碱酯酶的活性，造成乙酰胆碱累积，干扰正常神经传导而发挥麻醉作用。麻醉持续时间为 2h 左右。多用于鼠和兔的麻醉，麻醉时多用腹腔注射，兔的麻醉也可使用耳缘静脉注射。一般使用浓度为 20%，常用剂量为 1000mg/kg。

（3）氯胺酮 主要通过降低中枢神经系统中谷氨酸的神经传递发挥作用。静脉或肌内给药后很快起到麻醉作用，但维持时间较短，一般仅 10～20min。可以用作大动物的前期诱导麻醉或者短时间手术的麻醉，可通过重复给药延长麻醉时间。对犬等大动物的呼吸抑制不明显，对鼠、兔的镇痛效果不佳，且呼吸抑制严重。

（4）其他市售麻醉药 包括舒泰、846 合剂、氯胺酮注射液等。其中舒泰由肌松剂唑拉西泮和镇静剂替来他明以 1∶1 的比例构成，是一种对实验动物较安全的麻醉剂。对部分实验动物推荐的肌内注射剂量为：灵长类动物 4～6mg/kg，犬科动物 5～11mg/kg，小鼠和大鼠 50～75mg/kg。

选择合适的麻醉剂和麻醉方法对于解剖操作至关重要。不同麻醉剂的选择依据包括动物的种类、体重和实验目的等因素。例如，对于小型动物如小鼠、大鼠，常用的麻醉剂是戊巴比妥钠等；对于大型动物如犬、兔，可能需要使用氯胺酮等麻醉剂。同时，要根据动物的体重确定合适的麻醉剂量，以确保动物在解剖过程中处于麻醉状态，避免因动物挣扎而影响解剖操作和结果的准确性。

2. 安乐死的处理方法

实验动物经麻醉后，通常使用颈椎脱臼、放血等物理方法将其处死。

（1）颈椎脱臼法 颈椎脱臼法常用于啮齿类动物、禽类和仔兔。操作人员迅速将动物的颈椎脱臼，使动物死亡。对于小型啮齿类动物，用一只手的拇指和食指保定好头颈部，另一只手抓住身体后半部、后肢或尾巴，迅速用力向后上方拉扯，瞬时使颈椎脱臼。

（2）放血法 对于已经失去意识或被击晕的动物，配合放血方法可确保动物完全死亡。由于大量失血，动物会表现出焦虑和痛苦，因此放血不可作为安乐死的单一方法。如因研究需要采集动物血液，必须先击晕或麻醉动物后再进行，且应避免因放血不完全导致动物苏醒。

3. 组织脏器的眼观观察

眼观观察又称为大体观察。在炎症性肠病的解剖观察方面，多数实验仅涉及肠道组织。此外，在研究局部与系统免疫时，可能采集肠道淋巴结、脾脏和胸腺；研究消化腺相关变化时，可能采集肝脏和胰腺；在研究脑-肠轴时，可能涉及脑组织。

（1）肠道的眼观观察　对肠道而言，需要观察三方面的变化，即外观和浆膜面的情况、肠道内容物的性状和肠道黏膜面的情况。

① 观察肠道外观和浆膜面：打开腹腔后，充分暴露腹腔内的肠道组织[图 5-1(a)]。需要观察肠道是否有局部膨大，浆膜面的颜色是否均一，血管是否充血呈树枝状。针对需要重点观察的肠段（如结肠），应单独截取下来，拍照，并测量长度。长度测量的注意事项：一要准确取到所需肠段，避免人为操作带来的误差；二是在摆放过程中，应避免对肠道的牵拉，人为施加的外力可使测量值偏大；三是如果肠道局部有自然弯折，将肠道和直尺一起拍照，再用软件测量长度。

② 观察肠道内容物：需要剖开肠道，观察肠道内容物的性状。由于肠道内富含消化酶，如果实验操作时间较长且环境温度较高，肠道黏膜组织存在自溶的风险，因此建议剖开肠道的操作在冰盒上进行。笔者的经验可供参考：在长方形冰盒外包裹打印纸，再在外层包裹一层保鲜膜，如图 5-1(b) 所示。在经过改装后的冰盒上操作，其优点有：一是可延缓组织自溶，保证样品质量；二是提供了干净的拍照背景；三是有利于称重，将冰盒置于天平上去皮后，方便称量肠道的重量；四是沾上粪便和血污后，容易清理。

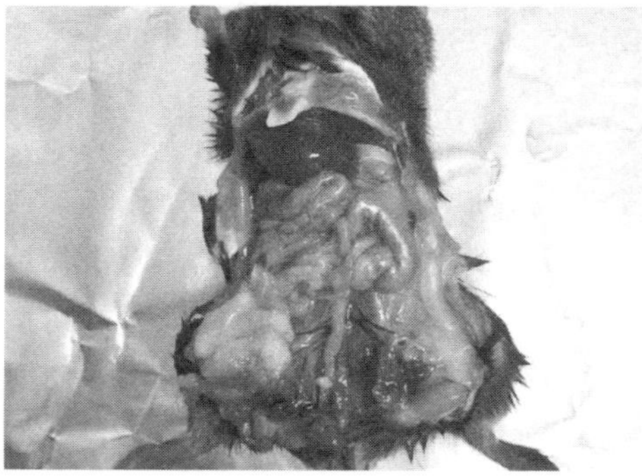

(a)

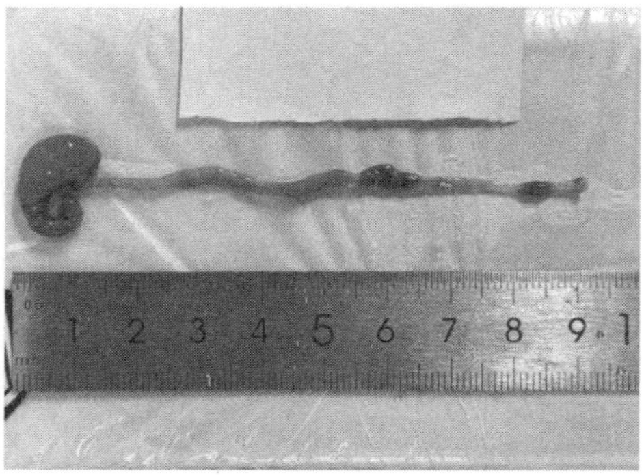

(b)

图 5-1　小鼠肠道外观与肠道长度测量（彩图见插页）

小肠内的食糜通常呈稀糊状、黄色，结肠内则有颗粒状粪便。内容物性状的改变包括：一是含水量改变，变得更稀薄或更干燥；二是颜色改变，例如肠道出血时，肠道内容物可能呈鲜红色、暗红色或煤焦油状；消化不良时，肠内容物的颜色变浅，呈淡黄色甚至白色。三是出现异常性状的成分，如黏液分泌过度旺盛时，局部可能见有胶冻样物质。

③ 观察肠道黏膜层：清理肠内容物后，即可观察到肠道黏膜的形态。大多数研究人员喜欢在剪开肠管后，在生理盐水中轻柔地抖动，洗去肠内容物。这样确实可以较彻底地清除食糜，但由于沾染水分太多，表面湿滑，不利于很好地铺展，且拍照时容易反光。推荐的操作方法是，在冰盒上，一边纵向剪开肠管，一边铺展开肠道，完全剪开后，用半干的棉球轻柔擦拭，去掉肠内容物。如果实验研究的目标是要观察黏液层的组织形态，则无需清理得过于干净；如果不侧重观察黏液层，可以用棉签裹取，去掉黏液层。

通常采用 CMDI 评分法评估结肠损伤的严重程度（详见第四章）。

（2）非肠道组织　消化器官（肝脏和胰腺）、免疫组织器官（淋巴结、脾脏和胸腺）、脑组织等部位的眼观病变观察方法在此不详细叙述，读者可自行查阅相关专业书籍。

4. 拍照的方法

拍照是记录肠道组织病理特征的重要手段，且需采用合适的拍照方法。拍照时，将肠道组织及尺子等测量工具放置在冰块上进行拍摄，在剖开肠管前后均需拍照记录。

使用手机或专业相机拍照时，要注意拍照角度、光线条件等因素对照片质量的影响。例如，拍照角度应尽量垂直于肠道组织表面，以获取清晰的图像；光线应均匀，避免出现阴影，必要时可以使用补光灯辅助。应固定镜头与拍摄对象的位置，避免因镜头离拍摄对象远近不同而带来放大或缩小的效果。

（二）样品采集

炎症性肠病动物实验主要应用于药物治疗效果评价，涉及的检测指标很多，从宏观到微观通常包括解剖病理、组织病理、血液学指标、分子检测、基因检测等。所采样品包括：一是肠内容物，二是肠道组织，三是其他与研究相关的组织器官，如消化腺、免疫组织或脑组织。根据不同检测指标的要求，对应样本的需求量和保存条件各不相同。为保证所采集样本的质量合格，要制定采样方案，做好充分的实验准备，严格控制流程。

1. 采样方案制定的四步法

建议用四步法，包括列出样品清单、设计采样轮次、规划采样细节、明确实操方案四个环节，最终制定出清晰、明确、指导性强的采样方案。

（1）列出样品清单　通过详细梳理样品基本信息，列出待采样品清单，以表 5-1 为例。

表 5-1 肠道组织的样品清单示例表

样品大类	样品小类	待测指标
血液	抗凝血	血常规、流式细胞术检测
	非抗凝血	ELISA、流式 CBA 法等检测细胞因子
肠道组织	甲醛液固定样	组织学观察:组织病理、组织化学、IHC/IF
	戊二醛固定样	超微观察:扫描电镜、透射电镜
	预包埋样品	冰冻切片
	低温保存样品	分子检测,如 qPCR、WB 等(不同类型样品需分装)
肠道内容物	超低温保存样	肠道微生物组
	低温保存样	成分检测
肝、脾等	超低温保存样	分子检测等

(2) 设计采样轮次　当使用小动物做实验时,如果检测指标多,一只动物某段肠道的样品总量常常难以满足检测需要,这会影响到动物饲养数量,因此在进行动物饲养实验之前,就要预估采样轮次和动物饲养总数。

采样轮次的设计原则(示例见表 5-2):对采集要求有共性的样品放同一轮次,例如,流式样品和基因样品均需要迅速采样,拍照、称重等则较耗时。检测指标需要密切佐证的放同一轮次,例如电镜观察的目的通常是为了定性,建议在 HE 染色切片的组织病理学观察之后再选择指标做电镜观察,那么用于常规组织病理观察和电镜观察的样品应采集相邻的部位。

表 5-2 采样轮次设计示例表

采样轮次	采样安排	设计的原则
第一轮	①抗凝血 2 套:血常规+流式;②血清(需分装);③脾脏:流式;④肝、脾、肾:基因样;⑤食糜	本轮样品均需要采样迅速;部分需在当天完成检测;血样宜尽量多,分装成多管;食糜量少,需要每轮都采样
第二轮	①不抗凝血分离血清;②肝、脾、肾:组织学固定样;③肝、脾、肾电镜样;④肠道瑞士卷固定样;⑤黏膜拍照;⑥结肠测量;⑦食糜	组织学样和电镜样可相互佐证,需要采集相邻部位;测量、拍照、制作瑞士卷均耗时
第三轮	①血清;②肝、脾、肾、结肠基因样;③肝、脾、肾、结肠做 WB 的样品;④补肠道流式样	采集分子样; 补采集样品

(3) 规划采样细节

第三步是对样品类型和采样轮次的梳理,全面设计与"人、机、物、法、环"有关的细节。在人员安排方面,要定员定岗。在机和物的安排上,要提前准备好所需的场地、试剂和耗材。在方法方面,要求各组成员提前熟悉操作方法，包括做预实验。在环节控制上，项目负责人作为最高管理者，要安排所有与采样相关的细节。在采样当天，项目负责人通常不要将自己放在工作紧张的环节中，因为采样过程中要负责协调人员安排、补充物料、应对应激事件等管理工作。表 5-3 是对采样细节做规划的示例：应预设具体时间段、实验工作内容要明确化、所需实验耗材和试剂的规格和数量要列出、注意事项中建议列举操作细节。

表 5-3　采样细节规划示例表

时间	实验内容	所需耗材试剂	人员安排	注意事项
6 月 6 日（采样前一天）	准备工作	直尺、牙签、棉签、4％多聚甲醛、PBS 分装、EDTA 抗凝管	李大、张三	开制冰机；将小鼠按轮次分笼；盒子编号标记；准备废弃刀片；大泡沫箱做干冰盒和冰盒；分装试剂
6 月 7 日 6:00～6:45	运小鼠	车、运鼠箱	张二、李四	
6 月 7 日 6:45～7:30	准备工作	制冰盒、干冰盒、冰袋、刀片	陈三、张大	提前用胶布缠刀片
	剪胡须	眼科剪、线手套	张三、李四	
6 月 7 日 7:30～8:30 第一轮：流式样＋血样＋备存基因样	眼球采血 抗凝血＋不抗凝	小镊子、$EDTA-K_2$ 抗凝管、尖抗凝管、线手套	王五（采血）、邓某（配合）	抗凝血第一时间摇匀；采血滴在管底，避免溶血
	解剖 肝、肾、脾脏样品分装	剪刀、镊子、解剖盘若干、锡箔纸、0 号自封袋、酒精棉、手套、冰盒、5mL EP 管提前装入预冷的 PBS 液	王某（操作）、李某（配合）	肝、肾：冻存；脾：2/3 流式、1/3 冻存；冻存样品置于干冰中后转入－80℃冰箱；流式样品：脾置 5mLEP 管
	流式肠黏膜采样	冰袋、冰盒、剪刀、废弃刀片、预冷的 1×PBS、提前装冷的 PBS 液的 5mL EP 管、保鲜膜 3 卷	陈某、王某、罗某协助	流式肠黏膜样品：置 5mL 装有预冷 PBS 液的 EP 管；食糜样品

(4) 明确实操方案　经过上述由繁至简的三步，准备得已经比较充分。在此基础上，采样分组和采样流程已经明晰，为便于下一步的工作安排，应明确分为几个组，并整理出每个小组的工作清单，即可将上述复杂的工作内容拆分到具体的小组中，如下示例中列举了解剖组和食糜采集组的工作任务清单。

解剖组　负责人：* *
① 工作内容：解剖，取结肠，分装肝脏、脾脏（空白组）、胸腺（空白组）、胸骨（空白组）
② 耗材和试剂准备：剪刀、镊子、棉球、生理盐水、包埋框
③ 操作方法
第一轮和第二轮步骤相同。模型组，高、中、低剂量组，甘草组取肝脏，分装样品并标记在管上；取结肠交给拍照组。空白组取结肠交给拍照组，取小肠交给食糜组；脾脏、胸腺、胸骨一起装在 50mL EP 管中并标记。

食糜组　负责人：* *
① 工作内容：清理结肠、分装食糜
② 耗材和试剂准备：剪刀、镊子、防冻管、食糜干冰盒、棉球、生理盐水
③ 操作方法：
a. 分装结肠食糜（酒精棉擦拭镊子），根据粪便量（同组的两只鼠粪便装在一起，标管写两个编号）。
b. 剪去盲肠，清理结肠后交给拍照组。
c. 清理小肠交给瑞士卷组。
d. 第一轮和第二轮步骤相同，第一轮注意尽量不要损伤肠道。
注意事项：棉球蘸取少量生理盐水，轻轻蘸取肠道粪便，注意不要擦拭肠道。每取一个食糜样品，用酒精棉擦拭镊子。

至此，我们发现，经过上述四个步骤之后，每个工作组的任务都变得很简单。在采样过程中，遵照设计流水线作业的流程，各司其职，就能保证采样过程有条不紊地进行。

2. 采样过程控制

（1）充分的实验准备　在采样前需要进行充分的实验准备工作，包括仪器设备的准备、试剂的配制和实验场地的清洁等。例如，准备好合适的采血针、采血管、固定液、组织切割工具等；配制好所需的抗凝剂、缓冲液等试剂；确保实验场地干净、整洁，避免样品受到污染。

（2）流水线作业原则　按照合理的流程安排采样工作，使各个环节紧密衔接，如在采集血样时，可以安排专人负责采血，专人负责处理血液，专人负责标记样品等，形成高效的流水线作业，避免样品混淆、交叉污染等问题，确保采样工作的准确性和可靠性。

3. 采样操作

采样过程中，有一些操作对实验后期的推进影响很大，甚至会影响到实验结果。在此对一些关键操作环节进行详细介绍。

（1）固定样品的前处理

① 肠道瑞士卷的制作

大鼠和小鼠的肠管较细，眼观病变通常不明显，不能做到环绕病灶部位定点采样。造模成功的动物肠道黏膜面存在大小不等、随机分布的溃疡灶，如果随机横切一段肠道做组织病理学观察，容易错过病灶部位。因此，应对大鼠和小鼠的肠段制作瑞士卷，使可被观察到的肠道断面范围达到单一横断肠道的10倍以上。

材料准备：将单头尖的牙签折断并去掉尖头；取少量脱脂棉在牙签一端裹一薄层；擦镜纸剪成适当宽度（0.5cm左右宽的适用于小鼠，1cm左右宽的适用于大鼠）。

操作方法：将结肠置于冰盒表面，纵向剖开肠道［图5-2(a)］。用镊子夹取结肠内成粒状的粪便，备用于肠道菌群或肠内容物成分检测。如果肠腔内是稀糊状内容物，则用蘸少量生理盐水的棉签轻柔擦拭，尽量减少肠道内食糜的量。迅速取备好的牙签，将肠道以同心圆状卷曲在带有脱脂棉的一端［图5-2(b)、图5-2(c)］。可在制作好的肠卷外侧缠上一薄层脱脂棉，以防其散开。最后，将肠卷置于样品固定瓶中［图5-2(d)］。

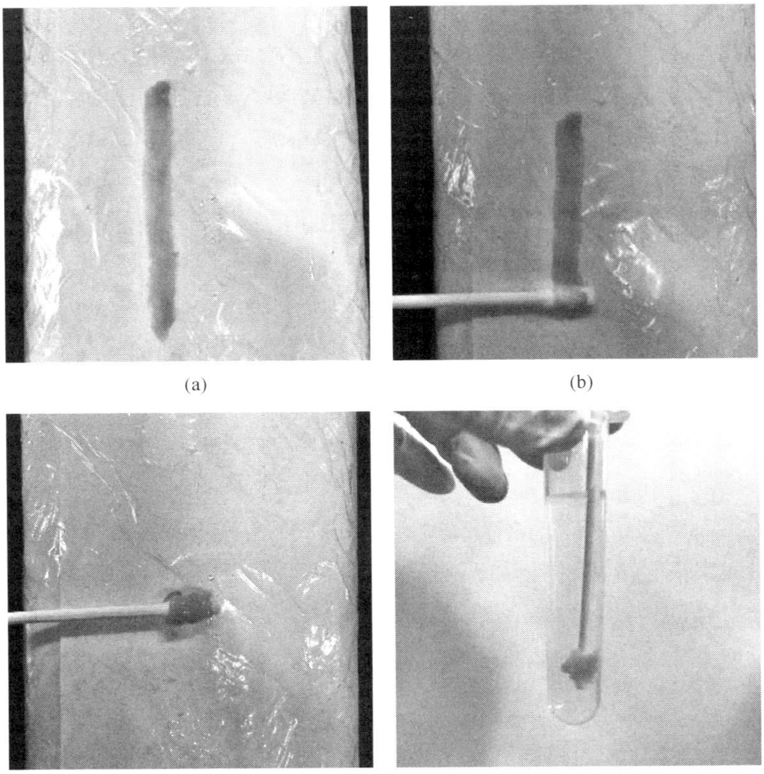

(a)　(b)　(c)　(d)

图5-2　肠道瑞士卷的制作方法（彩图见插页）

② 横切肠道样品的前处理

小肠段食糜呈稀糊状，置于生理盐水或PBS液中漂洗后，放入固定液中。由于水洗会稀释固定液，影响固定的效果，预配制的固定液浓度应适当提高：福尔马林溶液的浓度建议为12%，多聚甲醛液的浓度建议为4.2%。结肠样品的前处理需要特别注意：一是健康动物的肠道内粪便呈颗粒状，导致肠道局部膨大。此时，应定位剪开膨大部位，取出粪便粒。切忌整体剖开肠道而不制作瑞士卷，那样会导致肠道随机卷曲，修块时方向杂乱，无法很好地进行横切或纵切。二是多数患病动物的结肠肠腔内为稀糊状粪便，若肠腔无明显膨大，可将全肠段整体置于固定液中，无需提前清理肠内容物。在组织修块后，流水清洗过程中，内容物可以轻易地被洗掉。如果肠内容物较多，可用移液器吸取生理盐水冲洗，再将全肠段置于浓度较高的固定液中。

(2) 固定液的选择　如果只计划做常规组织病理诊断，10%（体积分数）的福尔马林溶液是最佳选择，其配制方法简单，市售的甲醛用蒸馏水稀释10倍即可。如果计划做组织化学和免疫组织化学染色，推荐用4%多聚甲醛溶液固定组织，称量4g多聚甲醛溶解到100mL的磷酸盐缓冲液中，最后调节pH至7.2～7.4。计划做黏液层染色的样品应使用卡诺氏液固定。卡诺氏液是一种非水相固定液，由无水乙醇和冰乙酸按3：1的体积比混合而成。

为了保证固定效果，固定液的体积应达到组织块总体积的10～15倍，固定24～48h后可进入脱水包埋流程。

二、常规组织病理

（一）组织修块

瑞士卷的修块，简要流程如下。

将固定液中的瑞士卷取出，置于自来水中——流水冲洗数分钟——轻柔打开肠卷，取出夹在其间的擦镜纸（若有）——将瑞士卷置于蜡台上，用锋利的剃须刀或废弃的切片刀修块。小鼠的肠道较窄，将一侧修平整，或不修块，直接置于包埋框中；大鼠的肠道较宽，可从正中位置修一半，另一半放回固定液中备用。

横切肠道的修块：大体流程同上，修块时，要物尽其用，切取尽量多的肠段，以增加观察到溃疡面的概率。推荐至少放入3段肠管，每段肠管厚度在2mm左右。

（二）脱水、透明、浸蜡、包埋

1. 原理

（1）脱水 组织经固定后会有大量水分，组织脱水是用梯度浓度的乙醇逐渐将组织内的水分置换出来，以利于二甲苯使组织透明和石蜡的渗入。

（2）透明 利用有机溶剂可溶解组织中部分有机物质的原理，将脂肪和小分子蛋白质提取出来，让组织变得疏松，既有利于石蜡的渗入，也有利于组织与染料的结合。这些有机溶剂包括甲苯、二甲苯等，其中最适用的透明剂是二甲苯。

（3）浸蜡和包埋 将组织置于包埋盒中，加入熔化的石蜡，小心将其置于冷台上，待其冷却凝固即可。

2. 操作步骤

（1）脱水 依次于75%乙醇中2～3h、85%乙醇中1～2h、95%乙醇中1～2h、无水乙醇Ⅰ中1h、无水乙醇Ⅱ中0.5h。

（2）透明 换至二甲苯Ⅰ中1～5min、二甲苯Ⅱ中1～5min。

（3）浸蜡 于59～64℃石蜡液中2.5～3h。

（4）包埋 将修块时确定的包埋面置于包埋框底部。如果包埋横切的小鼠肠道组织，因组织块轻小，易漂浮，此时宜将包埋框置于温度较低处，用镊子将肠管垂直固定于包埋框底部，待底部凝固有浅层石蜡时松开镊子。

（三）切片

蜡块先进行粗修：粗修时将切片机的切片厚度调节至10～25μm，粗修至组织的95%以上暴露。将组织块刀切面置于冰上低温处理10～30min后可进行正式切片。

切片：肠道切片的厚度以4μm或5μm为宜。

展片：将石蜡包埋的组织切片放入水浴锅中进行展片（39～42℃），至切片中组织无皱褶时，将组织片固定于载玻片上，并于37℃摊片机或烘箱中烤片，至水被充分烘干、切片牢固黏附于载玻片时可进行染色。

（四） HE染色

1. 染色原理

苏木精-伊红（HE）染色在组织学和病理学中是一种常规染色方法。苏木精-伊红染色液与组织细胞的不同组分分别结合：苏木精为碱性染料，主要使细胞核内的染色质与胞质内的核酸着紫蓝色；伊红为酸性染料，主要使细胞质和细胞外基质中的成分着红色。

2. 染液配制

(1) Gill Ⅲ苏木精染液　①将 5g 苏木精溶于 400mL 无水乙醇；②44g 硫酸铝钾溶于 1000mL 蒸馏水，然后将两液混合（如果室温低于 23～24℃，混合后加热至 50～60℃使其溶解），加入 0.4～0.5g 碘酸钠，当苏木精被氧化成紫红色时，再加入 20～50mL 冰乙酸。此液染色后需要用 1%盐酸乙醇分化。

每 500mL 苏木精染液可染切片 1500～3000 张，氧化越充分的染液，可染切片的张数也越多。

(2) 水溶性伊红染色液　将 2.5～5g 水溶性伊红溶于 500mL 蒸馏水中，然后加浓盐酸 10mL，充分搅拌，静置过夜后过滤。过滤后的沉淀用蒸馏水冲洗两次，再过滤；将沉淀物连同滤纸一起放入温箱内干燥，加 95%乙醇 1000mL，配成饱和液。使用前再用 95%的乙醇 1∶1 倍稀释，加入 1%～2%的冰乙酸（作为促染剂，只能增加染料的着色能力，但不参与染色反应的物质）。

3. 染色步骤

(1) 脱蜡至水　将烘好的切片放入二甲苯 1 和 2 各脱蜡 15min，从二甲苯取出放入无水乙醇 1 和 2 各 5min，95%乙醇 5min，85%乙醇 4min，75%乙醇 3min。取出放入水中洗 5min。

(2) 苏木精、伊红染色：放入苏木精染液中染色 4min，水洗后，放入 1%盐酸乙醇中分化数秒，水洗后放入 1%氨水中返蓝 1s，水洗后放入伊红染液中染色 3min。

(3) 脱水及封片　取出水洗至玻片干净后，分别放入 75%、85%、95%乙醇中各 2s。然后放入无水乙醇 1、2、3 中各 5min。待乙醇挥发殆尽的时候放入二甲苯 1、2、3 中各脱水 5min，用中性树胶封片后放入烘箱中（50～55℃，12～14h）。

4. 结果判定

良好的肠组织染色切片红蓝分明，细胞核着染蓝色，细胞浆呈红色，杯状细胞中的黏液在制片过程中溶解，呈圆形空泡状。如图 5-3 所示。

效果不佳的 HE 染色切片可能存在以下问题。

① 肠管内黏膜层明显死后自溶 [图 5-4(a)]，通常因样品离体后经历较长时间才被放入固定液中。

② 横切的肠管显著扩张，管壁较薄，小肠绒毛倒伏，结肠皱襞不明显，可能与肠腔内含有较丰富的食糜有关。通常与动物未禁食、采样时见肠道内容

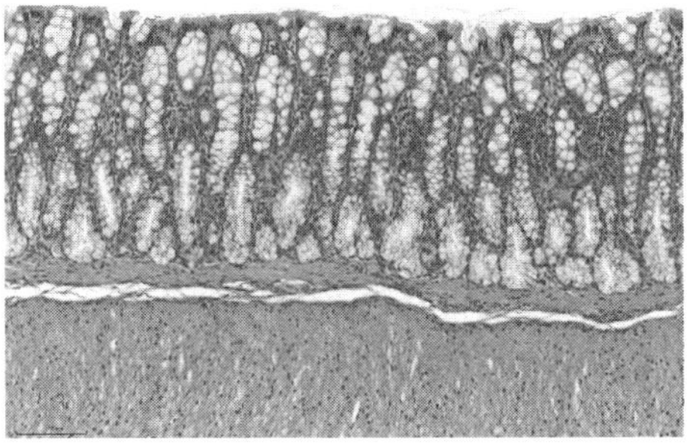

图 5-3　小鼠结肠组织 HE 染色（彩图见插页）

Bar＝100μm

物丰富但未清理等有关。

③ 此外，还存在与修块、包埋、切片、染色相关的一系列问题。例如，因为修块或包埋不当，本应横切的肠管被斜切，很多肠绒毛被切断呈腺腔状，导致不能正常进行肠道参数测量。如果脱水和透明不当，导致组织脆性增加，则组织呈梯田样。脱水不足时可致着色障碍，局部不着色或染出的红色和蓝色均暗淡。部分不合格的 HE 染色结果示例见图 5-4(b)。

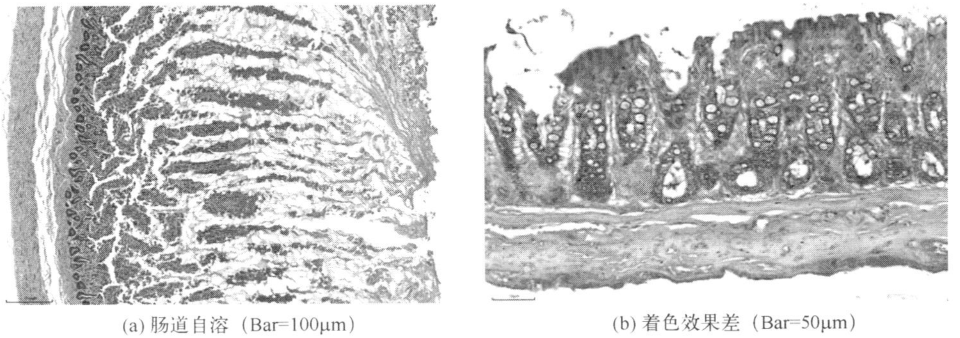

(a) 肠道自溶（Bar=100μm）　　(b) 着色效果差（Bar=50μm）

图 5-4　肠组织 HE 染色失败案例（彩图见插页）

三、特殊染色法

特殊染色法又称组织化学染色法，基于化学物质间特异性结合的原理，使用特定染料可定位显示组织中的特定成分。在炎症性肠病研究中，常使用阿尔辛蓝-过碘酸希夫染色法显示黏蛋白，用 MASSON 和天狼星红染色法判断肠道纤维化的严重程度。

（一）阿尔辛蓝-过碘酸希夫（AB-PAS）染色

在炎症性肠病中，使用AB-PAS染色法显示肠道杯状细胞内的黏蛋白，可清晰凸显杯状细胞的形态和位置，并使酸性、中性和混合黏蛋白得以区分，有利于计数杯状细胞数量，定量检测不同类型黏蛋白的比例。

1. 染色原理

阿尔辛蓝是一种类铜钛花青共轭染料，这种阳离子染料与酸性基团结合形成不溶性的复合物，将酸性黏液物质染为蓝色，并阻断酸性黏液物质的邻位羟基被过碘酸氧化生成二醛而着红色；再与PAS进行复合染色，只要中性黏液物质的邻位羟基被过碘酸氧化生成二醛后与希夫试剂中的无色品红作用生成红紫色复合物，就能显示3种不同的黏液物质成分。

2. 染液配制

（1）阿尔辛蓝染色液　阿尔辛蓝1g，无水乙醇80mL，冰乙酸20mL，4℃保存。

（2）1%过碘酸氧化剂　过碘酸1g，蒸馏水100mL，4℃保存。

（3）Schiff试剂　将1g碱性品红加入200mL蒸馏水中，不时摇动三角瓶5min，使之充分溶解。冷却至50℃后过滤，加入10mL 1mol/L盐酸，冷却至25℃，加入0.5～1g偏重亚硫酸钠，在室温中至少静置24h，然后密封后置于冰箱保存。

3. 染色步骤及注意事项

（1）脱蜡至水　脱蜡前应将组织在室温中放置60min，或60℃恒温箱中烘烤20min，后用二甲苯Ⅰ、Ⅱ各15min；无水乙醇Ⅰ、Ⅱ各5min，下行至95%乙醇5min、85%乙醇4min、75%乙醇3min；蒸馏水洗5min。

（2）染色　阿尔辛蓝染色液染色5～15min；蒸馏水洗5min；1%过碘酸氧化剂氧化5min；自来水冲洗5min，蒸馏水浸洗2次；Schiff染液染色5～15min（37℃）（可根据在显微镜下观察到的染色情况，增加或减少染色时间）；流水冲洗5min；用苏木素染液染核30s，1%盐酸乙醇分化2～5s，水洗；1%氨水返蓝2～5s，水洗。

（3）脱水及封片　取出玻片，水洗至玻片干净后，分别放入75%、85%、95%各2s；然后放入无水乙醇1、2、3中各5min；待乙醇挥发殆尽的时候放入二甲苯1、2、3中各脱水5min，然后用中性树胶封片，放入烘箱中（50～55℃，12～14h）。

（4）注意事项　AB和PAS联合染色时，应严格遵循不同染液的染色顺序，切片依次经过阿尔辛蓝染色液、过碘酸、Schiff 试剂和苏木精染液。否则会出现中性、酸性和混合性黏液物质区分不明显的情况，或者细胞核不着色等异常染色结果。

4. 结果判定及分析方法

杯状细胞中的中性黏蛋白被染成紫红色，酸性黏蛋白（硫黏蛋白和唾液黏蛋白）被染成蓝色。混合黏蛋白由不同比例的中性黏蛋白和酸性黏蛋白组成，被染成不同程度的蓝紫色。如图 5-5 所示。

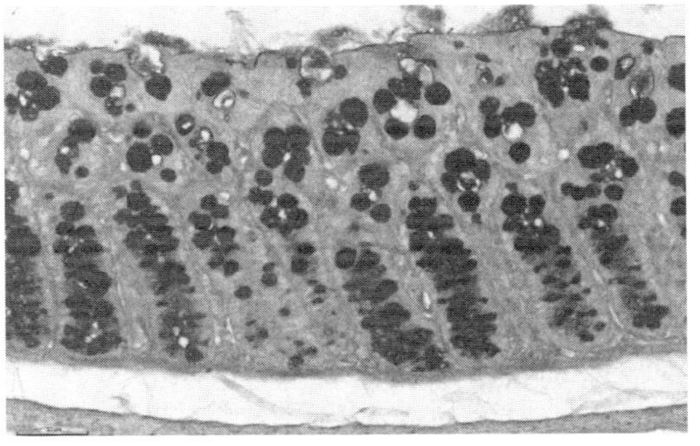

图 5-5　小鼠结肠杯状细胞内的黏蛋白 AB-PAS 染色切片（彩图见插页）

Bar＝50μm

肠道组织的 AB-PAS 或 PAS 染色切片常用于观察杯状细胞数量的改变，以及测量不同类型黏蛋白相对比例的变化。进行结果分析时，应充分考虑肠道组织立体结构与切片平面的相互关系，设计合理的分析策略，否则实验结果容易出现较大偏差。以下图为例，在蓝色框中，杯状细胞呈串珠状排列于肠绒毛边缘，但在红色框中，杯状细胞则密集排列。为什么同一根肠绒毛的不同区域显示出杯状细胞的密度差异那么大呢？如果将这根肠绒毛想象成圆柱状顶端尖的形状，蓝色框所在的切面恰好在这根圆柱的中央部位，因此杯状细胞和上皮细胞均被完好地纵切；红色框所在的切面则是这根圆柱的边缘部位，因此大量杯状细胞和上皮细胞被切到，但未切到中央的固有层（图 5-6）。因此，在进行杯状细胞计数时，红色框中的部分应该被剔除。另一方面，如果是计算单位面积内的杯状细胞数量，还应该剔除肠绒毛之间的空白不着色区域。

（二） MASSON 染色

MASSON 三色染色法是一种用于观察胶原纤维和肌纤维的染色方法。

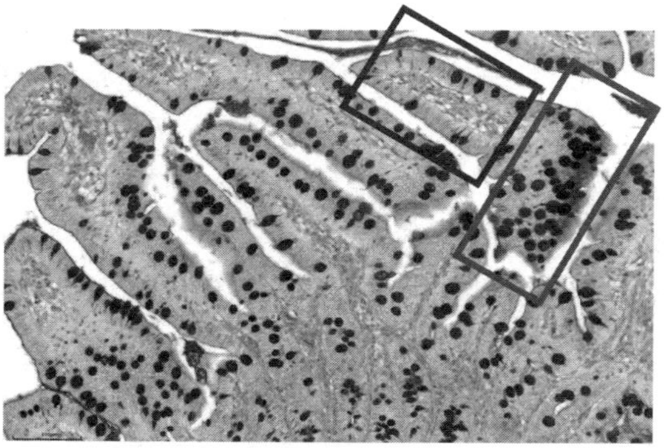

图 5-6 小鼠空肠杯状细胞的 PAS 染色切片（彩图见插页）

Bar＝100μm

1. 染色原理

MASSON 染色法的染色原理与阴离子染料分子的大小和组织的渗透性有关，分子的大小由分子量体现，小分子量的染料易穿透结构致密、渗透性低的组织；而大分子量的物质只能进入结构疏松、渗透性高的组织。光绿或苯胺蓝的分子量很大，因此 MASSON 染色后肌纤维呈红色，胶原纤维呈绿色或蓝色，主要用于区分胶原纤维和肌纤维。

2. 染液配制

（1）丽春红酸性品红液　丽春红 0.7g，酸性复红 0.3g，蒸馏水 99mL，冰乙酸 1mL。

（2）1%磷钼酸　磷钼酸 1g，蒸馏水 100mL。

（3）1%冰乙酸　冰乙酸 1mL，蒸馏水 100mL。

（4）苯胺蓝染色液　苯胺蓝 2g，蒸馏水 98mL，冰乙酸 2mL。

（5）1%光绿水溶液　光绿 1g，蒸馏水 100mL。

3. 染色步骤及注意事项

（1）脱蜡至水　将烘好的切片放入二甲苯 1 和 2 中各脱蜡 15min，从二甲苯中取出放入无水乙醇 1 和 2 中各 5min，95%乙醇 5min，85%乙醇 4min，75%乙醇 3min。取出放入水中洗 5min。

（2）染色　Weigert 苏木精染色 5～10min，自来水洗 3min，1%盐酸乙醇中分化 1～5s，1%氨水返蓝 5～10s，随后用自来水冲洗 1min，接着蒸馏水洗 2min；丽春红酸性品红液染色 5～10min，自来水冲洗 1～3min，1%磷钼酸中浸 1～2min，1%冰乙酸中浸 1～2min，苯胺蓝染色液染色 2～5min 或光绿染色 2～5min，自来水洗 1～3min。

(3) 脱水及封片 取出玻片，水洗至玻片干净后，分别放入75%乙醇、85%乙醇、95%乙醇各2s。然后放入无水乙醇1、无水乙醇2、无水乙醇3中各5min。待乙醇挥发殆尽后放入二甲苯1、二甲苯2、二甲苯3中各5min，然后用中性树胶封片，放入烘箱中(50～55℃，12～14h)。

(4) 注意事项

① 染色过程中要严格控制温度和时间，避免染色过程中出现偏差，媒染后取出，流水冲洗时间不宜过长，时间过长会导致染色效果整体偏淡。

② 丽春红染完后水洗速度要快，并且在浸入磷钼酸前尽量将水甩干。

③ 1%的磷钼酸水溶液的作用一方面是使染成红色的胶原纤维分化成无色或淡红色，而肌纤维、纤维素等仍呈鲜红色；另一方面是对胶原纤维起媒染作用，使胶原纤维与大分子染料的苯胺蓝溶液较易结合。

④ 1%的磷钼酸水溶液要经常更换，溶液明显变色后需要及时更换。

⑤ 苯胺蓝和丽春红要充分溶解后过滤使用。不过滤的染液中杂质过多，会阻碍染液与组织的结合。

4. 结果判定及分析方法

胶原纤维呈蓝色，胶原纤维越致密，着染蓝色越深。红细胞、肌纤维等呈红色，细胞核呈蓝色(图5-7)。

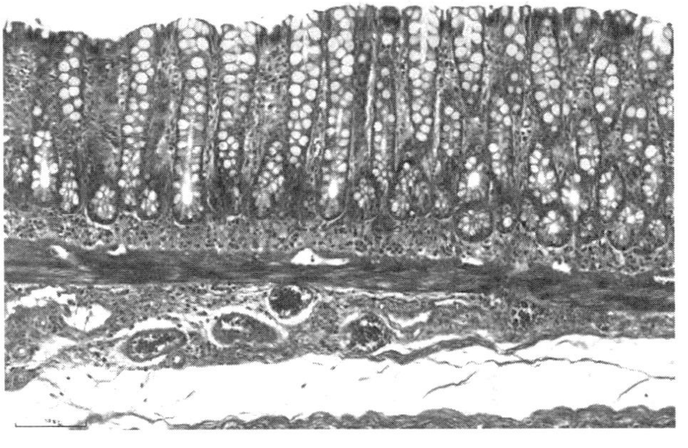

图5-7 小鼠结肠MASSON染色切片(彩图见插页)

Bar=100μm

判断肠道组织纤维化严重程度时，可测量单位面积内蓝染的胶原纤维面积。在低倍视野下，展示尽量大的范围，以瑞士卷为例，最好测量整个结肠切面上蓝染区的面积。或者在高倍视野下测量单位面积内的光密度值。纤维化是组织损伤后的修复过程，修复时间越长，局部沉积的胶原纤维数量越多，着染蓝色越深。肠道上如果形成溃疡灶，病灶中央区的胶原纤维着色深且数量多，随着逐渐远离溃疡灶，胶原纤维的数量逐渐减少，着色深度逐渐变浅，因此可以考虑分别测量溃疡灶和紧邻溃疡灶边缘的肠道组织，分析组间差异，可能获得较科学的实验结果。

（三）天狼星红染色

天狼星红染色在炎症性肠病中主要用于研究肠道组织病变时的胶原纤维异常或纤维增生。胶原纤维分为十几种类型，当需要区别和分析Ⅰ、Ⅱ和Ⅲ型胶原纤维时，使用天狼星红染色法。

1. 染色原理

天狼星红及其衬染液都是强酸性染料，易与胶原分子中的碱性基团结合，吸附牢固。偏振光镜检查显示，胶原纤维具有正的单轴双折射光属性，与天狼星红染色液结合后，可增强双折射，提高分辨率，从而区分两型胶原纤维。苦味酸-天狼星红法在偏振光显微镜下可见Ⅰ型胶原纤维呈双折射，为橘黄色或亮红色的粗纤维，Ⅲ型胶原纤维呈弱双折射，为绿色的细纤维，Ⅱ型胶原纤维在偏振光下不显色。

2. 染液配制

（1）天狼星红-饱和苦味酸液　0.5%天狼星红 10mL，饱和苦味酸水溶液 90mL。

（2）天青石蓝液　天青石蓝 B 1.25g，铁明矾 1.25g，蒸馏水 250mL。溶解，煮沸，冷却后过滤，加入甘油 30mL，再加入浓硫酸 0.5mL。

3. 染色步骤及注意事项

（1）脱蜡至水　将烘好的切片放入二甲苯 1 和 2 中各脱蜡 15min，从二甲苯中取出后放入无水乙醇 1 和 2 中各 5min，95%乙醇中 5min，85%乙醇中 4min，75%乙醇中 3min。取出放入水中洗 5min。

（2）染色　苏木精染色 2～5min，用自来水洗，1%盐酸乙醇分化 2～5s，1%氨水返蓝 2～5s，用流动的自来水冲洗，天狼星红染色液染色 30～60min，再用流水冲洗，去除切片表面多余液体。

（3）脱水及封片　二甲苯 1、2、3 中各脱水 5min，然后用中性树胶封片，放入烘箱中（50～55℃，12～14h）。

（4）注意事项

① 染液配制时，一定要确保饱和苦味酸饱和，配制时要长时间搅拌后还有不溶的情况下才为饱和。

② 饱和天狼星红染液是一种两色混合染液，两种颜色同时都有着色能力，而且存在一定的制约平衡关系。染液在长期使用过程中，随着带入的杂质过多，可能会影响这种平衡关系，因此建议染色结果异常时，应立即更换染液。

③ 天狼星红染色前，需要尽量将水甩干，避免多次染色后带入较多的水分而使染液的染色能力下降。

④ 染色后脱水时使用新的无水乙醇，并快速脱水。长时间脱水会影响染色结果。

⑤ 如果需要染细胞核，可以在染完天狼星红后再用苏木精染色。

4. 结果判定及分析方法

（1）普通光学显微镜　胶原纤维呈红色；细胞核呈蓝色；肌纤维呈黄色。

（2）偏光显微镜　Ⅰ型胶原纤维呈深橙黄色或亮红色；Ⅲ型胶原纤维呈绿色（图 5-8）。

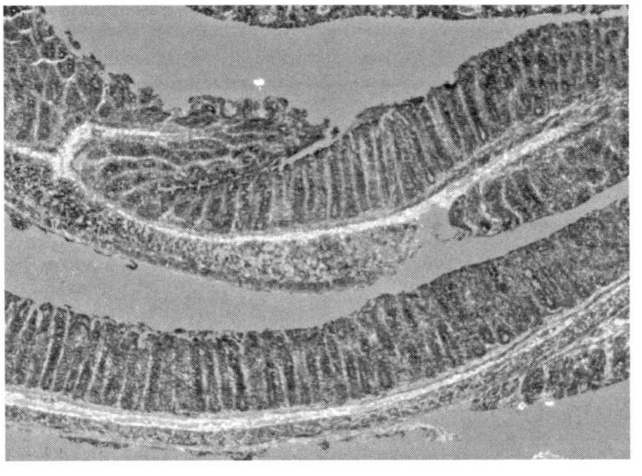

图 5-8　偏光显微镜观察小鼠结肠天狼星红染色切片（彩图见插页）

Bar＝250μm

肠纤维化是炎症性肠病的严重并发症，持续的炎症反应可引起肠道黏膜反复损伤、修复，最终导致瘢痕形成及肠壁纤维化、肠腔狭窄或梗阻以及脓肿等并发症。MASSON 染色法和天狼星红染色法可以确定肠道组织纤维化的严重程度，从而反映炎症性肠病的严重程度。

四、免疫组化及免疫荧光染色

（一）免疫组化染色法

免疫组织化学染色法（IHC）是指将荧光或可呈色的化学物质结合到抗体

上，利用免疫学原理中抗原和抗体间的特异性结合反应，检测细胞或组织中是否有目标抗原的存在。

1. 染色原理

抗体和抗原之间的结合具有高度的特异性。免疫组织化学染色法应用免疫学基本原理——抗原抗体的特异性反应，即抗原与抗体特异性结合的原理进行研究。反应增强液促使酶标山羊抗兔或小鼠 IgG 聚合物与结合在组织片上的一抗反应形成免疫复合物，聚合物上的 HRP 催化底物 H_2O_2 与 DAB（或 AEC）反应，最终形成棕褐色（或红色）不溶性色原，从而在显微镜下显示出组织片中特定抗原的位点。通过化学反应使标记抗体的显色剂显色来确定组织细胞内抗原（多肽和蛋白质），对其进行定位、定性及相对定量。

2. 染液配制

（1）抗原修复液

① 柠檬酸钠缓冲液（10mmol/L 柠檬酸钠，0.05% Tween 20，pH 6.0） 二水合柠檬酸三钠 2.94g，蒸馏水 1L，混合溶解，用 1N HCl 调节 pH 至 6.0。加入 0.5mL Tween 20 并充分混合，可在室温下储存 3 个月或在 4℃下长期储存。

② EDTA 缓冲液（1mmol/L EDTA，pH 8.0） EDTA 0.37g，蒸馏水 1L，用 NaOH 将 pH 调节至 8.0，室温下可储存 3 个月。

③ Tris-EDTA 缓冲液（10mmol/L 三羟甲基氨基甲烷，1mmol/L EDTA 溶液，0.05% Tween 20，pH 9.0） 三羟甲基氨基甲烷（Tris）1.21g，EDTA 0.37g，蒸馏水 1L，混合溶解，调节 pH 至 9.0。加入 0.5mL Tween 20 并充分混合，可在室温下储存 3 个月或在 4℃ 下长期储存。

（2）PBS 缓冲液（0.01mol/L PBS，pH 7.2～7.4） 磷酸二氢钾 0.27g，磷酸氢二钠 1.14g 或七水磷酸氢二钠 2.15g 或二水磷酸氢二钠 2.88g，氯化钾 0.20g，氯化钠 8.00g，加蒸馏水溶解，定容至 1L，调节 pH 7.2～7.4，4℃下长期储存。

（3）TBST 缓冲液（0.01mol/L TBST，pH 7.4） 三羟甲基氨基甲烷（Tris）2.40g，氯化钠 8.80g，Triton X-100 0.25mL，加蒸馏水定容至 1L，混合溶解，调节 pH 至 7.4。在室温下储存 3 个月或在 4℃下长期储存。

3. 染色步骤及注意事项

（1）脱蜡至水 切片于 60℃恒温箱中烘烤 20～30min 至蜡融化，于二甲苯Ⅰ、Ⅱ中各放置 15min；接着依次浸入无水乙醇 5min、无水乙醇Ⅱ 5min、95%乙醇 5min、85%乙醇 4min、75%乙醇 3min，蒸馏水洗 3 次，每次 2min，

TBS 缓冲液洗 9min。

（2）抗原修复、灭活及封闭　置于 0.01mol/L 柠檬酸缓冲液（pH6.0）中煮沸 6～7min，或水浴加热至 92～96℃，10～30min，自然冷却至室温，用 TBS 缓冲液洗 9min；用免疫组化笔在组织周围画圈，圈内加入内源性过氧化物酶室温孵育 10min，TBS 缓冲液洗 9min；滴加封闭液孵育 20～30min，不洗。

（3）孵育一抗、二抗　甩去封闭液，滴加一抗，4℃，过夜孵育。第二天置于 37℃孵育 1～2h，PBS 缓冲液洗 9min；滴加适量的反应增强液，37℃孵育 20min，TBS 缓冲液冲洗 3min，3 次；滴加适量相应的二抗（如增强酶标 IgG 聚合物），37℃孵育 30min，TBS 缓冲液冲洗 3min，3 次。

（4）显色、复染及封片　DAB 显色，在显微镜下观察染色程度，自来水洗 5min 后依次浸入 Weiger 苏木精复染 10～50s，1%盐酸乙醇 1～5s，1%氨水 5～10s，95%乙醇 1～3s，放置于无水乙醇Ⅰ中 2min，无水乙醇Ⅱ中 5min，二甲苯Ⅰ中 5min，二甲苯Ⅱ中 5min，中性树胶封片，最后放入烘箱中（50～55℃，12～14h）。

（5）注意事项

① 蜡块及切片制作完成后在 4℃冰箱保存。

② 灭活内源性酶：HRP 系统用 3%双氧水灭活；AP 系统用 3%乙酸灭活。

③ 在进行石蜡切片的免疫组化实验时，必须采用高温加热的抗原修复，这将有助于暴露抗原，从而增加免疫组化染色的强度（不同抗体的最佳修复液请参阅相应的抗体说明书）。对于不同的组织、不同的抗原、不同的抗体，所采用的方法应不同。

④ 可进行热修复、胰蛋白酶消化，或者既不修复也不消化。胶原蛋白还可以用胃蛋白酶消化。

⑤ 在用山羊血清封闭，而非特异性染色仍然较强时，可延长封闭时间或用浓缩血清封闭。

⑥ 应遵循“现用现配”的原则，用 PBS 稀释的抗体一定要当天使用。

⑦ 在抗体浓度、反应时间、反应温度等合适的条件下，如果背景依旧高，可采用含 1‰ Tween 20 的 PBS 洗涤，特别是在显色之前要多洗。显色时一定要在显微镜下观察，注意控制背景。

⑧ 在整个操作过程中，切片千万不能干燥，否则会引起非特异性染色。

4. 结果判定

DAB 显色后，目标抗原呈棕黄色，细胞核呈蓝色（图 5-9）。

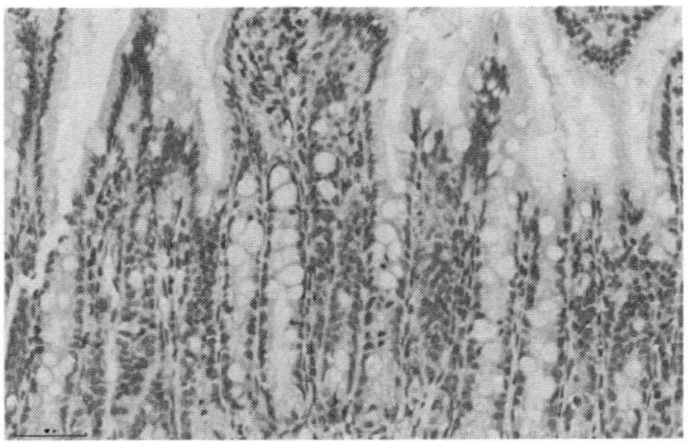

图 5-9 肠道组织某炎症细胞 IHC 染色（彩图见插页）

Bar＝50μm

评价：IHC 的优势在于特异性强、灵敏度高、简便快速。在炎症性肠病中，IHC 可用于检测具有抗原性的物质，包括蛋白质、核酸、多糖、病原体等。

（二）免疫荧光染色法

免疫荧光染色法（IF）是在免疫学、生物化学和显微镜技术的基础上建立起来的一项技术。用荧光抗体示踪或检查相应抗原的方法称为荧光抗体法；用已知的荧光抗原标记物示踪或检查相应抗体的方法称为荧光抗原法。这两种方法总称为免疫荧光技术，因为荧光色素不仅可以与抗体球蛋白结合，用于检测或定位各种抗原，还可以与其他蛋白质结合，用于检测或定位抗体。但是在实际工作中荧光抗原技术很少应用，所以人们习惯称其为荧光抗体技术，或称为免疫荧光技术。荧光抗体法较常用。用免疫荧光技术显示和检查细胞或组织内抗原或半抗原物质的方法称为免疫荧光细胞（或组织）化学技术。

1. 染色原理

免疫学的基本反应是抗原-抗体反应。由于抗原-抗体反应具有高度的特异性，所以当抗原-抗体发生反应时，只要知道其中的一个因素，就可以检测出另一个因素。免疫荧光技术是将不影响抗原抗体活性的荧光素标记在抗体（或抗原）上，与相应的抗原（或抗体）结合后，在荧光显微镜下呈现特异性荧光反应。

2. 染液配制

（1）抗原修复液

① 柠檬酸钠缓冲液（10mmol/L 柠檬酸钠，0.05% Tween 20，pH 6.0） 二水合柠檬酸三钠 2.94g，蒸馏水 1L，混合溶解，用 1mol/L HCl 调节 pH 至

6.0。加入 0.5mL Tween 20 并充分混合，可在室温下储存 3 个月或在 4℃下长期储存。

② EDTA 缓冲液（1mmol/L EDTA，pH 8.0）　EDTA 0.37g，蒸馏水 1L，用 NaOH 将 pH 调节至 8.0，室温下可储存 3 个月。

③ Tris-EDTA 缓冲液（10mmol/L 三羟甲基氨基甲烷，1mmol/L EDTA 溶液，0.05% Tween 20，pH 9.0）　三羟甲基氨基甲烷（Tris）1.21g，EDTA 0.37g，蒸馏水 1L，混合溶解，调节 pH 至 9.0。加入 0.5mL Tween 20 并充分混合，可在室温下储存 3 个月或在 4℃ 下长期储存。

（2）PBS 缓冲液（0.01mol/L PBS，pH 7.2～7.4）　磷酸二氢钾 0.27g，磷酸氢二钠 1.14g 或七水磷酸氢二钠 2.15g 或二水磷酸氢二钠 2.88g，氯化钾 0.20g，氯化钠 8.00g，混合溶解，加蒸馏水定容至 1L，调节 pH 为 7.2～7.4，4℃下长期储存。

（3）TBST 缓冲液（0.01mol/L TBST，pH 7.4）　三羟甲基氨基甲烷（Tris）2.40g，氯化钠 8.80g，Triton X-100 0.25mL，加蒸馏水定容至 1L，混合溶解，调节 pH 至 7.4。在室温下储存 3 个月或在 4℃下长期储存。

3. 染色步骤及注意事项

（1）脱蜡至水　切片于 60℃恒温箱中烘烤 20～30min 至蜡融化，于二甲苯Ⅰ、Ⅱ中各放置 15min；接着依次放入无水乙醇Ⅰ 5min、无水乙醇Ⅱ 5min、95%乙醇 5min、85%乙醇 4min、75%乙醇 3min，再用蒸馏水洗 3 次，每次 2min，TBS 缓冲液洗 9min。

（2）抗原修复及封闭　配制柠檬酸盐抗原修复液（pH 6.0），采用微波炉进行抗原修复，首先中高火（80%火力）8min，然后停火 8min，最后中低火（50%火力）7min，待其自然冷却后，用 PBS 洗涤 3 次，每次 5min。清洗完毕，轻轻吸干水分，用组化笔在组织周围画圈，圈住整个组织，而后滴加山羊血清室温封闭 1h，封闭结束后，用 PBS 洗涤 3 次，每次 5min。

（3）孵育一抗、二抗　滴加一抗以覆盖整个组织为宜，4℃孵育过夜。孵育结束后，用 PBS 洗涤 3 次，每次 5min。滴加荧光二抗以覆盖整个组织为宜，放入暗盒内，室温避光孵育 1h（此后所有步骤均需避光操作）。孵育结束后，用 PBS 洗涤 3 次，每次 5min。

（4）复染及封片　采用 DAPI 染液室温避光染色 10min，用 PBS 洗涤 3 次，每次 5min。轻轻吸干水分，滴加抗荧光淬灭封片剂，盖上盖玻片。在荧光显微镜或共聚焦显微镜下观察目的蛋白的分布情况。

（5）注意事项

① 设置阴性对照，每次实验需设置仅孵育二抗的对照和不表达目标蛋白

的样品作为阴性对照。

② 一般采用动物血清，在室温下封闭 1h 左右。建议适当延长封闭时间至 2h。如果室温较低，可以考虑采用 37℃孵育箱进行封闭，优化封闭时间，充分去除组织中的类属抗原。

③ 一抗的浓度需要通过预实验摸索，进行浓度梯度预实验。一抗浓度过高也是造成自发荧光强度高的重要原因。

④ 孵育二抗、清洗玻片和封片都在避光条件下进行，切片完成后避光保存。

4. 结果判定

DAPI 染色后，荧光显微镜下可见目标抗原呈相应荧光素标记的红色荧光或绿色荧光，细胞核呈蓝色。

该技术的优点是特异性强、敏感性高、速度快；缺点是非特异性染色问题尚未完全解决，结果判定的客观性不足，技术程序也比较复杂。

五、组织原位杂交

组织原位杂交（tissue in situ hybridization）简称原位杂交，指组织或细胞的原位杂交。它与菌落原位杂交不同，菌落原位杂交需裂解细菌释出 DNA，然后进行杂交，而原位杂交是经适当处理后，使细胞通透性增加，让探针进入细胞内与 DNA 或 RNA 杂交。

（一）染色原理

原位杂交技术是利用核酸分子单链之间互补的碱基序列，将带有放射性或非放射性的外源核酸（即探针）与组织、细胞或染色体上的待测 DNA 或 RNA 互补配对，结合成特异性核酸杂交分子，经特定的检测手段将待测核酸在组织、细胞或染色体上的位置显示出来。为显示特定的核酸序列必须具备 3 个重要条件：组织、细胞或染色体的固定；具有能与特定片段互补的核苷酸序列（即探针）；具有与探针结合的标记物。

（二）染液配制

1. 20×SSC

175.3g NaCl，88.2g 柠檬酸钠，加水至 1000mL（用 10mol/L NaOH 调 pH 至 7.0）。

2. 去离子甲酰胺（DF）

将 10g 混合床离子交换树脂加入 100mL 甲酰胺中。电磁搅拌 30min 后，用 Whatman 1 号滤纸过滤。

3. 体积分数 70%甲酰胺/2×SSC

35mL 甲酰胺，5mL 20×SSC，10mL 水。

4. 体积分数 50%甲酰胺/2×SSC

100mL 甲酰胺，20mL 20×SSC，80mL 水。

5. 体积分数为 50%的硫酸葡聚糖（DS）

65℃水浴中融化，4℃或−20℃保存。

6. 杂交液

8μL 体积分数为 25%的 DS，20μL20×SSC 混合。（或 40μL 体积分数为 50%的 DS，20μL20×SSC，40μLddH_2O 混合）取上述混合液 50μL，与 5μLDF 混合即成。其终浓度为：10%（体积分数）DS、2×SSC、50%（体积分数）DF。

7. PI/antifade 溶液

PI 原液：先以双蒸水配制溶液，浓度为 100μg/mL，取出 1mL，加 39mL ddH_2O，使终浓度为 2.5μg/mL。Antifade 原液：以 PBS 缓冲液配制该溶液，使其浓度为 10mg/mL，用 0.5mmol/L 的 $NaHCO_3$ 调 pH 为 8.0。取上述溶液 1mL，加 9mL 甘油，混匀。

PI 与 antifade 原液按体积比 1∶9 的比例充分混匀，−20℃保存备用。

8. DAPI/antifade 溶液

用去离子水配制 1mg/mL 的 DAPI 储存液，按体积比 1∶300，以 antifade 溶液稀释成工作液。

9. 封闭液Ⅰ

体积分数为 5%的 BSA 3mL，20×SSC 1mL，ddH_2O 1mL，Tween20 5μL 混合。

10. 封闭液Ⅱ

体积分数为 5%的 BSA 3mL，20×SSC 1mL，山羊血清（goat serum）250μL，ddH_2O 750μL，Tween20 5μL 混合。

11. 荧光检测试剂稀释液

体积分数为 5%的 BSA 1mL，20×SSC 1mL，ddH_2O 3mL，Tween20

5μL 混合。

12. 洗脱液

100mL 20×SSC，加水至 500mL，加 Tween20 500μL。

（三）染色步骤及注意事项

探针设计—探针合成—样品处理—杂交预实验—杂交正式实验—荧光拍照。

1. 脱蜡至水

将切片在 60℃烤片 30min；浸入提前预热至 37℃的脱蜡剂中漂洗 4 次，每次 10min，共计 40min；取出玻片后，在室温下浸入无水乙醇中 5min，重复一次；取出玻片后，分别浸入 80%、75%梯度乙醇和去离子水中各 3min。

2. 通透及消化

取出玻片后将其浸入煮沸的通透剂中 30min，然后浸入预热至 37℃的胃蛋白酶工作液中消化 10min 左右；取出玻片后将其浸泡于洗涤液（2×SSC）中漂洗两次，每次 5min。

3. 脱水及干片

取出玻片后分别浸入 70%、85%和 100%梯度乙醇中各 3min，然后取出玻片在室温下晾干，即可进行杂交试验。

4. 变性杂交

取出探针，室温静置 5min，上下颠倒混匀探针后短暂离心，取 10μL 滴于杂交区域，立即盖上与组织大小相符的盖玻片，并用橡胶封边；后将玻片置于杂交仪上，85℃共变性 5min，37℃杂交过夜。

5. 洗涤和复染

取出杂交后的玻片，去除盖玻片上的橡胶，将切片浸入 2×SSC 中约 5s，用镊子轻轻将盖玻片揭去；将切片置于 37℃预热的 2×SSC 浸泡 40min；取出玻片浸入提前 60℃预热的 2×SSC 10min，然后浸入 0.1%NP-40/2×SSC 溶液中洗涤 5min；取出浸入 75%乙醇中，浸泡 3min；将 10μL DAPI 复染剂滴于杂交区域，立即盖上盖玻片；暗处静置 10min，最后使用荧光显微镜观察。

6. 注意事项

① 组织取材应尽可能新鲜。由于组织 RNA 降解较快，所以新鲜组织和培养细胞最好在 30min 内固定。

② 最常用的固定剂是多聚甲醛，与其他醛类固定剂（如戊二醛）不同，多聚甲醛不会与蛋白质产生广泛的交叉连接，因而不会影响探针穿透细胞或

组织。

③ 杂交液内除含一定浓度的标记探针外，还含有较高浓度的盐类、甲酰胺、硫酸葡聚糖、牛血清白蛋白及载体 DNA 或 RNA 等。杂交液中含有较高浓度的 Na^+ 可使杂交率增加，同时可以降低探针与组织标本之间的静电结合。甲酰胺可使 Tm 降低，杂交液中每含 1% 的甲酰胺可分别使 RNA-RNA、RNA-DNA、DNA-DNA 的杂交温度降低 0.35℃，0.5℃和 0.65℃。所以杂交液中加入适量的甲酰胺，可避免因杂交温度过高而引起的组织形态结构的破坏以及标本的脱落。硫酸葡聚糖能与水结合，从而减少杂交液的有效容积，提高探针有效浓度，以达到提高杂交率的目的（尤其对双链核酸探针）。在杂交液中加入牛血清白蛋白及载体 DNA 或 RNA 等，可阻断探针与组织结构成分之间的非特异性结合，以降低背景。

④ 探针浓度依其种类和实验要求略有不同，一般为 0.5～5.0μg/mL（0.5～5.0 ng/μL）。最适宜的探针浓度要通过实验才能确定。探针的长度一般应在 50～300 个碱基之间，最长不宜超过 400 个碱基。探针短，易进入细胞，杂交率高，杂交时间短。

7. 结果判定

先在可见光源下找到具有细胞分裂象的视野，然后打开荧光激发光源。FITC 的激发波长为 490nm。细胞被 PI 染成红色，而经 FITC 标记的探针所在位置发出绿色荧光。

六、超微病理学

（一）扫描电镜

生物扫描电镜主要利用二次电子成像拍摄材料的表面三维形貌，拍摄的照片为黑白照片，一般用来观察细胞外表面的变形以及受损情况等，也可以观察材料在细胞表面的分布情况，广泛应用于检测生物样品、非均相有机材料、无机材料等在微米至纳米范围内的表面特征。

1. 检测原理

扫描电子显微镜（SEM）的基本原理是基于电子束与样品表面的相互作用，通过检测由这种相互作用产生的各种信号来获得样品的微观形貌和成分信息。

2. 试剂配制

（1）戊二醛

（2）0.1mol/L 磷酸盐缓冲液（pH＝7.2）

3. 肠道样品制备的操作步骤及注意事项

（1）取样　样品大小一般不超过（10×10×5）mm，确定观察样品的目标，避免在取样过程中拉扯、挤压样品。

（2）清洗　一般采用漂洗、换洗、加压冲洗、超声震荡等物理方法以及酶消化法等化学方法，主要是去除观察面的杂质，在保证不破坏观察面的条件下，充分暴露观察面。

（3）固定　一般在 4℃的条件下完成固定比较好，戊二醛、锇酸均可单独固定，也可以用“戊二醛-锇酸”双重固定。固定 1～3h（根据样品种类和固定剂确定时间）后，吸出固定液，加入 0.1mol/L 磷酸缓冲液（pH＝7.2），漂洗 1h，换液 3～4 次。

（4）脱水　从小瓶中吸出缓冲液，加入乙醇逐级梯度脱水（乙醇浓度依次为 30%、50%、70%、80%、90%、100%），每级停留时间根据样品大小而定，一般 15～30min。最后吸出乙醇，加入醋酸异戊酯与乙醇 1∶1（体积比）的混合液，浸泡 10～20min 并适当摇晃，再吸弃混合液，加入纯醋酸异戊酯浸泡 10～20min 并适当摇晃。

（5）干燥　干燥是扫描电镜生物样品制备中的关键环节，需要在干燥过程中尽可能减少由于水分蒸发而引起的表面形貌畸变，且必须确保干燥彻底。常用的干燥方法有自然干燥法、烘干干燥法、临界点干燥法、冷冻干燥法以及真空干燥法，针对不同的生物样品需选择不同的干燥方法。

（6）粘贴样品　用牙签将少量导电胶涂到样品台上，胶面应略小于样品底面，用镊子轻轻夹住样品侧面，保证观察面向上，贴牢在涂胶处。粘贴后，待导电胶干透，才能进行真空镀膜和 SEM 镜检。

（7）导电处理　生物样品都是由低原子序数的碳、氢、氧、氮等元素组成，二次电子发射率很低，信号弱，难以获得必要的图像对比度。生物样品在扫描电镜观察前，均需要进行表面导电处理。

（8）注意事项

① 样品为干燥无水固体，不含易挥发溶剂。

② 观察面应清洁，无污染物。

③ 导电和导热性能好。

④ 样品热稳定性要好，且不会被电子束分解。

⑤ 磁性较强的样品要预先去磁。

（二）透射电镜

生物透射电镜是观察和研究超微结构的重要工具，可用于观察细胞整体结构、亚细胞结构。生物细胞样品内部形态观察建议用专门应用于生物样品观察的透射电镜，其电压在80～120kV可以降低生物样品因高能电子束辐射而损伤的影响。同时依赖于生物样品制备技术的发展，如超薄切片技术、负染色技术、冷冻制样技术、细胞化学技术等，透射电镜被广泛应用于组织学、细胞学、病毒学、病理学及材料学等多个学科的研究中，如常用来观察细胞整体结构（包括细胞膜、细胞壁和细胞器的变化）、材料进入细胞内部的分布情况、细胞应对外界刺激产生的自噬小体，以及外界生物入侵的侵染结构等。

1. 检测原理

透射电子显微镜（TEM）是一种将经过加速和聚集的电子束投射到非常薄的样品上，电子与样品中的原子碰撞而改变方向，从而产生立体角散射的显微镜。散射角的大小与样品的密度和厚度相关，因此可以形成明暗不同的影像。

2. 操作步骤

（1）取材及固定　所取样品体积不超过1mm^3，尽量在最短时间内取样。将几小块组织放入装有TEM初级固定剂的固定小瓶中，固定剂的体积至少是组织块体积的20倍。将组织在室温下固定60min，然后将其移至4℃冰浴60min，或者在4℃下固定过夜。

（2）漂洗及脱水　从小瓶中倒出固定液，用4℃预冷的新鲜磷酸盐/蔗糖缓冲液冲洗，在30min内多次清洗组织。组织通过乙醇系列脱水，依次用以下溶液替换孔中的溶液，每次10min：50%乙醇，4℃；75%乙醇，4℃；95%乙醇，室温；100%乙醇，室温。

（3）渗透及包埋　组织用丙酮浸泡3次，每次浸泡10min，接着依次置换到丙酮和树脂1∶1的溶液中1h，丙酮和树脂1∶2的溶液中1～2h，丙酮和树脂1∶3的溶液中过夜。第二天将样品置换到环氧树脂中，3h后再换一次树脂，3h后取包埋板，注入树脂至与包埋板齐平，用牙签小心将样品摆入包埋板两端后，放入60℃烘箱中聚合48 h。

（4）初修　一般用手工对包埋块进行修整。将包埋块夹在特制的夹持器上，放在解剖显微镜下，用锋利的刀片先削去表面的包埋剂，露出组织，然后在组织的四周以与水平面成45°角削去包埋剂，修成锥体形。

（5）切片　利用超薄切片机切至厚度为1μm～5μm的切片，称为半薄切片。将切下的切片用镊子或小毛刷转移到干净的事先滴有蒸馏水的载玻片上，加热，使切片展平。

（6）染色　干燥后经甲苯胺蓝染色，再用光学显微镜观察定位。如果半薄切片做得好，比一般石蜡切片更能观察到细微结构。常用的染色剂有醋酸铀和柠檬酸铅。

七、显微影像技术

（一）显微照相系统

显微摄影技术是一种将显微镜和摄影设备结合起来对微小物体进行观察和记录的摄影技术。这项技术通常用于生物学、医学、材料科学等领域的研究和教育。在炎症性肠病的研究中，可通过显微摄影技术对不同染色方法下的肠道根据实验目的选择所需的倍数及视野，并根据形状、颜色的差异对其组织、内容物等进行区分，同时可以进一步分析其组织形态、内容物含量及成分等。

（二）光学显微照相系统

显微摄影技术是一种将显微镜和摄影设备结合起来进行微小物体观察和记录的技术。早年的显微照相系统主要使用照相机，一端连接光学显微镜的镜筒以捕获组织学图像，另一端则连接电脑装置，实现用软件操作相机及储存图片。近年来，主要使用数字化扫描系统，实现对切片上完整组织的全景图捕获，省去了观察人员手动切换视野的环节。利用全景图，可以灵活地进行放大倍数和视野选择，并可利用软件进一步进行半定量或定量分析以确定特定病变或特定成分的分布规律。在 IBD 研究中，无论使用显微照相系统还是数字化扫描系统，拍照或截图时均需注意以下问题。

1. 放大倍数的选择

由于 IBD 时肠道病变是呈灶状分布的，通常建议用低倍图片展示病灶的数量和单个病灶的范围大小。在数字化图片中，最好能够显示整个肠段的全景，但这对制片技术有较高要求。再用逐级放大的图片展示病变的细节。可以用适宜的低倍图片展示全景，展示细节最常使用的放大倍数是 200× 和 400×（图 5-10）。

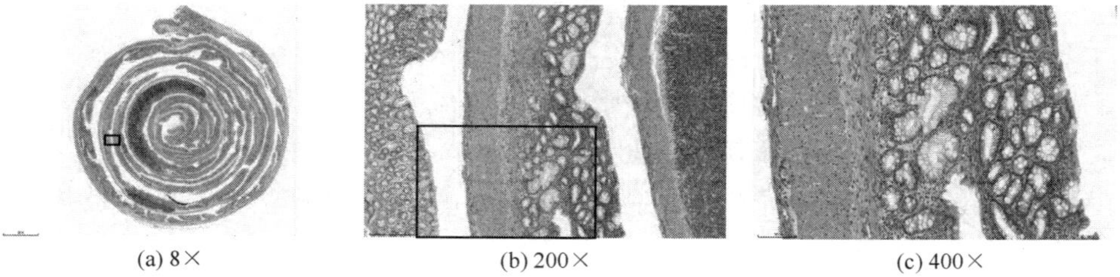

(a) 8×　　(b) 200×　　(c) 400×

图 5-10　逐级放大的拍照方法（彩图见插页）

HE 染色。图 5-10(a)，Bar＝2mm；图 5-10(b)，Bar＝250μm；图 5-10(c)，Bar＝100μm

2. 构图的原则

除全景图外，在较高倍数下拍摄肠道组织时有以下注意事项。

① 将目标位置放在图片中央并尽可能避免视野中出现制片及染色过程中产生的杂质、污染以及不清晰等情况。

② 使图片视野中尽可能少地留下大片空白，但由于肠道组织整体呈长条形，在较高倍数下可能会难以避免。

③ 拍照的方向尽量一致，通常建议选择两种方式（图 5-11）：一是将肠道肌层与图片长轴平行［图 5-11(a)］，二是将肠道肌层与图片短轴平行［图 5-11(b)］。两种方式均可达到图片整洁一致、病变的组间差异一目了然的效果。

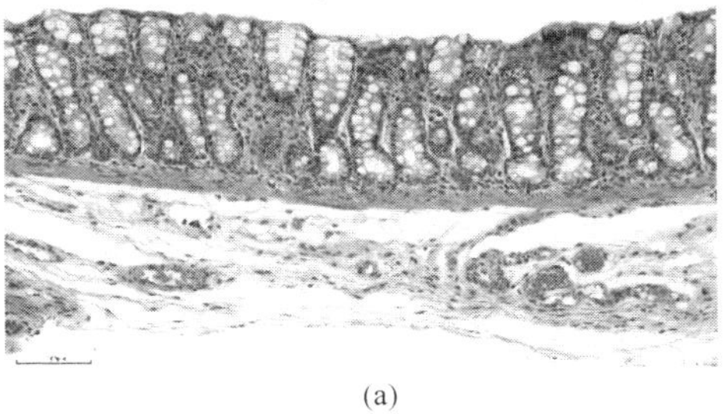

(a)

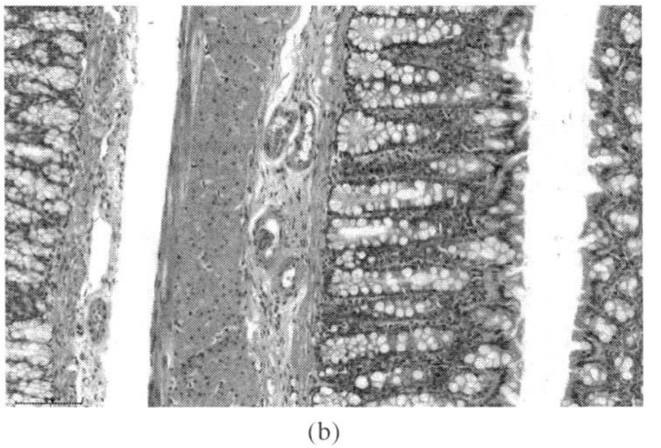

(b)

图 5-11　肠道组织拍照的方向（彩图见插页）

HE 染色，Bar＝100μm

完成拍摄后即可对其进行分析，对于炎症性肠病的分析通常是围绕小肠整体的组织形态、杯状细胞形态以及数量、黏液蛋白的含量、组织的纤维化情况、基底层情况等，使用测量软件从数量、长度、面积、占比以及颜色等角度进行分析。

如测量黏液蛋白的变化情况，通过 AB-PAS 染色后，酸性黏蛋白呈明显的蓝色，混合黏液则呈紫红色，对健康小肠的切片进行观察，能很明显地观察到正常情况下黏液储存于杯状细胞中，且成熟的杯状细胞会逐渐上移，分泌的多为染色后呈蓝色的酸性黏蛋白，而底部多为呈红紫色的混合黏蛋白，此时则可通过在选定范围内测定黏液面积的方式分析其分泌情况。同理，根据需要得出的不同数据以及实验方案，可自行制定相应的分析方法。

在早期 IBD 病理情况下可以观察到隐窝萎缩、绒毛状黏膜表面、浅表糜烂和表面上皮中性粒细胞浸润等。在长期疾病中，肠道受累程度随着时间的推移而减轻。同时，分布模式主要由弥漫性向非弥漫性或不连续性转变，出现明显的溃疡灶等。黏膜仍会表现出一些持续损伤的特征，如隐窝密度降低、隐窝分叉和变短。同时杯状细胞数量也会有变化，并伴随部分细胞破裂、内容物溢出等变化。

（杨莉，袁施彬，颜晓丽）

第三节　分子检测方法

一、体外培养法

（一）细胞培养

Caco-2 细胞（人结直肠腺癌细胞）是一种常用的肠上皮细胞模型，培养时贴壁生长，当细胞长满时，表现为肠上皮细胞分化的特征。Caco-2 细胞具有贴壁紧、贴壁速度慢和生长缓慢的特点。Caco-2 细胞贴壁紧，细胞间连接紧密，容易成片脱落。传代时，建议分次消化。该细胞难以消化成单个细胞，脱落后将细胞吹打成小团即可终止消化。传代或复苏之后，Caco-2 细胞需要 48h 左右才能完全贴壁。建议将细胞接种至培养器皿后，放进培养箱耐心等待 48h 再取出培养瓶观察，更有利于细胞贴壁。此外还需注意血清对贴壁的影响，当血清的比例低于 20% 时，Caco-2 细胞贴壁时间延长，甚至不贴壁。若要以 80%的密度 1∶2 传代，Caco-2 细胞通常需要培养 5～7d 再传代。此外，当 Caco-2 细胞密度较高时，易出现空泡现象，这是该细胞的正常特性。

1. 培养条件

培养基：含有 20% FBS 和 1% P/S 的 DMEM。

培养环境：培养箱温度设置在 37℃，二氧化碳（CO_2）含量为 5%。

2. 细胞来源及处理

Caco-2 细胞可从细胞库、生物公司购买。购买的细胞收到时若为常温保存，可用 75%乙醇消毒 T25 瓶表面，放 37℃培养箱静置 4h 以上；吸走大部分培养基并留 10mL，显微镜下拍照保存细胞状态照片，观察细胞密度，若细胞密度大于 80%即可按比例传代（首次传代比例建议为 1∶2），若细胞密度低于 70%可以留 10～12mL 继续培养至细胞密度达 80%以上再进行传代培养；若为冻存细胞，且干冰充足，可以取出细胞迅速置于－80℃冰箱（2～3d 内复苏）短期保存，或液氮中长期保存。

3. 细胞传代方法

① 准备所需的培养基、胰蛋白酶、1×PBS、离心管、培养瓶以及无菌枪

头等（试剂需要提前在 37℃水浴锅或烘箱中预热）。

② 吸走培养瓶内的培养基，加入 5mL 1×PBS 润洗 1～2 遍。

③ 尽量吸干润洗的 1×PBS，加 1mL 胰蛋白酶，摇晃使胰蛋白酶均匀覆盖瓶底，放置于 37℃培养箱中消化。

④ 消化时，每隔 3～5min 拿出来观察，直到部分细胞边缘开始脱落时，吸取正在消化的胰蛋白酶吹打细胞，收集到装有 3～4mL 完全培养基的离心管中。若还有部分细胞未被吹下，可加 1mL 新的胰蛋白酶到培养瓶中，放进培养箱继续消化瓶中剩下的细胞，直到轻拍培养瓶细胞即可脱落，立即加入 1mL 含血清的培养基终止消化，然后将细胞悬液转移到收集细胞的离心管中。

⑤ 轻柔吹打离心管中的细胞悬液，使细胞分散；1000r/min，离心 3min 收集细胞。

⑥ 在新的培养瓶中加入适量新鲜培养基（T25 推荐 10mL，T75 推荐 15mL）。

⑦ 离心完成后，弃上清，加入适量新鲜培养基轻轻吹散细胞，将细胞悬液均匀接种至培养瓶中，用“十”字法或“8”字法混匀，然后放入培养箱中继续培养 48h 再观察，注意保持培养瓶盖透气。

4. 细胞冻存方法

① 配制程序性冻存液（2%FBS+8%DMSO 或 92%完全培养基+8%DMSO），准备相应数量的冻存管并做好标记。

② 先将细胞按传代步骤消化、离心、弃上清，获得细胞沉淀。

③ 加入适量程序性冻存液轻轻重悬细胞，并将细胞悬液转移至冻存管中。

④ 将冻存管放入程序性冻存盒，放入−80℃冰箱中过夜。

⑤ 转移冻存细胞至液氮中保存并登记细胞保存位置。

5. 细胞复苏方法

① 提前将水浴锅预热至 37℃，将培养基复温至室温或 37℃，离心机设置好转速。

② 将细胞从液氮罐中取出，确认冻存管内无液氮的情况下，捏住管盖，将细胞冻存部分浸入水浴锅中迅速摇晃，待融化至米粒大小的冰块时终止水浴，融化过程不超过 2min。水浴时使用一次性 PE 手套包住冻存管，避免直接接触水而造成污染。

③ 直接将冻存管以离心力 150×g（900r/min）左右离心 2min，不同离心机具体转速会有差异。

④ 离心完成后弃上清，将预热的培养基缓慢加入冻存管中，轻柔重悬细

胞后接种至培养瓶中，轻轻混匀后放入培养箱。

⑤ 复苏 48h 后观察，若细胞已贴壁，换液一次，放回培养箱继续培养。若细胞未贴壁，继续培养 24h 后再观察。

⑥ 注意事项

整个细胞复苏过程尽可能在 5～10min 内完成。该细胞贴壁需要稳定的环境，复苏完成后请勿频繁将细胞取出观察。

（二）肠道类器官培养方案及流程

肠道中的成体干细胞主要位于肠隐窝。通过分离肠隐窝培养获得肠道类器官是目前常用的方法之一。以小鼠肠组织为例，介绍肠道类器官培养的一般过程如下。

1. 肠道类器官的原代培养

① 将小鼠实施安乐死。使用无菌眼科剪和镊子开腹，采集肠管。

② 将采集的肠管置于 10cm 的无菌培养皿中，除去肠管外的其他组织。剪开肠段，使肠腔朝上。用冰冷（4℃）的含有青霉素和链霉素的 DPBS 轻轻清洗剪开的肠段，至洗涤液澄清。

③ 固定肠组织，使用无菌手术刀片或载玻片轻轻刮去肠腔表面的肠绒毛，待肠绒毛被刮净后（组织透明），将肠组织置于新的含预冷的 DPBS 的培养皿中清洗 2～3 次。

④ 用剪刀将肠管剪成 1～2mm 的小段，收集至 50mL 离心管中，加入 10mL 冰冷的含有青霉素和链霉素的 DPBS 冲洗。重复清洗步骤，直至洗涤液澄清。

⑤ 去除上清液，将组织碎片重悬于 15mL 离心管中，加入肠隐窝消化液（含 2～5mmol/L EDTA 的 DPBS）中，4℃摇床孵育 30min，去除 EDTA 消化上清液，用新的 DPBS 将组织轻柔漂洗 2～3 次以去除剩余的 EDTA。

⑥ 将组织碎片重悬于 10mL 含有 0.1% BSA 的冷（2～8℃）DPBS 中，反复吹打、重悬组织碎片，使隐窝与基底层分离，然后取少许悬液镜检，当看到有大量隐窝样结构时，停止吹打。

⑦ 用 70μm 过滤器过滤上清液至 50mL 离心管中。重复步骤 5 两到三次，合并滤液。4℃，300×g 离心 5min。弃去上清液。

⑧ 将沉淀重悬于 10mL DPBS 缓冲溶液中，显微镜下计数，隐窝数量以 5～10 个/μL 为宜。如果悬浮液中单细胞过多，重复离心步骤。

⑨ 取适当体积的悬液加入 15mL 离心管中，300×g 离心 5min。

⑩ 用事先在冰上预冷的基质胶混合物（基质胶与培养基为 2∶1 配比）重

悬沉淀，每 20μL 基质胶悬液包含 400～800 个隐窝。

⑪ 接种，将 48 孔板在培养箱中预热，然后每孔接种 20μL 的重悬液。

⑫ 将接种好的 48 孔板放置于培养箱中 15～20min，每孔加 200μL 肠类器官培养基。

⑬ 每隔 2～3 d 换 1 次培养基，7～9d 传代 1 次。

2. 肠道类器官的传代培养

① 在成熟类器官的 48 孔板中，每孔加入约 200μL 的含有 0.1%BSA 的冰冷的 DPBS，用 1mL 枪头将孔中的基质胶小心地刮出，收集每个孔中的悬液于 15mL 离心管中。

② 将离心管在冰上放置 15～20min。

③ 用 1mL 枪头反复吹打约 30 下，将基质胶打碎，直至看不到大块的类器官团块为止。

④ 取适当体积的悬液加入 15mL 离心管中，4℃，300×g 离心 5min。

⑤ 用事先在冰上预冷的基质胶混合物（基质胶与培养基为 2∶1 配比）重悬沉淀。可按（1∶3）～（1∶5）的比例传代。

⑥ 其后步骤同 1 中⑪～⑬。

3. 肠道类器官的冻存

① 新鲜配制 10% DMSO＋20%FBS＋70% DMEM 的类器官冻存液。

② 收集类器官，步骤同 2 中①～③。

③ 4℃，300×g 离心 5min，弃上清液。

④ 用适量冻存培养液重悬，将悬液移至冻存管中，放入冻存盒中于－80℃冰箱中保存 24h，24h 后转移至液氮罐中保存。

肠道类器官培养基的组成见表 5-4。

表 5-4　肠道类器官培养基的组成

中文名称	英文名称	工作浓度
培养基	Advanced DMEM/F12	原液
青霉素/链霉素	Penicillin/Streptomycin	1%
原代细胞抗生素	Primocin	1%
4-羟乙基哌嗪乙磺酸缓冲液	HEPES	10mmol/L
丙氨酸和 L-谷氨酰胺缩合二肽培养基	GlutaMAX	2mmol/L
细胞培养无血清添加剂	Serum-Free B27	1×
胃泌素Ⅰ	Gastrin Ⅰ	10nmol/L

续表

中文名称	英文名称	工作浓度
N-乙酰半胱氨酸	*N*-acetylcysteine	1mmol/L
表皮生长因子	EGF	50ng/mL
纤维母细胞生长因子 10	FGF10	200ng/mL
TGF-β 抑制剂	TGF-βinhibitor A83-01	2μmol/L
Wnt-3a	Wnt-3a	100ng/mL
Wnt 信号通路激活剂	R-Spondin1	1μg/mL
头蛋白	Noggin	100ng/mL
ROCK 抑制剂	ROCK inhibitor Y-27632	10μmol/L(可选)

此外，来源于不同动物的肠道类器官的培养流程大体相同，但又存在一些细节上的差异，以下做一些简要的列举。

目前通常使用人、鼠、猪的肠道组织构建肠道类器官模型。①分离缓冲液的区别：人、鼠、猪肠道隐窝的分离步骤基本相似，但是隐窝分离缓冲液的类型不同，人肠道类器官培养用的是冷螯合溶液，鼠和猪肠道类器官培养用的是隐窝提取液。②因不同动物肠道组织粗细不同，所截取的肠道组织的长度不同：鼠肠段取 10cm 左右、猪肠段取 4cm 左右、人肠段取 5cm 左右。③使用的生长因子不同：肠道类器官培养基与普通细胞培养基具有一定差异，肠道类器官培养基除了包含细胞生长必需的营养物质外，还需添加肠道干细胞增殖和分化所必需的生长因子。由于存在种属差异，需要对培养基成分进行调整，在人肠道类器官培养基中需加入 Wnt、R-spondin1、Noggin 生长因子，在鼠肠道类器官培养基中需要加入表皮生长因子（epidermal growth factor，EGF）、Noggin、R-spondin1 生长因子，在猪肠道类器官培养基中需加入 EGF、Noggin、R-spondin1、Wnt-3a 生长因子。上述生长因子的特定组合构建起人、鼠、猪肠道类器官的培养体系，生长因子的添加是成功培养肠道类器官的关键。

二、流式细胞术

（一）肠道组织单细胞悬液制备方法

1. 肠道取样

取出 7～8cm 的结肠和回肠组织，置于预冷的 PBS 中，去除脂肪、肠系膜结缔组织及回肠的集合淋巴结，沿肠系膜一侧将肠管纵向剖开，在预冷的 PBS

中轻轻漂洗，直至粪便完全漂洗干净，再横向切成0.5～1.0cm的肠组织片段。

2. 肠组织片段的分离和消化

将肠组织片段移入50mL离心管中，加入5mL分离液，置于恒温振荡箱中，于37℃下振荡（250r/min）15min；置于旋涡混合器上，涡旋30s，将肠组织片段通过100μm尼龙滤网过滤，此时滤液为肠上皮内淋巴细胞和肠上皮细胞；将肠组织片段重新移入50mL离心管中，加入5mL分离液，重复上述振荡、涡旋和过滤步骤；将肠组织片段移入新的50mL离心管中，加入5mL消化液，置于恒温振荡箱中，于37℃下振荡（250r/min）45min；置于旋涡混合器上，涡旋30 s，将肠组织片段通过100μm尼龙滤网过滤，收集滤液于15mL离心管中，于4℃下离心（400×*g*）10min，弃去上清液，此时沉淀包含LPL。

3. 密度梯度离心

将80%等渗Percoll溶液4mL铺于新的15mL离心管底部；用40%等渗Percoll溶液8mL重悬上述沉淀，充分吹打均匀后铺在80%等渗Percoll溶液上；将离心管倾斜180°使液体缓慢沿着管壁加入，两层液体间可见清晰的分界面；在20℃下行零加减速密度梯度离心（500×*g*）20min；弃去上层液体至剩余体积为7mL，吸出两层液体间的不透明细胞层，移入新的15mL离心管中，加入PBS至体积为15mL，充分混匀后，于4℃下离心（400×*g*）8min，弃去上清液，用5mL含10%胎牛血清的RPMI 1640培养液重悬沉淀，充分吹打均匀制备细胞悬液。

（二）肠道上皮细胞凋亡检测

用超纯水将10×的结合储存缓冲液按照1∶9的比例稀释成1×的工作缓冲液。取一新的染色管（流式管或EP管），做好标记，取100μL的单细胞悬液于染色管中，以250×*g*离心5min，用移液器吸走上清液。往染色管中加入100μL的结合缓冲液，涡旋重悬细胞。加入5μL的Annexin Ⅴ染色抗体，1μL浓度为100μg/mL的PI工作液。涡旋混匀，室温避光孵育15min。染色结束后，加入400μL的1×结合缓冲液。立即上机检测。在设置参数界面选择Annexin Ⅴ和PI两个通道。在检测界面需要调出FSC vs SSC和Annexin Ⅴ vs PI参数图。

（三）免疫细胞比例测定

以T/B/NK/巨噬细胞比例测定为例。

1. 检测目标

检测包含 $CD3^+$ 总 T 细胞、$CD3^+CD4^+$ 辅助性/诱导性 T 细胞、$CD3^+CD8^+$ 细胞毒性/抑制性 T 细胞、$CD3^-CD161^+$ NK 细胞、$CD3^-CD45RA^+$ 总 B 细胞、$CD3^+CD68^+$ 巨噬细胞。

2. 实验步骤

（1）抗体标记　吸取 50～100μL 细胞悬液加至流式管中，加抗体：在已编号的流式管中分别加入 1μg 的流式检测抗体（APC-eFluor 780 标记的 CD45、PE 标记的 CD3、V450 标记的 CD4、Alexa Fluor® 647 标记的 CD8a、APC-Cy™7 标记的 CD45RA、OptiBuild™ R718 标记的 CD161 和 FITC 标记的 CD68）振荡混匀，4℃避光孵育 30min。

（2）样本制备　将上一步的流式管放入离心机中 300×g 离心 5min，弃上清；在流式管中加入 2mL PBS，振荡混匀，300×g 离心 5min，弃上清；在流式管中加入 500μL PBS，振荡混匀；用 300 目的滤膜将上一步流式管中的细胞悬液过滤至已经做好对应编号的新的流式管中，待上机测试。

（3）上机测试　选择散点图，点击散点图图标，分别设置为 FSC-SSC、SSC-CD45、SSC-CD45RA、SSC-CD161、CD3-CD4、CD3-CD8、CD3-CD68。点击“Play”，根据实际情况（细胞数量）调节流速，设定合适的阈值，调节散射光和荧光通道的增益，使得各个细胞群处于散点图中合适位置，当收集的细胞数达到 100000 个左右时，点击“停止”。

三、酶联免疫吸附分析（ELISA）

（一）检测原理

该测定依赖于抗原-抗体相互作用的原理，并利用酶活性测定和比色法来量化目标分子，主要用于检测和量化生物样品中特定蛋白质、肽、抗体或抗原。

（二）方法与步骤

在实际应用中，通过不同的设计，具体的方法步骤可有多种：直接 ELISA、间接 ELISA、夹心 ELISA、竞争性 ELISA。

1. 直接 ELISA

抗原通过一段时间的孵育被动地附着在塑料固相载体上，经过简单的洗涤后，通过添加与酶共价连接的抗体来检测抗原。孵育和洗涤后，通过添加色原/底物产生颜色变化来显色。在规定的时间通过化学手段终止酶活性反应后读取显色情况。在分光光度计中读取颜色。该方法相对简单，但在灵敏度方面可能存在局限性，特别是当抗体-抗原相互作用相对较弱时。

2. 间接 ELISA

间接 ELISA 是在直接 ELISA 的基础上添加酶标二抗进行检测。抗原通过孵育被动附着到孔内，洗涤后，将抗原特异性抗体（一抗）与抗原一起孵育。清洗孔并通过添加与酶共价连接的抗物种抗体（二抗）来检测结合的抗体。二抗对一抗的物种具有特异性。

3. 夹心 ELISA

将捕获抗原的抗体（捕获抗体）附着在固相载体上，洗掉多余的未结合抗体后，添加抗原使其被特异性捕获，通过直接 ELISA 或间接 ELISA 的形式检测抗原。这种组合进一步提高了检测的灵敏度和特异性，是最常见的 ELISA 实验形式。

4. 竞争性 ELISA

在竞争性 ELISA 中，固定量的标记抗原与样品抗原竞争结合固定化抗体。信号与样品中抗原的浓度成反比。

（三）实验步骤

① 样品准备

a. 细胞上清样品　将培养瓶内的细胞消化后离心取上清即可（如 800×*g*，5min）。

b. 血清样品　将全血收集至不含抗凝剂的试管内，在室温下放置 1h，待全血自然凝固并析出血清后，4℃约 1500×*g* 离心 10min，取黄色上清即得血清。

c. 血浆样品　将全血收集至含抗凝剂的试管内，混匀后置于冰上，4℃约 1500×*g* 离心 10min，取黄色或淡黄色上清即得血浆。

② 确定样品测试组、标准品和空白组所需的微孔条数量，每个浓度做两个平行重复，从支架上取出对应数量的微孔条，剩余的储存在箔袋中，密封后在 4℃储存。

③ 配制对应浓度的捕获抗体溶液、检测抗体溶液、包被液、洗涤液、样品稀释液、显色液、终止液、链霉亲和素-HRP（若使用的试剂盒没有此步骤，则按试剂盒要求配制）。

④ 每孔加入 100μL 捕获抗体溶液，用封板膜覆盖，4℃孵育过夜，过夜后舍弃孔内溶液。

⑤ 每孔加入 300～400μL 洗涤液清洗 5 次，最后一次置于厚吸水纸上拍干（若使用试剂盒则无步骤④和步骤⑤）。

⑥ 用样品稀释液按照 1∶5、1∶10、1∶50、1∶100、1∶1000、1∶2000 稀释样品，以此确定样品中目标抗体的最佳检测浓度。

⑦ 配制梯度浓度的目标抗体蛋白标准品，将工作浓度设置为 6～8 个浓度，以这些浓度绘制标准曲线。

⑧ 分别将样品、标准品、样品稀释液按照 100μL/孔加入相应孔中作为测试组、标准品组、空白组。

⑨ 将偶联生物素的抗人目标抗体按照 50μL/孔加入所有孔中，用封板膜覆盖，室温避光孵育 2h。

⑩ 每孔加入 300～400μL 洗涤液洗板 5 次，最后一次置于厚吸水纸上拍干。

⑪ 在所有孔中加入 100μL 稀释后的链霉亲和素-HRP，用封板膜覆盖，室温下避光孵育 1h。

⑫ 每孔加入 300～400μL 洗涤液洗板 5 次，最后一次置于厚吸水纸上拍干。

⑬ 在所有孔中加入 100μL TMB 显色液。用封板膜覆盖，室温避光孵育 30min。

⑭ 在所有孔中加入终止液 50μL，混匀后立即测定 A450 值。

⑮ 计算每一组重复的标准品和样品的平均吸光度值。重复的测量值应在平均值的±20%以内。

⑯ 绘制目标抗体的标准曲线。以标准品浓度为横坐标，A450 值为纵坐标，以平滑线连接各标准品的坐标点。根据样品的吸光度值和标准曲线计算出样品的相应浓度。

四、实时荧光定量 PCR

（一）检测原理

RT-qPCR 是一种从信使 RNA（mRNA）中高效灵敏地扩增 cDNA 序列的方法，它由两大步骤组成：一步是反转录（RT），另一步是 PCR。获得总 RNA 或 mRNA 后，即可进行 RT-PCR。首先，在反转录酶作用下将 mRNA 反转录成 cDNA，以该 cDNA 第一链为模板进行 PCR 扩增，根据靶基因设计用于 PCR 扩增的基因特异的上下游引物，基因特异的上游引物与 cDNA 第一链退火，在 Taq DNA 聚合酶作用下合成 cDNA 第二链。再以 cDNA 第一链和第二链为模板，用基因特异的上下游引物进行 PCR 扩增，获得大量的 cDNA。

（二）操作步骤

1. RNA 提取与浓度测定

① 取适量（约 100mg）组织样品，加入 1mL RNAiso Plus，匀浆，室温静置 5min。

② 12000×g，4℃离心 5min，取上清液 800μL，加入 200μL 氯仿，振荡混匀，室温静置 5min。

③ 12000×g，4℃离心 15min，取上清液，加入 500μL 异丙醇，充分混匀，室温静置 10min。

④ 12000×g，4℃离心 10min，弃上清，加入 1mL 75%乙醇，混匀，7500×g 4℃离心 5min。弃上清，室温干燥沉淀。加 RNase-free 水溶解沉淀。采用超微量紫外分光光度计测定 RNA 浓度。

⑤ 用 RNase-free 水调节 RNA 样品浓度。

2. cDNA 合成

反转录（参照反转录试剂盒使用说明书）。

依次加入 Control RNA、Anchored-oligo（dT）18 Primer，RNase Free dH_2O，Transcriptor Reverse Transcriptase Reaction Buffer，Protector RNase Inhibitor，Deoxynucleotide Mix，Transcriptor Reverse Transcriptase。混匀并用离心机轻度离心。55℃反应 30min，85℃反应 5min 使逆转录酶失活，得到 cDNA。反转录体系见表 5-5。

表 5-5　反转录体系

名称	体积	最终浓度
Transcriptor Reverse Transcriptase Reaction Buffer	8.0μL	1×（8mmol/L $MgCl_2$）
Protector RNase Inhibitor	1.0μL	20U
Deoxynucleotide Mix	4.0μL	每种 dNTP 各 1mmol/L
Transcriptor Reverse Transcriptase	1.0μL	10U

3. qRT-PCR 检测

参照试剂盒 StormstarSybrGreen qPCR Master Mix 说明书进行，采用 20μL 体系进行上机检测，检测体系见表 5-6。

表 5-6 RT-PCR 上机检测反应体系

名称	体积/μL
StormstarSybrGreen qPCR Master Mix	10
PCR Forward Primer(10μmol/L)	1
PCR Reverse Primer(10μmol/L)	1
DNase/RNase-Free Water	8
Total	20

五、蛋白质印迹法（Western blotting）

（一）检测原理

Western blotting 法采用聚丙烯酰胺凝胶电泳，被检测物是蛋白质，“探针”是抗体，“显色”用标记的二抗。经过 PAGE（聚丙烯酰胺凝胶电泳）分离的蛋白质样品转移到固相载体（例如硝酸纤维素膜）上，固相载体以非共价键形式吸附蛋白质，且能保持电泳分离的多肽类型及其生物学活性不变。以固相载体上的蛋白质或多肽作为抗原，与对应的第一抗体起免疫反应，再与酶或同位素标记的第二抗体起反应，经过底物显色或放射自显影以检测电泳分离的特异性目的基因表达的蛋白成分。该技术也广泛应用于检测蛋白的表达水平。

（二）操作步骤

1. 制备组织样品

将组织裂解液在冰上预冷；称取适量的组织在冰上剪碎，按组织净重：裂解液体积=1g：10mL 的比例，加入相应体积的裂解液进行匀浆，离心收集上清，分装成两管，分别用于电泳上样和测定蛋白浓度。

2. 样品浓度测定

（1）蛋白标准品制备　取 0.8mL 蛋白标准品配制液加入到一管蛋白标准品（20mg BSA）中，充分溶解后配制成 25mg/mL 的蛋白标准品溶液。取适量蛋白标准品溶液，稀释至终浓度为 0.5mg/mL。

（2）BCA 工作液配制　根据样品数量，按 50 体积 BCA 试剂 A 加 1 体积 BCA 试剂（50：1）的比例配制适量 BCA 工作液，充分混匀。

（3）蛋白浓度检测　按照标准品 0、1、2、4、8、12、16、20μL 加到 96 孔板的标准品孔中，加标准稀释液补足到 20μL，相当于标准品浓度分别为 0、0.025、0.05、0.1、0.2、0.3、0.4、0.5mg/mL，加入适当体积样品到 96 孔板中，加入标准稀释液补足到 20μL，记录样品体积。各孔加入 200μL BCA 工作液，37℃放置 30min，用酶标仪测定 562nm 处的吸光度值，根据标准曲线和样品体积计算出样品的蛋白浓度。

3. 样品制备

向样品上清中加入 SDS-PAGE 蛋白上样缓冲液（5×），视蛋白样品浓度，以 1∶4 的比例充分混合；将样品上清置沸水中加热变性 8min，样品待用。

4. SDS-PAGE 电泳

① 配制 10%的分离胶，按照表 5-7 配制混合液

表 5-7　配制分离胶混合液

成分	含量/mL
蒸馏水	2.0
30% Acr-Bic(29∶1)	1.7
下层胶缓冲液(4×)	1.25
10%聚合凝胶催化剂	0.05
TEMED	0.002

混匀后快速灌于准备好的胶板中，用 1mL 异丙醇压胶 1h。

② 配制 5%浓缩胶，将胶板中的异丙醇倒掉，用蒸馏水润洗，用吸水纸吸干，按照表 5-8 配制浓缩胶。

表 5-8　配制浓缩胶

成分	含量/mL
蒸馏水	1.17
30% Acr-Bic(29∶1)	0.33
下层胶缓冲液(4×)	0.5
10%聚合凝胶催化剂	0.02
TEMED	0.002

混匀后灌于分离胶之上，插上梳子，静置 30min，待梳子周围可见因胶凝缩产生的空隙时即可电泳。

③ 上样电泳，根据需要将处理好的蛋白样品点进孔中（40μg/孔），在内槽和外槽中加入适量 1×SDS-PAGE running buffer，打开电源，60V 电泳 35min，换压至 100V 电泳 90min。

5. 转膜

PVDF 膜用甲醇活化 5min，浸泡至 PVDF 膜完全浸透，呈半透明状，再

用转膜缓冲液浸泡 3～5min，取出时不再疏水，膜表面液体不成股流下，而是均匀分布，无水珠，滤纸和纤维垫均用转膜缓冲液浸透。转膜时按照从阳极到阴极的顺序：纤维垫、滤纸、PVDF 膜、凝胶、滤纸、纤维垫，注意膜、凝胶和滤纸之间均不能有气泡。夹紧后装入转膜槽，设置转膜条件为 100V，60min。

6. 抗体孵育

① 洗涤：用 TBST 洗 3 次，每次 5min。

② 封闭：用 TBST 配制 5%的脱脂奶粉，37℃置于摇床上封闭 1.5h。

③ 洗涤：用 TBST 洗 6 次，每次 5min，然后用滤纸吸干膜上水分。

④ 孵育一抗及 β-Actin 抗体：用抗体稀释液（TBST 溶液）稀释目的蛋白抗体（1∶1000）和 β-Actin 抗体（1∶1000），4℃孵育过夜。

⑤ 洗涤：用 TBST 洗 8 次，每次 5min。

⑥ 孵育二抗：用抗体稀释液（TBST 溶液）稀释兔二抗（1∶2000）。将膜封入杂交袋中，加入稀释后的抗体，置于摇床中 37℃孵育 1h。

⑦ 洗涤：用 TBST 洗 8 次，每次 5min。

7. ChemiDOCTM MPimaging system 成像

① ECL 显色液 1∶1 混匀，将 PVDF 膜放入 ECL 显色液中 20～30s（在黑暗环境中可见蓝绿色荧光）。

② 将 PVDF 膜放在 ChemiDOCTM MPimaging system 托盘内，设置曝光时间（视情况而定）。

③ 拍照并保存图片。

六、抗氧化检测

（一）检测原理

氧化应激是体内产生的自由基超出了机体的抗氧化清除能力，引起细胞和组织氧化损伤的一种状态。抵御氧化应激，主要依靠机体内的抗氧化体系。

人体正常新陈代谢过程中产生了活性氧（ROS）和活性氮（RNS），包括超氧阴离子（O_2^-）、过氧化氢（H_2O_2）、过氧自由基（ROO^-）、羟自由基（HO^-）、单线态氧（O_2）和过氧化氮自由基（$ONOO^-$）等。这些活性物质将会对机体造成伤害，引发炎症和分子降解等类型的疾病，而肠道的氧化应激反应会通过多种途径破坏肠上皮细胞间的紧密连接状态，导致肠上皮屏障功能受损和肠道通透性增加，还会导致肠道菌群紊乱，进而诱发多种疾病。对肠道组织标本进行正确的抗氧化功能评价，将有利于病情评估和指导有针对性治疗。

（二）抗氧化检测方法

1. 体外抗氧化活性检测

（1）二苯基-2-三硝基苯肼（1,1-diphenyl-2-picylhydrazyl，DPPH）法　DPPH是一种稳定的自由基，在有机溶剂中可稳定存在。DPPH醇溶液呈紫色，需低温避光储存，在517nm波长处有最大吸收峰。当DPPH醇溶液与供质子底物混合时会发生还原反应，使溶液颜色改变。溶液颜色的变化可通过DPPH清除率、有效浓度、抗自由基能力、抑制率等指标进行量化。

（2）超氧阴离子（O_2^-）清除法　超氧自由基即O_2^-，作为氧的单电子还原产物，广泛存在于生物体内外。在体内，O_2^-不仅在线粒体呼吸链和烟酰胺腺嘌呤二核苷酸氧化过程中发挥重要作用，而且与多种生理和病理过程都有紧密联系。

（3）羟自由基（OH^-）清除法　羟自由基即OH^-，是一种具有高度活性的自由基，容易氧化各种生物大分子，导致组织脂质过氧化、核酸断裂、蛋白质和多糖分解等。

（4）ABTS法　ABTS法是一种用于测定抗氧化能力的常用方法。在该方法中，过硫酸钾将ABTS（无色）氧化成稳定的$ABTS\cdot^+$（蓝绿色），其在波长734nm处有最大吸收峰。当抗氧化剂存在时，$ABTS\cdot^+$被还原为ABTS和游离自由基，吸光度下降。抗氧化活性以样品的吸光度变化值和抗氧化剂标准品维生素E的水溶性类似物Trolox（6-羟基-2,5,7,8-四甲基色满-2-羧酸）的吸光度比值来表示。ABTS法的灵敏度和快速性使其成为检测生物样品（如血浆和血清）中总抗氧化能力以及检测厌氧菌产生自由基的常用方法。

（5）ORAC法　ORAC法利用2,2-偶氮-2-氨基丙烷二盐酸盐产生的自由基破坏荧光探针，导致荧光强度减弱的原理进行检测。通过测量样品在激发光波长为485nm、发射光波长为520nm处的荧光强度来评估样品的氧自由基清除活性，并通过比较维生素E的水溶性类似物Trolox与样品荧光衰减曲线下的面积评价样品的氧自由基吸收能力。

2. 体内抗氧化活性检测

体内抗氧化活性测定法能更准确地反映生物体内的抗氧化能力和氧化应激状态。

（1）SOD、GPX和CAT检测　SOD、GPX和CAT是抗氧化防御系统的重要组成部分，在抵御氧化应激中起着关键作用。

SOD是一种以共价键与金属辅基结合的酸性蛋白酶分子，依据活性中心的金属离子不同，可分为铜锌SOD（Cu，Zn-SOD）、锰SOD（Mn-SOD）和铁SOD（Fe-SOD）三种。常用的测定SOD活性的方法有氰化三苯基四氮唑法、酶联免疫吸附试验（enzyme linked immunosorbent assay，ELISA）法、FRAP法、ROS消除法和电化学法。氰化三苯基四氮唑法的原理是O_2^-与三苯基四氮唑反应，而SOD将O^{2-}歧化以抑制产物的生成。ELISA法的原理是抗体特异性地结合SOD，加入带有标记物的二抗。最后通过测量标记的量来间接测定SOD的浓度和活性。FRAP法的底物含O^{2-}源，在酸性条件下SOD将无色的三价铁离子-三吡啶三嗪复合物还原为蓝色的亚铁离子-三吡啶三嗪复合物，亚铁离子-三吡啶三嗪在593nm波长处的吸光度可以评估SOD的活性。ROS消除法的原理是SOD能有效转化ROS中的超氧化物，将其分解为H_2O_2和水。即使SOD分解出的H_2O_2属于ROS，但同时也存在CAT及过氧化物酶。这两种酶可将H_2O_2分解为氧气和氢气，能有效清除ROS。电化学法的原理基于电化学信号与SOD活性之间的关系，通过测定电流、电位等信号的变化来测定SOD活性。SOD活性的测定方法还有免疫学法、原位法等。常用的GPX酶活性测定方法有ELISA法、FRAP法和荧光法。

ELISA法的原理是向预先包被微生物GPX捕获抗体的包被微孔中依次加入标本、标准品、HRP标记的检测抗体，经过温育、洗涤、底物显色，底物在过氧化物酶的催化下转化成蓝色，并在酸的作用下转化成最终的黄色。颜色的深浅与样品中微生物的GPX酶活性呈正相关。

FRAP法同样可以用来测定GPX的活力，与测定SOD活力的实验不同的是，反应体系中的底物包含H_2O_2底物。荧光法的原理是GPX催化GSH，将H_2O_2或有机过氧化物转化为水或相应的醇，该过程中GSH被氧化为氧化型谷胱甘肽（oxidizedglutathione，GSSG）。

使用荧光探针检测GSH的消耗或GSSG的生成，荧光强度的变化与GPX的活性成正比，从而可以用来定量分析GPX活性。CAT属于氧化还原酶，能催化H_2O_2分解为水和氧气，可根据H_2O_2的消耗或氧气的生成测定该酶的活力大小。H_2O_2在240nm波长处有强烈吸收，反应液的吸光度随反应时间而下降，根据测量吸光率的变化速度检测CAT的活性。CAT的活力还可采用ABTS法和荧光法进行测定。除了测定这些抗氧化酶的活力，还可以检测它们的基因表达水平来反映生物样本内的氧化应激水平。

抗氧化物主要包括GSH、维生素E和维生素C等。GSH常用比色法进行测定，该法原理是GSH和5,5′-二硫代双(2-硝基苯甲酸）定量生成2-硝基-5-巯基苯甲酸和GSSG。2-硝基-5-巯基苯甲酸在波长412nm处具有最大吸收，吸光度与 GSH 含量成正比。维生素 E 是一类重要的脂溶性抗氧化剂，能够清除自由基、阻断自由基链式反应，对维持细胞膜的功能和完整性非常重要。维生素 E 还与谷胱甘肽和维生素 C 协同发挥抗氧化作用。目前常用的体内维生素 E 测定方法有 HPLC 法、紫外-可见分光光度法、荧光法和 ELISA 法等。HPLC 法和荧光法的精密度和特异性较好，是体内维生素 E 水平测定的常用方法。HPLC 法是利用液相色谱对生物样本中的维生素 E 进行分离和分析，通过联用紫外、荧光或质谱检测器，对不同形式的维生素 E 进行定量。荧光法的测定原理是维生素 E 与荧光探针结合生成荧光衍生物，再通过测定产物的荧光强度定量分析样品中维生素 E 的水平。维生素 C 具有很强的还原性，极易被氧化成可还原的脱氢维生素 C。脱氢维生素 C 极易被氧化，很大程度上消耗了氧化物质，在体内向各种酶促或非酶促反应提供电子，充当抗氧化剂。同时，维生素 C 还能将被氧化的维生素 E 等还原性物质还原，使其恢复活性。测定体内维生素 C 的常用方法有 HPLC 法、紫外-可见分光光度法、荧光法和电化学法等。HPLC 法准确性和可靠性高，在临床和研究中被广泛使用。但对于灵敏度和特异性要求更高的研究，荧光法和电化学法可能更加合适。荧光法的测定原理是维生素 C 在特定条件下与特异性荧光探针结合生成有荧光的衍生物，通过测定衍生物的荧光强度来分析维生素 C 的水平。常用的荧光探针有邻苯二酚和氟酮类化合物。电化学法基于维生素 C 在电极上的还原性进行测定，利用电化学传感器测定维生素 C 的还原电流，该法具有快速、灵敏度高的特点。

（2）生物标志物检测

① 脂质过氧化物水平的检测　脂质过氧化是衡量氧化应激的一个关键指标，其中 MDA 和 4-羟基壬烯醛（4-hydroxynonenal，4-HNE）是脂质过氧化过程中生成的两个主要标志物。MDA 是细胞膜脂质过氧化作用的重要产物，其浓度的增加通常被视为细胞膜损伤和氧化应激状态的直接证据。MDA 常用比色法进行检测，该法原理是在高温、酸性条件下，MDA 与硫代巴比妥酸发生反应形成红棕色的三甲基复合物，该复合物在 532nm 波长处有最大吸收，可以对 MDA 进行定量分析。另一方面，4-HNE 作为另一种脂质过氧化的关键标志物，由于其与多种病理状态相关，包括神经退行性疾病、心血管疾病等，因此检测 4-HNE 同样具有重要意义。4-HNE 的测定方法包括 HPLC 法和 ELISA 法等。HPLC 法通过色谱分离技术能够测定复杂生物样本中的 4-HNE 含量。ELISA 法检测时，特异性抗 4-HNE 抗体首先被用于微孔板的包被，依次加入待测的 4-HNE 样本及 HRP 标记的抗 4-HNE 抗体，形成抗体-抗原-酶标抗体复合物，再加入显色底物后，在酶的催化作用下产生颜色变化，

该颜色变化经终止反应后在 450nm 波长下进行吸光度测定，从而实现对 4-HNE 含量的定量分析。

② 蛋白质氧化损伤检测　蛋白质氧化损伤是由 ROS 和 RNS 与细胞内蛋白质快速反应引发的损伤。其中，蛋白质羰基是蛋白质氧化损伤的主要标志物之一。羰基水平的变化可以反映蛋白质氧化损伤的程度。因此，测定体内和体外抗氧化活性及蛋白质中的羰基水平是检测蛋白质氧化损伤的主要方法之一。蛋白质羰基水平的检测可用二硝基苯肼中的肼基与羰基缩合形成二硝基苯肼衍生物的方法，该衍生物可通过免疫印迹法或 ELISA 法进行定量分析。此外，基于二硝基苯肼反应开发的电化学传感器，可通过监测二硝基苯肼的肼基氧化峰值的变化定量分析 ROS 对蛋白质的氧化程度。高效液相色谱-质谱联用技术（HPLC-MS）是另一种用于鉴定和分析氧化后氨基酸残基的方法，特别适合于分离复杂样本中的氧化蛋白质。其中，超高效液相色谱-串联质谱（UPLC-MS/MS）法展示了其在精密度、准确度和效率方面的优势。除此之外，荧光蛋白法也被广泛应用于蛋白质氧化损伤的研究中。这一技术依赖于荧光蛋白在特定波长下激发和发射特定荧光信号的能力，通过捕捉这些信号并将其转化为数字信号，可以获取关于生物分子状态的详细信息。

③ DNA 氧化损伤检测　DNA 氧化损伤作为自由基和其他氧化剂作用的直接后果，涵盖了双链断裂、单链断裂及特定氧化产物的形成等现象。其中，8-羟基脱氧鸟苷（8-hydroxydeoxyguanosine，8-OHdG）和彗星实验法是评估 DNA 氧化损伤程度的两种主要技术手段。当细胞处于氧化应激环境时，DNA 中的鸟嘌呤会被氧化剂氧化生成 8-OHdG，每 10^6 个鸟嘌呤中的 8-OHdG 的数量可用来衡量 DNA 损伤程度。8-OHdG 可通过毛细管气相色谱-质谱分析法和高效液相色谱（HPLC）-电化学检测器法进行定量分析。彗星实验法又称单细胞凝胶电泳法，其原理是将包埋于琼脂糖凝胶中的细胞裂解，再将 DNA 解旋，通过观察 DNA 在电场作用下的迁移模式来评估 DNA 的断裂情况，其形成的彗星样图像的大小和形状为 DNA 损伤提供了直观的定量和半定量信息。若 DNA 断裂成碎片，则荧光染色后在显微镜下呈彗星样结构。彗星尾部越长、面积越大，荧光强度越高，表明 DNA 的断裂损伤越严重。

DNA 氧化损伤与肿瘤、脓毒症、癌症等的发生发展密切相关。通过对肝细胞癌患者进行的研究发现，与非癌性肝组织相比，肿瘤组织中的 ROS 水平显著增加，从而促进了核因子红细胞 2 相关因子的活化和 8-OHdG 的积累。这一发现不仅揭示了 DNA 氧化损伤在癌症发生中的重要作用，也为开发新型抗氧化剂提供了理论基础，这些抗氧化剂有潜力在减轻 DNA 氧化损伤和调控氧化应激过程中发挥治疗作用。

（3）线粒体氧化损伤检测法　线粒体在细胞的能量代谢、细胞死亡调控以及多种疾病的发生发展中扮演着重要角色。其氧化损伤的检测对于理解生物体的氧化应激状态具有重要意义。检测线粒体氧化损伤的主要方法包括线粒体膜电位的测量、线粒体呼吸链酶活性的评估以及线粒体 DNA 损伤的检测。

① 线粒体膜电位检测　线粒体膜电位是线粒体功能的重要指标，氧化应激导致的线粒体膜电位降低通常预示着线粒体功能障碍和细胞面临死亡。荧光探针如 JC-1、四甲基罗丹明乙酯和四甲基罗丹明甲酯等可在健康的线粒体中积累，产生特定的荧光信号，而在受损的线粒体中则无法积累，其荧光强度的变化可反映线粒体膜电位的改变。特别是 JC-1 会根据线粒体跨膜电位的改变而展现出不同的荧光特性，在线粒体膜电位高的健康细胞中，JC-1 呈 J-聚集体复合物，发出红色/橙色荧光，在线粒体膜电位低的细胞中 JC-1 呈单体，发出绿色荧光，为研究线粒体功能提供了直观且灵敏的工具。

② 线粒体呼吸链酶活性　线粒体呼吸链酶的活性直接关系到细胞的能量代谢和氧化应激状态。通过生物化学法测定线粒体复合物Ⅰ、Ⅱ、Ⅲ和Ⅳ等酶的活性，可以判断线粒体功能是否受损。线粒体呼吸链酶活性的下降会减少线粒体内能量的产生，从而影响细胞的代谢和能量供应。该方法操作简单、灵敏、准确。在对党参水提物抗衰老的研究中，通过分光光度法测定肝、肾线粒体呼吸链复合物Ⅰ、Ⅳ酶的活性，证实高剂量党参水提物能有效提高小鼠肝、肾线粒体呼吸链复合体Ⅰ、Ⅳ酶活性，进而改善线粒体功能并减缓衰老过程。

③ 线粒体 DNA 损伤检测　线粒体 DNA 损伤的检测为理解线粒体在细胞损伤和疾病中的作用提供了重要视角。线粒体 DNA 损伤的增加与多种疾病状态密切相关，包括衰老、癌症和心血管疾病等。线粒体 DNA 损伤可利用 DNA 测序技术、ASO 探针杂交、DNA 芯片技术、单核苷酸多态性分析、实时荧光定量聚合酶链反应技术、限制性片段长度多态性分析及高效液相色谱技术等进行检测。此外，线粒体膜磷脂脂质过氧化水平以及线粒体通透性转换孔的检测都能反映线粒体损伤程度。线粒体氧化损伤的检测技术不仅对于揭示细胞内氧化应激的机制具有重要意义，也为开发新的抗氧化治疗方法提供了科学基础。随着研究的深入，这些检测方法在揭示疾病机制、评估干预措施效果以及开发新药中的应用将越来越广泛。

（4）总抗氧化能力评估　总抗氧化能力（total antioxidant capacity，TAC）指体内各种抗氧化物质和抗氧化酶构成的总抗氧化水平可以保护机体不受氧化应激损伤的能力。TAC 常使用 ORAC、FRAP、ABTS、DPPH 等方法测定。此外，化学发光法和电化学法也可用于 TAC 的测定。TAC 化学发光法主要基于化学分析和化学发光原理，利用特定的荧光试剂和自由基或氧化剂反应，通过测量发光强度来定量分析 TAC。该方法灵敏度高、特异性强、操作简便，但成本较高。TAC 电化学法是一种基于电子转移反应原理的检测方法，将阳极中的自由基或氧化剂加入待测样品中，通过测量样品中还原剂或电势信号来定量分析 TAC。尽管电化学法检测成本高，但该法灵敏度和准确度高、精密度好，在抗氧化剂的快速筛选和评估方面有很大的潜力。由于不同测定方法的原理不同，不同 TAC 测定方法获得的结果很难具有可比性，为反映生物体内抗氧化水平的整体情况，通常采用多种试剂同时应用来综合考虑各种抗氧化物质的协同作用。

3. 细胞模型抗氧化活性检测

ROS 的测定一般是利用荧光探针 2′,7′-二氯荧光素二乙酸酯（2′,7′-dichlorodihydrofluorescein diacetate，DCFH-DA 或 H2DCFDA）检测。DCFH-DA 本身没有荧光且可自由穿过细胞膜，进入细胞后被细胞酯酶水解成 2′,7′-二氯二氢荧光素。2′,7′-二氯二氢荧光素无法穿过细胞膜与细胞中的 ROS 结合生成有荧光的二氯荧光素，其荧光强度与细胞内的 ROS 水平成正比。因此，可以通过检测二氯荧光素的荧光强度来对细胞抗氧化活性进行评价。测定细胞中的脂质过氧化通常用硼二吡咯亚甲基荧光探针，这是一种亲脂性荧光探针，能标记细胞中的中性脂质。硼二吡咯亚甲基荧光探针定位于活细胞和固定细胞的脂滴上，对脂滴有特异性染色能力。相较其他抗氧化检测方法，上述荧光技术的最大优点是能与生物体内的分析物发生感应并实现可视化，且只有与目标物结合时才会发出荧光，从而提高成像的信噪比。动物实验结果虽可以真实反映体内的抗氧化程度，但费用较高，实验周期较长，因此可以通过细胞模型进行抗氧化活性的评价。

（彭莉，陆政昊，杨洋）

第四节　组学检测及分析方法

一、基因组

DNA 测序（DNA sequencing，DNA-seq）是指分析特定 DNA 片段的碱基序列，也就是腺嘌呤（A）、胸腺嘧啶（T）、胞嘧啶（C）与鸟嘌呤（G）的排列方式。DNA 测序方法的出现极大地推动了生物学和医学的研究和发展。

（一） DNA 测序原理

1. 化学修饰法测序原理

化学试剂处理末端DNA片段，造成碱基的特异性切割，产生一组具有不同长度的DNA链的反应混合物，经凝胶电泳分离。化学切割反应包括碱基的修饰，修饰的碱基从其糖环上转移出去，导致在失去碱基的糖环处DNA断裂。

2. Sanger 法测序的原理

利用一种DNA聚合酶来延伸结合在待测序列模板上的引物，直到掺入一种链终止核苷酸为止。每一次序列测定由一套四个单独的反应构成，每个反应含有所有四种脱氧核苷三磷酸（dNTP），并混入限量的一种不同的双脱氧核苷三磷酸（ddNTP）。由于ddNTP缺乏延伸所需的3-OH基团，导致延长的寡聚核苷酸选择性地在G、A、T或C处终止。终止点由反应中相应的双脱氧核苷三磷酸而定。每一种dNTPs和ddNTPs的相对浓度可以调整，使反应得到一组长度在几百至几千碱基的链终止产物。它们具有共同的起始点，但终止在不同的核苷酸上，可通过高分辨率变性凝胶电泳分离大小不同的片段，凝胶处理后可用X射线胶片放射自显影或非放射性同位素标记进行检测。

3. 第二代测序（高通量测序，Next-Generation Sequencing，NGS）的原理

NGS技术是一种高通量测序技术，它通过测序大量的DNA或RNA序列，实现了对基因组和转录组的高效、快速测序，主要平台包括Illumina、SOLiD等。

其核心流程包括以下几个步骤：

（1）文库构建　将待测DNA或RNA样品通过不同的方法（如PCR扩增、亲和富集等）构建为文库，其中每个文库分子的DNA或RNA序列是随机分布的。

（2）测序芯片　将文库分子均匀固定在芯片上，通过不断地循环、扩增并检测DNA或RNA序列，从而在芯片上生成成千上万的簇（cluster）。

（3）边合成边测序　将四种核苷酸以不同的颜色标记后引入芯片中，通过对每个簇上的文库分子进行分子级别的同步测序。

（4）化学原理　Illumina测序基础原理是基于可逆终止、荧光标记的dNPT来进行边合成边测序的工作。这包括Flowcell的使用，其中文库DNA片段与Flowcell表面的寡核苷酸结合，然后进行桥式PCR扩增，形成DNA簇。

（5）信号检测　在测序过程中，通过捕捉新添加的碱基所携带的特殊标记来确定 DNA 序列。使用激光扫描判断是哪种碱基，然后加入化学试剂把叠氮基团和标记的荧光基团切掉，使 3′端的羟基暴露出来，再加入新的 dNTP 和聚合酶进入下一个碱基的测序反应。

4. 第三代测序（单分子实时测序）的原理

第三代测序主要平台为 PacBio、Oxford Nanopore 等。

（1）PacBio 原理　PacBio（Pacific Biosciences）测序仪是一种单分子实时测序技术，也称为第三代测序技术。它的工作原理基于单分子实时（SMRT）测序，可以提供长读长和实时测序数据。其核心原理包括以下几个步骤。

① 单分子测序：PacBio 测序仪可以在单个 DNA 分子水平上进行测序，无需进行 PCR 扩增，这有助于减少 PCR 引物偏差和覆盖不均匀的问题。

② 零模波导孔（ZMWs）：是一种纳米级光学腔，能将激光聚焦到极小体积中，仅激发紧邻底部的单分子荧光信号。测序芯片上有许多零模波导孔，每个孔内可以容纳一个 DNA 聚合酶分子。这些孔的大小被设计为只能容纳一个 DNA 模板-聚合酶复合物，从而实现单分子测序。

③ 实时测序：当 DNA 聚合酶在 ZMWs 中合成新的 DNA 链时，它会实时地将荧光标记的脱氧核苷酸（dNTPs）添加到延伸中的 DNA 链上。每种 dNTP 都有一个独特的荧光标记。

④ 荧光检测：测序仪通过高灵敏度的相机实时捕捉每个 ZMWs 中的荧光信号，这些信号对应正在添加的核苷酸。

⑤ 核苷酸识别：根据荧光信号的强度和持续时间，可以确定所添加的核苷酸类型。每个荧光标记的 dNTP 被聚合酶特异性地添加到与模板 DNA 互补的链上。

⑥ 信号处理：测序软件分析荧光信号，将荧光模式转换为 DNA 序列信息。

⑦ 长读长：PacBio 测序仪可以生成平均读长数千碱基的读段，这有助于检测基因组中的复杂结构变异和基因融合事件。

⑧ 错误校正：由于 PacBio 测序的原始数据中存在一定比例的错误，通常需要通过算法进行错误校正，以提高测序数据的准确性。

⑨ 数据输出：测序完成后，输出数据包括原始的荧光信号数据和经过处理的碱基序列数据。

PacBio 测序技术的优势在于其长读长和实时测序能力，这使得它在基因组拼接、结构变异检测、转录组分析和表观遗传学研究等领域具有独特的应用价值。然而，PacBio 测序数据需要通过生物信息学工具进行处理和分析，以获得准确的基因组信息。

（2）Nanopore 原理　Nanopore 测序技术也是一种单分子实时测序技术。其核心原理是利用纳米孔来识别 DNA 或 RNA 分子中的四种碱基（A、T、C、G）。其核心原理包括以下几个方面。

① 纳米孔（nanopore）：纳米孔是一个直径为 1～2nm 的小孔，可以由蛋白质（如 α-溶血素）或固态材料（如石墨烯）构成。测序时使用一个蛋白质纳米孔，该孔嵌入在具有电阻性的聚合物膜中。通过在膜两侧施加电压，可以使离子电流通过纳米孔。

② 电流测量：当 DNA 或 RNA 分子通过纳米孔时，它们会阻断离子流动，导致电流的变化。这种电流的变化被实时记录，并用于识别通过纳米孔的分子。

③ 单分子测序：Nanopore 技术允许单个核酸分子通过纳米孔，因此它是一种单分子测序技术。这意味着每一条 DNA 分子都可以单独被测序，无需 PCR 扩增。

④ 实时分析：Nanopore 测序能够提供实时的 DNA 或 RNA 序列分析，这是因为碱基通过纳米孔时引起的电流变化可以立即被检测和解码。

⑤ 长读长：与传统的短读长测序技术相比，Nanopore 测序技术可以产生较长的读长，这有助于提高基因组组装的质量并解决复杂的基因组区域问题。

⑥ 直接 DNA/RNA 测序：Nanopore 技术能够同时检测碱基修饰和核苷酸序列，这为表观遗传学研究和基因组变异分析提供了强大的工具。

⑦ 便携性和可扩展性：Nanopore 设备具有从便携性到大规模人口测序的可扩展性，这意味着它们可以被用于各种规模的实验和各种应用场景。

综上所述，Nanopore 测序技术通过实时监测单个碱基通过纳米孔时引起的电流变化，实现了对 DNA 或 RNA 序列的直接、实时分析。这种技术以其长读长、实时分析和便携性等特点，在基因组学和分子生物学研究中发挥着越来越重要的作用。

（二）DNA 测序实验步骤

1. DNA 分离与纯化

提取高质量的基因组 DNA，去除蛋白质、RNA 和其他杂质。

2. 建议送样量（NGS 测序平台）

（1）gDNA 样本　总量≥400ng，浓度≥10ng/μL。

（2）动物组织样本　常规材料≥200mg，特殊材料≥500mg。

3. DNA 片段化

将完整的 DNA 分子随机切割成更小的片段，通常大小为 200～700bp（根据测序平台要求）。

4. 测序

利用上述测序技术（如 Illumina、PacBio、Nanopore）对 DNA 片段进行碱基测序。

5. 数据分析

将生成的短序列（reads）组装成完整的基因组序列。

（三） DNA 测序数据分析流程

1. 原始数据质量控制

（1）常用工具　FastQC、MultiQC 等。

（2）核心目标

① 检查测序数据质量，如碱基质量分布、GC 含量、接头序列污染。

② 识别低质量数据（如低碱基质量、N 含量高的 reads）。

2. 数据清理

（1）常用工具　Trimmomatic、Cutadapt、BBduk 等。

（2）核心目标

① 去除接头序列。

② 剔除低质量 reads。

③ 剔除过短或含有过多不确定的碱基的 reads。

3. 基因组组装

（1）常用工具　BWA、Bowtie2、HISAT2、SPAdes、Canu、Flye、SOAPdenovo 等。

（2）核心目标

① 将 reads 比对到参考基因组。

② 检查比对效率，剔除多次比对的或不确定的 reads。

③ 对 reads 进行拼接，生成 contigs，将 contigs 进一步组装成 scaffolds，最终输出基因组草图。

4. 重复序列和基因预测

（1）常用工具　RepeatMasker、RepeatModeler、AUGUSTUS、GeneMark、BRAKER 等。

（2）核心目标

① 识别和注释基因组中的串联重复、散在重复等。

② 识别编码基因区域，包括外显子、内含子、启动子等。

5. 功能注释

（1）常用工具 BLAST、DIAMOND、InterProScan、Blast2GO 等。

（2）常用数据库 NCBI NR、Swiss-Prot、KEGG、Pfam、Gene Ontology（GO）、KEGG。

（3）核心目标

① 将预测的基因序列与已知数据库中的序列进行比对，注释基因功能。

② 将基因归类到生物过程、分子功能、细胞组分等 GO 条目中。

③ 构建代谢通路模型。

6. 变异检测

（1）常用工具 GATK、Samtools、FreeBayes、Manta、Delly、VCFtools、PLINK 等。

（2）核心目标

① 检测变异位点，过滤低质量变异。

② 检测大规模变异，如倒位、复制、缺失、插入等。

③ 分析变异位点的群体频率。

④ 进行进化关系、连锁不平衡等研究。

7. 下游分析（如比较基因组、系统发育分析、表观遗传分析等）

（1）常用工具 OrthoFinder、MUMmer、MEGA、RAxML、IQ-TREE、Bisulfite-seq 等。

（2）核心目标

① 比较不同物种的基因组结构和基因组成。

② 识别物种特异性基因或保守基因。

③ 构建进化树，分析物种间的进化关系。

④ 检测 DNA 甲基化模式及其调控作用。

二、转录组

（一）RNA 测序原理

转录组测序（RNA-Seq）是一种高通量技术，用于研究细胞或组织中的全部转录产物，包括 mRNA、非编码 RNA 和小 RNA 等。它提供了基因表达水平、转录本结构、剪接变体和新转录本的详细信息。转录组测序同样基于上述测序技术，并通过对 RNA 样本的测序，定性和定量地研究 RNA 分子的种类和丰度。

（二）RNA 测序实验流程

1. RNA 样品检测

采用先进的分子生物学设备检测 RNA 样品的纯度、浓度和完整性，以确保使用合格的样品进行转录组测序。

2. RNA 提取

从样本中提取总 RNA，常用的方法有酚-氯仿法、磁珠法、柱提法等。

3. RNA 纯化

提取到的 RNA 可能会混有 DNA、蛋白质和其他杂质，需要通过 RNA 纯化去除杂质。常用的方法有 RNA 酶消化、硅胶柱纯化等。

4. 建议送样量（NGS 测序平台）

（1）RNA 样本　总量≥2μg，poly A 捕获法浓度≥20ng/μL；去核糖体法浓度≥100ng/μL。

（2）动物组织　常规材料≥200mg，特殊材料≥500mg。

5. mRNA 分离与片段化

对于真核生物，可通过 oligo dT 磁珠富集 mRNA 来进行建库，而如果想研究 lncRNA（长链非编码 RNA）、全转录组或原核生物转录组，可以通过去除 rRNA 的方法进行建库。将 RNA 打断成小的片段，因为 RNA 的长度有数千个碱基，而测序仪的读长只有 200 到 300bp，故打断成片段后才能完成测序。

6. RNA 反转录为 DNA

双链 DNA 比 RNA 更加稳定，双链 DNA 更容易扩增与修饰（加测序接头）。

7. cDNA 文库构建

通过连接接头（adapters）和 PCR 扩增等步骤，构建适合测序的 cDNA 文库，包括末端修复、加 A 尾和连接测序接头，然后用 AMPure XP beads 进行片段大小选择。

8. 文库质控

文库构建完成后，分别使用 Qubit2.0 和 Agilent 2100 对文库的浓度和插入片段大小（Insert Size）进行检测，使用 qPCR 方法对文库的有效浓度进行准确定量，以保证文库质量。

（三）转录组测序数据分析流程

1. 原始数据质量控制

（1）常用工具 FastQC、Trimmomatic 等。

（2）核心目标

① 提高数据质量，去除技术噪声。

② 检查测序数据的质量，包括碱基质量分布、GC 含量等。

2. 比对与组装

（1）常用工具 HISAT2、STAR、TopHat2 等。

（2）核心目标

① 将测序数据映射到参考基因组或进行 De Novo 组装。

② 将 reads 比对到参考基因组以获得转录本位置和表达量。

③ 拼接 reads 生成转录本序列（用于无参考基因组的物种）。

3. 表达定量

（1）常用工具 Salmon、Kallisto、FeatureCounts 等。

（2）核心目标

量化每个基因或转录本的表达水平。

① 计算每个转录本的 FPKM、TPM 或 RPKM 值。

② 汇总所有转录本的表达量。

4. 差异表达分析

（1）常用工具 DESeq2、EdgeR、limma 等。

（2）核心目标

① 比较不同样本或条件下基因表达水平的差异。

② 数据标准化，消除测序深度和基因长度的影响。

③ 输出差异表达基因列表（包括 log_2FoldChange、*p*-value 和 FDR）。

（3）应用实例 在一项研究中，研究人员使用成年斑马鱼（*Danio rerio*）作为模型生物，研究 Deoxynivalenol（DON）对肝脏和肠道的毒性效应。研究人员将斑马鱼分为对照组和实验组，实验组斑马鱼暴露于含有 50μg/mL DON 的溶液中，持续 96h。待实验结束后，收集斑马鱼的肠道和肝脏样本，进行 RNA 提取和测序。通过分析肠道样本转录组数据，研究人员发现在不同组别中存在数千个差异表达的基因（上调或下调）。通过功能注释，这些差异表达基因的功能富集在 RNA 剪切、MAP 激酶活性、吲哚类生物碱合成等信号通路，为理解 DON 的代谢途径在斑马鱼肠道中的影响以及肠道中潜在的解毒途径提供了宝贵的信息，并为未来的毒理学研究和解毒策略的开发提供了科学依据。

5. 下游分析

下游分析包括功能注释、通路富集分析、选择性剪切分析、新转录本发现等。

（1）常用工具　BLAST、InterProScan、EggNOG、DAVID、KEGG、Reactome、rMATS、SUPPA2 等。

（2）核心目标

① 注释差异表达基因的功能，关联到蛋白质数据库（如 Swiss-Prot、Pfam）。

② 富集分析差异表述基因参与的代谢通路或信号通路。

③ 检测可变剪接事件，如外显子跳跃、内含子保留等。

④ 发现未知的转录本或基因。

（3）应用实例　在一项研究中，研究人员聚焦于观察肠道上皮细胞在营养饥饿或内质网（ER）应激下的转录和剪接变化。研究人员从小鼠小肠中提取隐窝细胞（crypts）并培养成类器官（enteroids），再将类器官分为三组：未刺激对照组、用 thapsigargin（一种诱导 ER 应激的药物）刺激的实验组以及营养饥饿条件下的实验组。随后，从处理后的类器官中提取总 RNA，并进行转录组测序，以分析基因表达和选择性剪接事件。研究发现，ER 应激和营养饥饿都能诱导肠道类器官中的基因表达变化，涉及应激转录因子、趋化因子和炎症相关基因。同时，两种应激条件下均影响了 mRNA 的剪接模式，揭示了选择性剪接在塑造应激响应中的作用，并提出了一个可能的基因调控机制，涉及选择性剪切和选择性翻译起始位点的耦合。综上所述，该研究为理解肠道上皮细胞如何响应代谢应激提供了新的见解。

（四）单细胞转录组测序

单细胞转录组测序（single-cell transcriptome sequencing，简称 scRNA-seq）是近年来兴起的一种分辨率更高的高通量转录组测序技术，它允许研究者在单个细胞水平上分析基因表达。这项技术的发展极大地推动了我们对细胞异质性、细胞状态和细胞发育过程的理解。

1. 基本原理

单细胞转录组测序技术通过分离单个细胞并测定其内部的 RNA 分子来分

析每个细胞的基因表达情况。通过比较不同细胞的基因表达模式，研究者可以识别细胞类型、状态和功能等方面的差异。

2. 实验过程

比起上述的普通转录组测序，单细胞转录组测序主要多了一步细胞分离、制备单细胞悬液的过程，它涉及将组织样本解离成单个细胞，以便进行后续的测序分析。其实验过程包括：

① 去除附着组织（如脂肪、包膜）、去除热损伤部分（如样本采集时不可避免使用激光刀、电刀等样本采集工具处理）、去除坏死部位。用预冷的 PBS（或无菌生理盐水）冲洗去除组织表面血液残液和黏液，立即放入装有 4℃预冷组织保存液的离心管中，保证组织充分浸没在组织保存液中。

② 如组织较大，使用剪刀、刀片或组织匀浆器将组织切成小块，以增加组织的表面积，便于后续的解离步骤。取样大小如下。

a. 新鲜组织：50～100mg，体积约为黄豆粒大小（视组织情况而定）。

b. 穿刺样本：采集 3～5 根 1cm 以上的穿刺样本条。

c. 镜检样本：采集 2～3 个绿豆粒大小的样本。

③ 使用胶原酶、胰蛋白酶或其他特定的酶类处理组织，以分解细胞外基质（ECM）和细胞间连接，使细胞分离。根据组织的类型和细胞的特性，选择合适的酶和处理时间。

④ 通过温和的物理方法，如 pipetting、涡旋振荡或使用组织匀浆机进一步破坏组织结构，以帮助细胞分散。

⑤ 如果样本中含有血液，使用红细胞裂解缓冲液（如 ACK 缓冲液）去除红细胞，因为它们可能会干扰后续的分析。

⑥ 将解离后的细胞悬液通过不同孔径的过滤器（如 70μm 或 40μm 的细胞筛）过滤，以去除未分散的组织碎片和聚集的细胞团。

⑦ 将过滤后的细胞悬液离心以去除上清液中的酶和其他杂质，然后将细胞重新悬浮在适当的培养基或 PBS 中。

⑧ 使用细胞计数器或流式细胞仪对细胞悬液中的细胞进行计数，并评估细胞活力，以确保获得高质量的单细胞悬液。

⑨ 在进行测序之前，通过显微镜检查细胞悬液，确保细胞分散良好，没有明显的细胞聚集或组织碎片残留的情况。确保细胞活性大于 80%，结团率小于 5%，背景碎片少于 5%，消化后细胞数量要尽量保证在 1×10^6 个以上。

⑩ 单细胞悬液的制备过程需要根据具体的组织类型和实验目的进行优化。不同的组织类型和细胞类型可能需要特定的解离方案和条件。制备高质量的单细胞悬液是成功进行 scRNA-seq 分析的前提。

3. 数据分析流程

与普通转录组数据分析相比，主要多了以下步骤。

（1）数据降维

① 常用工具：Seurat、Scanpy、SPRING 等。

② 核心目标：使用降维技术，如主成分分析（PCA）、t-分布随机邻域嵌入（t-SNE）或统一流形近似和投影（UMAP）来减少数据的维度，以便可视化。

（2）聚类分析

核心目标：a. 根据基因表达模式将细胞分组，以识别不同的细胞类型和状态；b. 使用基于图的方法或基于密度的方法进行聚类。

（3）细胞类型注释

核心目标：a. 使用已知的标记基因或参考数据集来标注聚类得到的细胞群体；b. 可能需要手动审查和验证聚类结果。

（4）细胞发育轨迹推断

① 常用工具：Monocle、Slingshot、pagoda2 等。

② 核心目标：推断细胞状态转换的动态过程，如细胞分化轨迹。

4. 应用实例

在一项研究中，研究人员聚焦解析不同物种间小肠干细胞基因表达的共性与特性。为了确定不同物种间的肠道保守性，研究人员收集了小鼠、大鼠、猪、猕猴和人类的回肠组织，随后进行了 scRNA-seq 分析。根据相似标记基因的表达分别分析，大多数细胞类型也在人类、猕猴、猪、大鼠和小鼠回肠中发现。有趣的是，研究人员发现了一个以 CA7（碳酸酐酶 7）和 OTOP2 为标记的新细胞群；在人类、猕猴及猪中，$CA7^+$ 细胞含量在 1%～3%之间，其很可能参与调节离子转运、补体激活等生物过程，具体功能还需进一步探索；而在小鼠和大鼠回肠中 $CA7^+$ 细胞则很少存在。该研究提供了小鼠、大鼠、猪、猕猴和人类回肠的单细胞转录组图谱，分析了物种间共性和特性的细胞类型和基因表达，并在猪、猕猴和人类回肠中鉴定了一种新的 $CA7^+$ 细胞类型。此外，该研究揭示了不同物种对药物吸收的差异。这些数据为疾病研究和药物开发的动物模型选择提供了有价值的指导。

三、代谢组

代谢组（metabolome）是指在特定时间点、特定条件下，一个生物样本

（如细胞、组织或生物体液）中所有代谢物的集合。代谢物包括细胞代谢过程中产生的各种小分子物质，如氨基酸、脂质、糖类、核苷酸、维生素、激素、辅酶以及其他低分子量的代谢中间体和产物。

代谢组学（metabolomics）是系统地研究和分析代谢物的科学，其目的是揭示生物体系在不同生理或病理状态下的代谢特征和代谢网络的变化。代谢组学可以帮助我们理解生物体内的代谢途径、代谢调控机制以及代谢物之间的相互作用。

（一）代谢组测序原理

1. 质谱法（mass spectrometry，MS）

MS是一种强大的分析技术，它能够对生物样本中的代谢物进行定性和定量分析。质谱法通过测量离子的质荷比（m/z）来鉴定和测量样本中的分子。其步骤如下。

（1）样品准备　样本（如细胞、组织或生物体液）首先需要经过适当的处理，以提取代谢物。这可能包括细胞裂解、蛋白质沉淀、代谢物提取和纯化等步骤。通常需要6个或6个以上生物学重复样本。

（2）离子化　代谢物被转化为气相离子。这个过程称为离子化，可以通过多种方式实现，如电喷雾电离（ESI）、基质辅助激光解吸电离（MALDI）、大气压化学电离（APCI）等。每种方法都有其特定的应用和优势。

（3）质量分析　离子化后的代谢物被引入质量分析器，根据不同的m/z值进行分离。常见的质量分析器类型包括四极杆、离子阱、飞行时间（TOF）和轨道阱等。这些分析器利用不同的物理原理分离离子。

（4）检测器检测　分离后的离子到达检测器，检测器测量离子的强度，从而得到离子的相对丰度。

（5）数据采集和处理　检测器收集的数据被转换成质谱图，显示不同m/z值的离子强度。通过分析这些数据，可以鉴定和定量样本中的代谢物。

（6）定性和定量分析　通过与已知标准品的质谱图进行比较，可以对样本中的代谢物进行定性和定量分析。质谱图上的每个峰代表一种特定的代谢物，其面积与代谢物的浓度成正比。

（7）代谢物鉴定　代谢物的鉴定可以通过精确质量测定、同位素标记、数据库匹配和碎片图谱分析等方法实现。

（8）定量分析　通过比较样本中代谢物的信号强度与标准品的信号强度，可以进行定量分析。这通常涉及建立校准曲线，以确保分析结果的准确性。

（9）多反应监测（MRM）　在某些情况下，为了提高分析的特异性和灵敏度，可以采用多反应监测模式，即在质谱仪中设置特定的 m/z 离子对，以选择性地监测特定的代谢物。质谱法在代谢组学中的应用非常广泛，它能够提供高灵敏度、高特异性和高覆盖率的代谢物分析，是研究生物代谢网络和代谢变化的重要工具。

2. 气相色谱（gas chromatography，GC）

GC 是一种分离分析技术，它利用气体作为流动相（载气），将样品中的各个组分分离，并根据其在固定相和流动相之间的分配系数差异进行检测。其步骤如下。

（1）样品引入　样品通常以液体或固体形式存在，需要通过注射器引入到 GC 系统中。在高温下，样品被瞬时气化并被载气带入色谱柱。

（2）色谱柱　GC 使用的色谱柱可以是填充柱或毛细管柱。填充柱内部填充有固定相材料，而毛细管柱的内壁涂有固定液。固定相可以是固体吸附剂或液体涂层。

（3）载气　载气（如氮气、氦气、氢气等）负责将样品带入色谱柱，并在色谱过程中帮助样品组分传输和分离。

（4）分离原理　样品中的各个组分在色谱柱中根据其与固定相的相互作用强度不同而移动速度不同。相互作用越强的组分在固定相中停留的时间越长，移动速度越慢。

（5）分配系数　分配系数是描述组分在流动相和固定相之间分配情况的物理量。不同组分的分配系数不同，导致它们在色谱柱中的移动速度不同，从而实现分离。

（6）检测器　经过色谱柱分离后的组分被载气带至检测器。检测器能够响应并测量每种组分的信号，常见的检测器有火焰离子化检测器（FID）、热导检测器（TCD）、电子捕获检测器（ECD）和质谱检测器（MSD）等。

（7）定性和定量分析　通过与标准物质的色谱图进行比较，可以实现样品中组分的定性分析。通过测量峰面积或峰高，可以进行组分的定量分析。

3. 液相色谱（liquid chromatography，LC）

LC 分离分析技术，它使用液体作为流动相（mobile phase），通过固定相（stationary phase）来分离样品中的各个组分。其步骤如下。

（1）样品引入　样品通常以溶液形式通过注射器引入 LC 系统。在某些情况下，样品可能需要预处理以提高其在色谱系统中的稳定性和兼容性。

（2）流动相　流动相是推动样品通过色谱柱的液体，可以是纯溶剂或混合物溶剂。流动相的选择对分离效果有重要影响，因为它决定了样品组分在色谱柱中的迁移速度。

（3）色谱柱 色谱柱内装有固定相，固定相可以是颗粒状材料或表面化学键合的材料。固定相的选择取决于样品的性质和所需的分离效果。

（4）分离原理 样品中的各个组分因其与固定相和流动相之间的相互作用强度不同而迁移速度也不同。与固定相相互作用较强的组分会移动得更慢，而与流动相相互作用较强的组分会移动得更快。

（5）分配系数 分配系数描述了组分在流动相和固定相之间的分配。不同组分的分配系数不同，导致它们在色谱柱中的迁移速度和保留时间不同，从而实现分离。

（6）检测器 分离后的组分被流动相输送至检测器，检测器能够检测到并测量出每种组分的信号。常见的检测器包括紫外-可见分光光度法（UV-Vis）检测器、荧光检测器、电化学检测器和质谱（MS）检测器等。

（7）数据记录 检测器产生的信号被记录下来，形成色谱图。色谱图上的每个峰代表样品中的一个组分，峰的大小和形状可以提供组分的浓度和结构信息。

（8）定性和定量分析 通过与标准物质的色谱图进行比较，可以实现样品中组分的定性分析。通过测量峰面积或峰高，可以进行组分的定量分析。

（9）梯度洗脱 在某些应用中，流动相的组成会随时间变化（梯度洗脱），以优化不同组分的分离效果，特别是在分析复杂样品时。

（10）柱温控制 柱温对分离效果有显著影响。提高柱温可以增加组分的迁移速度，缩短分析时间，但也会影响组分与固定相的相互作用。

（二）代谢物检测流程

1. 肠道样本采集

（1）小型动物 将动物固定在手术台上，麻醉或处死后，用无菌手术刀切开动物腹部，选取肠道组织部位（如回肠、结肠等），沿肠腔纵轴剖开肠管，迅速用无齿镊和手术剪横向剪取一段肠道组织，并用预冷的 RNase-free 水（转录组分析）或生理盐水（其他组学分析）进行漂洗，去除肠道内容物。

（2）大型动物 人道处死动物，使用灭菌手术刀剖开动物腹部，找到肠道组织，剔除周围组织，沿肠腔纵轴剖开肠管，用无菌手术剪或者手术刀切取一段肠道组织，并用预冷的 Rnase-free 水（转录组）或生理盐水（其他组学）进行漂洗，去除肠道内容物。

（3）大型鱼 将鱼放置在操作台，体表消毒，解剖鱼体，去除多余脏器和腹部脂肪，去除肠道后用 RNase-free 水（转录组分析）或生理盐水（其他组学分析）冲洗，区分前、中、后肠，截取相应肠段。

（4）斑马鱼　将采集到的斑马鱼置于无菌载玻片（苗鱼）或培养皿（幼鱼、成鱼）上，体表消毒，在解剖显微镜下进行解剖（苗鱼和幼鱼使用灭菌的昆虫解剖针解剖，成鱼使用无菌的解剖刀解剖），取出斑马鱼食管至肛门的整个肠道，如肠道较小，可将6～7条斑马鱼肠道混合成1个样本。采集的肠道样本置于无菌离心管中。

（5）果蝇　果蝇可在冰上或用二氧化碳麻醉。然后将果蝇放在含有1mL PBS的玻璃皿中，在体视镜下操作。用镊子夹住果蝇的头部，轻轻拉动腹部后部，小心地将腹部与胸腔分离开来。然后小心地将肠道拉出来。把它的头切下来（此时可收集头部），然后轻轻地将肠道分别从前端和后端分开。将解剖后的肠道用RNase-free水（转录组分析）或PBS（其他组学分析）轻柔地清洗，放入置于冰上的1.5mL EP管中。

2. 分离与检测

通过色谱分离和质谱检测获取代谢物信息。

3. 数据采集

捕获代谢物的质荷比（m/z）、保留时间和相对丰度。采集参数包括：

① 色谱峰的保留时间（retention Time，RT）。

② 质谱峰的 m/z 值。

③ 峰面积或强度（反映代谢物的相对丰度）。

（三）代谢组测序数据分析流程

1. 数据预处理

（1）常用工具　ProteoWizard、XCMS、AMDIS等。

（2）核心目标

① 去除背景噪声和假阳性信号。

② 校正样本间的技术偏倚（如进样量差异）。

③ 去除重复性低或丰度低的代谢物。

④ 从质谱数据中提取代谢物信号。

⑤ 对不同样本中的相同代谢物信号进行校正，以消除实验时间差异导致的偏移。

⑥ 检查测序数据的质量，包括碱基质量分布、GC含量等。

2. 代谢物鉴定

（1）常用工具　MassBank、mzCloud等。

（2）常用数据库　HMDB、METLIN、KEGG、LIPID MAPS 等。

（3）核心目标

① 将检测到的特征（m/z 和 RT）匹配到已知代谢物。

② 提高代谢物鉴定的置信度。

③ 同分异构体鉴别。

④ 生成代谢物列表。

3. 统计分析（如主成分分析、聚类分析、差异代谢物筛选等）

（1）常用工具　R 包 FactoMineR、Cluster、SIMCA、MetaboAnalyst 等。

（2）核心目标

① 探索数据的总体分布和模式。

② 检测批次效应和异常样本。

③ 识别组间差异代谢物。

④ 输出显著差异代谢物列表（含 p 值和效应大小）。

4. 下游分析（如功能注释、代谢通路分析、构建代谢网络、生物标志物挖掘等）

（1）常用工具　KEGG、HMD、MetaboAnalyst、Cytoscape、STRING 等。

（2）核心目标

① 将代谢物与已知的功能或类别关联。

② 确定差异代谢物富集的生物通路。

③ 构建代谢网络，揭示代谢物之间的相互作用。

④ 筛选具有诊断或预测价值的代谢物。

（3）应用实例　在一项研究中，研究人员通过代谢组学研究次级胆汁酸（secondary bile acids，SBAs）在 UC 患者中的水平变化，以及它们与肠道炎症的关系。研究发现，UC 患者的粪便中 SBAs 水平较家族性腺瘤性息肉病患者显著降低，同时与 SBAs 生物合成相关的细菌（如 Ruminococcaceae）也有所减少。在小鼠结肠炎模型中，研究人员发现补充 SBAs 能够显著减轻肠道炎症。这项研究揭示了 UC 患者中 SBAs 水平的降低与肠道炎症的潜在联系，并提出了通过调节胆汁酸代谢来治疗 UC 的可能性。

四、蛋白质组

蛋白质组学是研究细胞或组织中所有蛋白质（即蛋白质组）的结构、功能及其相互作用的学科。与基因组学不同，基因组只描述了一个物种的基因序列，而蛋白质组学则关注在特定条件下哪些蛋白质被表达，及其如何与其他分子互作，从而影响生物体的功能和表型。

蛋白质组测序是通过高通量技术对细胞或组织中所有蛋白质进行全面分析的过程。其主要目的是鉴定和定量分析蛋白质，了解它们的结构、功能以及相互作用。

（一）蛋白质组学测序步骤

1. 肠道样本采集

（1）小型动物　将动物固定在手术台上，麻醉或处死后，用无菌手术刀切开动物腹部，选取肠道组织部位（如回肠、结肠等），沿肠腔纵轴剖开肠管，迅速用无齿镊和手术剪横向切取一段肠道组织，并用预冷的 RNase-free 水（转录组分析）或生理盐水（其他组学分析）进行漂洗，去除肠道内容物。

（2）大型动物　采用电击等方法处死动物，使用灭菌手术刀剖开动物腹部，找到肠道组织，剔除周围组织，沿肠管纵轴剖开肠管，用无菌手术剪或者手术刀切取一段肠道组织，并用预冷的 RNase-free 水（转录组分析）或生理盐水（其他组学分析）进行漂洗，去除肠道内容物。

（3）大型鱼　将鱼放置在操作台上，体表消毒，解剖鱼体，去除多余脏器和腹部脂肪，去除肠道后用 RNase-free 水（转录组分析）或生理盐水（其他组学分析）冲洗，区分前肠、中肠、后肠，截取相应肠段。

（4）斑马鱼　将采集到的斑马鱼置于无菌载玻片（苗鱼）或培养皿（幼鱼、成鱼）上，体表消毒，在解剖显微镜下进行解剖（苗鱼和幼鱼使用灭菌的昆虫解剖针解剖，成鱼使用无菌解剖刀解剖），取出斑马鱼食管至肛门的整个肠道，如肠道较小，可将 6～7 条斑马鱼肠道混合成 1 个样本。采集的肠道样本置于无菌离心管中。

（5）果蝇　果蝇可在冰上或用二氧化碳麻醉。然后将果蝇放在含有 1mL PBS 的玻璃皿中，在体视镜下操作。用镊子夹住果蝇的头部，轻轻拉动腹部后部，小心地将腹部从胸腔中分离出来。然后小心地将肠道拉出来。把它的头切下来（此时可收集头部），然后轻轻地将肠道分别从前端和后端分开。将解剖后的肠道用 RNase-free 水（转录组分析）或 PBS（其他组学分析）轻柔地清洗，放入置于冰上的 1.5mL EP 管中。

2. 蛋白质提取与纯化

使用裂解缓冲液或通过超声破碎细胞。可通过离心、沉淀、透析等方法去除干扰成分，实现蛋白质的纯化。

3. 蛋白酶切

将大分子蛋白质切割成较小的肽段，便于分析。常用胰蛋白酶（trypsin），可切割肽链的赖氨酸（Lys）和精氨酸（Arg）残基，形成带有+1电荷的肽段。使用裂解缓冲液或超声破碎细胞。其他酶包括胶原酶、胃蛋白酶等，可依据目标蛋白的特征选择。

4. 液相色谱（LC）分离肽段

① 通过液相色谱对酶切后的肽段进行分离。通常采用反相高效液相色谱法（RP-HPLC）或强阴离子交换色谱。

② 肽段会根据其极性、亲水性、质荷比（m/z）等性质在色谱柱中分离。

③ 每个肽段的分离时间会在液相色谱中形成一个独特的峰（保留时间RT），可借此分离复杂混合物中的肽段，提高分析的分辨率。

5. 质谱分析（MS）

① 肽段通过电喷雾电离（ESI）或基质辅助激光解吸电离（MALDI）的方式，被离子化成带电粒子，进入质谱仪进行分析。

② 质谱仪根据肽段的质荷比（m/z）分离带电粒子并检测其信号强度，为后续的肽段鉴定提供信息。

（二）蛋白质组测序数据分析流程

1. 肽段鉴定

（1）常用工具　Mascot、Sequest、X! Tandem 等。

（2）核心目标

① 将质谱数据与已知的蛋白质数据库进行比对，确定肽段的来源。

② 通过肽段的碎片图谱来推测肽段的氨基酸序列。

2. 肽段定量分析

（1）标记定量法　使用同位素或荧光探针标记（如 TMT、iTRAQ 等），通过比较标记信号强度来定量蛋白质的相对丰度。

（2）无标记定量法　比较不同样本中肽段的相对丰度，如基于峰面积或峰高的方法。

（3）标记与无标记结合　采用 Stable Isotope Labeling with Amino acids in Cell culture（SILAC）等方法。

3. 功能注释与生物学解释

① 使用 GO、KEGG 通路分析等生物信息学工具对鉴定的蛋白质进行功

能注释。

② 通过蛋白质的功能、相互作用等信息，解释其在细胞中的作用和生物学意义。

（三）蛋白质组测序在动物肠道研究中的应用

肠道是一个非常复杂的生理系统，含有成千上万种蛋白质，其中包括宿主产生的蛋白质和肠道微生物（如细菌、真菌和病毒）产生的蛋白质。通过蛋白质组学技术分析肠道中的蛋白质组成和功能，研究人员能够深入理解肠道的生理机制，揭示其在消化、代谢、免疫、炎症反应等方面的作用。

五、肠道微生物组

肠道微生物组（gut microbiome）指的是存在于动物肠道内，特别是人类肠道内的所有微生物的集合，包括细菌、病毒、真菌、古菌等。这些微生物在肠道中共同生活，形成一个复杂而多样的微生态系统。肠道微生物组的组成和功能对宿主的健康和疾病状态有着重要的影响。

肠道微生物组主要由以下几类微生物组成。

（1）细菌　肠道中最主要的微生物类型。大多数肠道细菌属于厌氧性细菌。细菌种类繁多，约有 1000 种不同的菌种，主要包括拟杆菌门（Bacteroidetes）、厚壁菌门（Firmicutes）、变形菌门（Proteobacteria）等。

（2）古菌（Archaea）　比细菌数量少，但也参与肠道中的特定代谢过程，尤其是甲烷的生成。

（3）真菌　肠道内的真菌种类也不容忽视，虽然数量远低于细菌，但它们在肠道微生态平衡中可能扮演重要角色。

（4）病毒　包括肠道内的噬菌体（即感染细菌的病毒），它们不仅影响细菌的种群结构，还可能通过调节细菌群落的数量和功能，间接影响宿主的健康。

（一）肠道微生物组学测序原理及步骤

肠道微生物组学测序原理是通过高通量测序技术对肠道内的微生物群体进行详细的分析，以识别和定量微生物的种类、丰度以及它们的功能。肠道微生物组的多样性和复杂性使得通过测序手段深入了解其结构与功能成为可能。肠道微生物组学的测序原理涵盖多个层次，包括 DNA、RNA、蛋白质和代谢物的分析。

1. 样本采集和 DNA 提取

① 肠道微生物组的测序通常从动物或人的粪便样本开始，因为粪便中包含丰富的微生物群落，代表了肠道内的微生物种类。

② 将粪便样本收集并储存于合适的温度条件下，以防止样本中的微生物降解。

③ 从粪便中提取微生物 DNA。这一步骤需要确保从复杂的粪便样本中成功提取到微生物的基因组 DNA，而不被宿主 DNA 干扰。

2. 16S rRNA 基因测序

16S rRNA 基因测序是研究微生物群落的经典方法，特别适用于细菌群落的分析。该基因是细菌和古菌的保守基因，包含多个可变区域（V1-V9），这些区域具有不同的物种特异性。

① 16S rRNA 基因的选择性扩增：使用特异性的引物，针对 16S rRNA 基因的可变区域进行 PCR 扩增。由于 16S rRNA 基因在大多数细菌中存在，且其序列在不同物种中有所不同，因此通过分析这些基因的序列可以鉴定细菌的种类和多样性。

② 扩增后的 16S rRNA 基因片段被送入高通量测序平台（如 Illumina MiSeq、PacBio 等）进行测序。高通量测序技术可以生成数百万条短序列，涵盖整个肠道微生物群落。

3. 宏基因组测序

宏基因组测序是指对整个微生物群体的基因组进行测序和分析，而不仅仅是针对某个特定的基因（如 16S rRNA 基因）进行测定。宏基因组学能够提供更为全面的肠道微生物群体的功能性信息。

① DNA 提取与文库构建：从肠道微生物群体中提取全部 DNA，构建基因组文库。文库构建包括将 DNA 打断成小片段，然后加上适配子并进行 PCR 扩增。

② 高通量测序：通过高通量测序平台（如 Illumina、PacBio、Oxford Nanopore）对这些基因组片段进行测序。通过对大量小片段的测序，可以得到微生物群体的完整基因组信息。

4. 宏转录组测序

宏转录组测序（RNA-Seq）用于研究肠道微生物群落的转录活动，能够揭示微生物的基因表达情况，了解其活跃的转录过程。

① RNA 提取与文库构建：从粪便中提取微生物 RNA，然后通过反转录生成 cDNA，构建 RNA 测序文库。文库构建时需要去除宿主 RNA，只保留微生物来源的 RNA。

② 高通量测序：将 RNA 文库送入高通量测序平台进行测序，生成大量的短序列数据。

5. 宏代谢组

代谢物提取：从粪便样本中提取代谢物，使用气相色谱-质谱联用（GC-MS）、液相色谱-质谱联用（LC-MS）等技术进行分析。

（二）肠道微生物组学数据分析流程

1. 原始数据质量控制

（1）常用工具　FastQC、Trimmomatic、Cutadapt 等。

（2）核心目标

① 去除低质量序列：原始测序数据通常包含低质量的序列，这些序列可能由测序错误、污染或扩增引物二聚体等因素造成。

② 修剪和过滤：修剪并去除低质量的序列部分，包括去除接头序列、低质量末端和过短的读段。

2. 去除宿主 DNA

（1）常用工具　BWA、Bowtie2 等。

（2）核心目标　在肠道微生物组分析中，样本中可能会有宿主（如人类或动物）的 DNA，可将宿主基因组与微生物基因组比对以去除宿主 DNA。

3. 物种鉴定与分类

（1）常用工具　PEAR、FLASH、VSEARCH、UCLUST、SPAdes、MEGAHIT 等。

（2）常用数据库　Greengenes、SILVA、RDP、NCBI、KEGG 等。

（3）核心目标

① 16S rRNA 基因测序分析

a. 序列拼接与合并：在 16S rRNA 测序中，前后端的序列可能会有所重叠。

b. OTU 聚类：将相似的序列聚类为操作性分类单元（OTUs），每个 OTU 代表一个微生物种类或物种的相似序列。

c. 物种鉴定：使用数据库比对 16S rRNA 基因序列，通过比对来识别每个 OTU 的微生物种类。

② 宏基因组测序分析

a. 基因组组装：使用工具将小片段的序列组装成完整的基因组或基因片段。

b. 物种鉴定与分类：将组装后的基因组序列与参考数据库进行比对，进行物种鉴定。

c. 功能注释：除了物种鉴定，宏基因组数据还可以进行功能注释，用于分析微生物群体的代谢功能。例如，使用 KEGG、COG、SEED 数据库对功能基因进行注释，以了解微生物的代谢途径和潜在的生物功能。

4. 微生物群落的多样性分析

（1）常用工具 QIIME、Mothur 等。

（2）核心目标

① 衡量 α 多样性（群落内部的物种丰富度）

a. Shannon 指数：衡量群落的丰富度和均匀度。

b. Simpson 指数：反映群落中物种的支配程度，值越高表示群落越均匀。

c. Chao1 指数：估计物种的丰富度，尤其对稀有物种敏感。

② 衡量 β 多样性（群落间的差异性）

a. Bray-Curtis 距离：基于物种丰度的群落差异性度量。

b. UniFrac 距离：基于物种进化关系的群落差异度量。

c. Jaccard 距离：衡量样本间物种的差异性。

5. 差异分析与统计分析

（1）常用工具 DESeq2、EdgeR 等。

（2）核心目标

① 差异性分析：揭示在不同实验组、不同健康状态或不同疾病状态下，肠道微生物组的变化。

② 相关性分析：肠道微生物组与宿主健康、代谢特征或其他临床参数之间可能存在相关性。

a. Spearman 相关性分析：用于评估微生物丰度与临床变量（如血糖、体重等）的相关性。

b. Cannonical Correlation Analysis（CCA）：用于研究微生物群落与环境变量之间的关系。

6. 功能预测与代谢途径分析

（1）常用工具 PICRUSt、Tax4Fun、MetagenomeSeq 等。

（2）核心目标

① 预测微生物群落的基因功能。

② 基于 16S rRNA 序列推测微生物的功能特征。

③ 分析宏基因组数据中不同功能类别之间的差异。

（三）肠道微生物组测序在动物肠道研究中的应用

在一项研究中，研究人员探究了芽孢杆菌（*Bacillus amyloliquefaciens*）

对感染日本血吸虫（*Schistosoma japonicum*）的小鼠肠道微生物组的影响，以及这种影响是如何与宿主代谢联系起来的。研究人员对感染血吸虫的小鼠进行芽孢杆菌处理，收集了处理组和对照组小鼠的粪便样本进行16S rRNA基因测序和宏基因组测序，同时对血清样本进行了代谢物检测。整合了这些数据分析结果，研究人员发现，芽孢杆菌处理显著调节了感染血吸虫的小鼠肠道微生物组的稳态，通过促进有益菌的生长和抑制潜在致病菌。同时，肠道微生物组中与甘油磷脂和氨基酸代谢相关的基因表达发生了显著变化，并且与微生物来源的代谢物显著正相关。不仅如此，宿主代谢（包括脂质代谢和类固醇激素生物合成）也被发现受到显著调控。总体而言，这项研究通过多组学分析技术揭示了芽孢杆菌对感染血吸虫的小鼠肠道微生物组的影响及其与宿主代谢的关联，为理解肠道微生物与宿主健康的关系提供了新的视角，并为血吸虫病的治疗提供了潜在的新策略。

（凌之浩，魏彬）

参考文献

[1] Magro F，Langner C，Driessen A，et al. European consensus on the histopathology of inflammatory bowel disease[J]. Journal of Crohn's and Colitis，2013，7（10）：827-851.

[2] Tsalikis J，Pan Q，Tattoli I，et al. The transcriptional and splicing landscape of intestinal organoids undergoing nutrient starvation or endoplasmic reticulum stress[J]. BMC Genomics，2016，17（1）：680.

[3] Li H N，Wang X D，Wang Y L，et al. Cross-species single-cell transcriptomic analysis reveals divergence of cell composition and functions in mammalian ileum epithelium[J]. Cell Regeneration，2022，11（1）：19.

[4] Sinha S R，Haileselassie Y，Nguyen L P，et al. Dysbiosis-induced secondary bile acid deficiency promotes intestinal inflammation[J]. Cell Host & Microbe，2020，27（4）：659-670. e5.

[5] 刘铁滨，李新岳．临床辅助技能实验学[M]．长沙：湖南科学技术出版社，2014.

[6] 秦川．医学实验动物学[M]．2版．北京：人民卫生出版社，2015.

[7] 尚红，王毓三，申子瑜．全国临床检验操作规程[M]．4版．北京：人民卫生出版社，2015.

[8] 刘建柱．动物临床诊断学[M]．2版．北京：中国林业出版社，2021.

[9] Margi Siroi. 兽医临床实验室检验手册[M]．夏兆飞，刘洋，吕艳丽，主译．北京：中国农业大学出版社，2022.

[10] 马德星．动物病理解剖学[M]．北京：化学工业出版社，2011.

[11] 潘素敏，解慧梅．动物解剖学与组织胚胎学[M]．北京：科学出版社，2017.

[12] 丁伟，王德田．简明病理学技术[M]．杭州：浙江科学技术出版社，2014.

[13] 金毅．毒性病理学实用方法与技术[M]．南京：江苏凤凰科学技术出版社，2017.

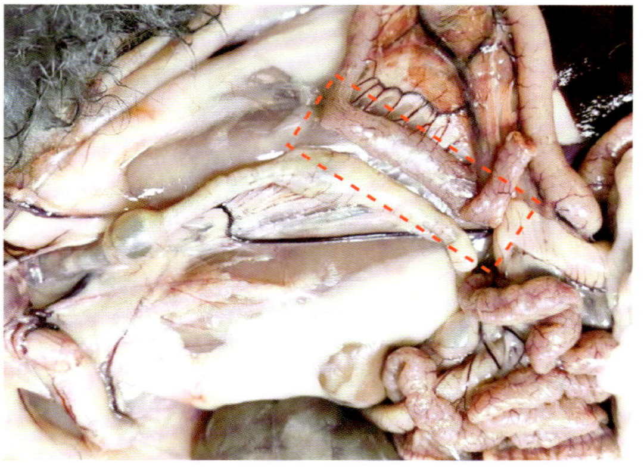

图 2-1　兔的十二指肠系膜（虚线框）

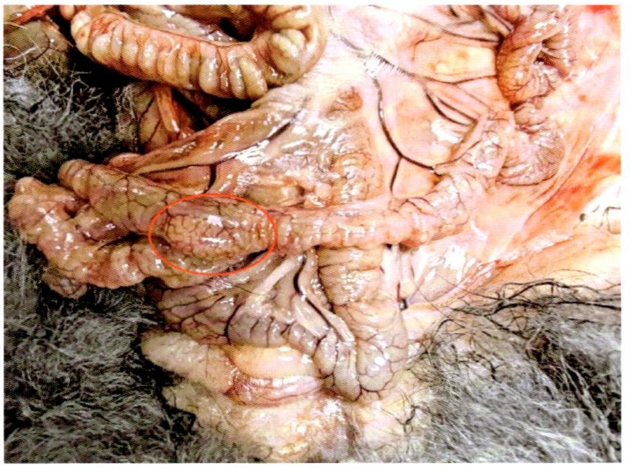

图 2-2　兔的空肠浆膜面的 PP 结

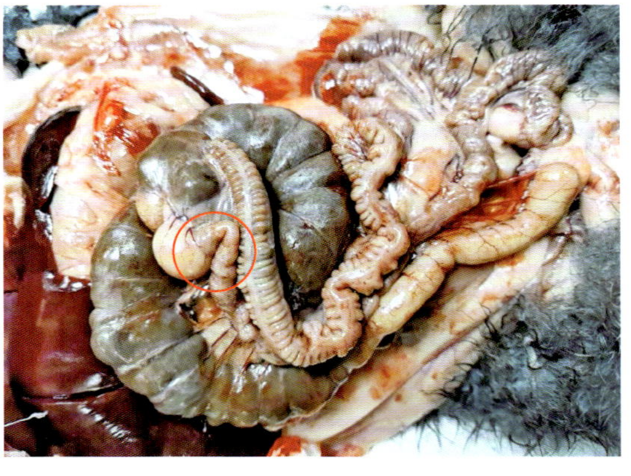

图 2-3　兔的回盲褶（圈）

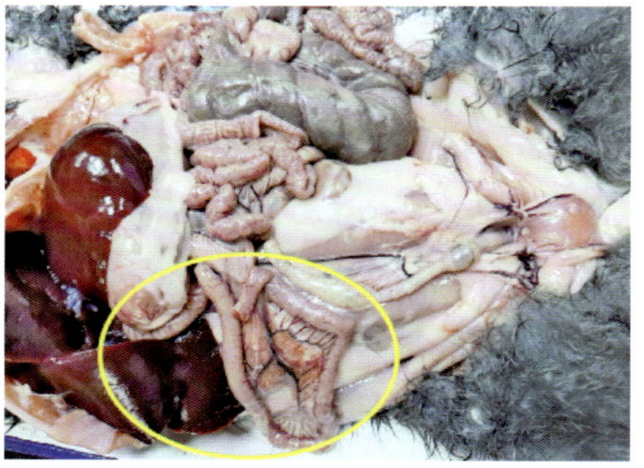

图 2-4　兔的十二指肠“乙”状弯曲

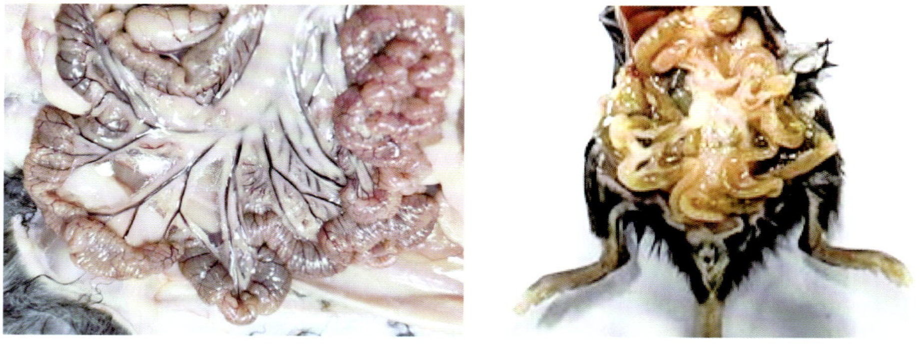

(a)　　(b)

图 2-5　兔和小鼠的空肠肠袢

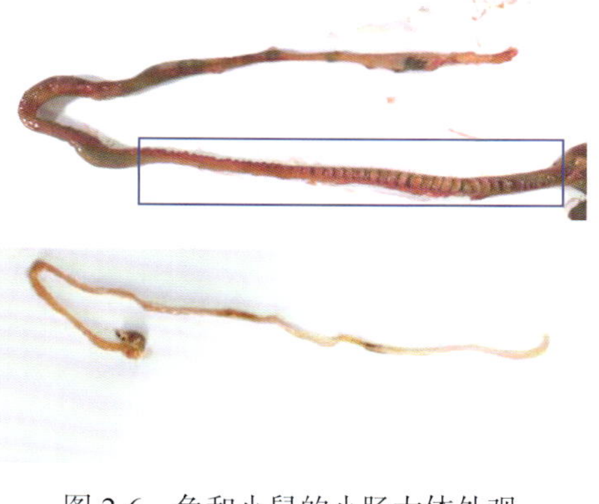

图 2-6　兔和小鼠的小肠大体外观

上方为兔的小肠，见环状褶皱；下方为小鼠的小肠，外表光滑

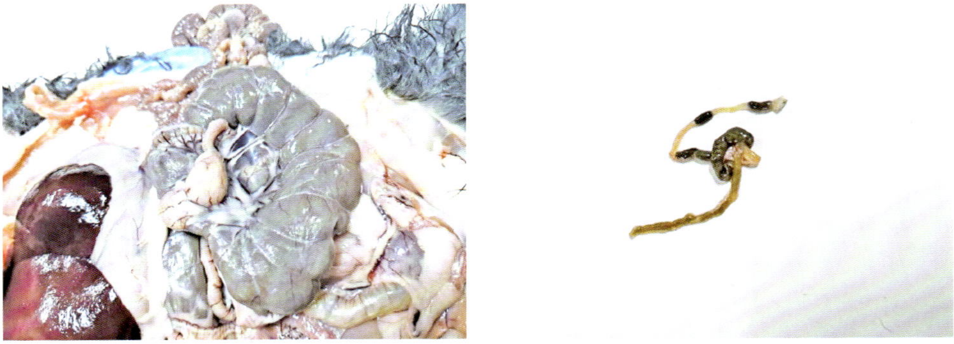

(a)　　(b)

图 2-7　兔和小鼠的盲肠

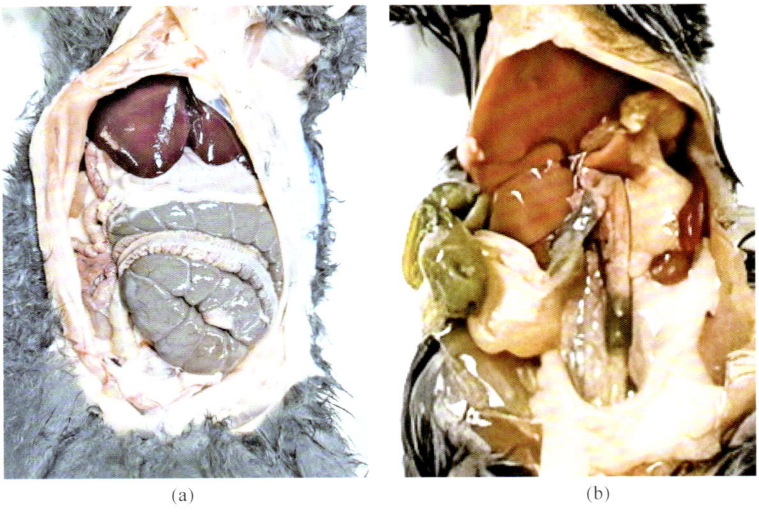

(a)　　(b)

图 2-8　兔和小鼠的结肠

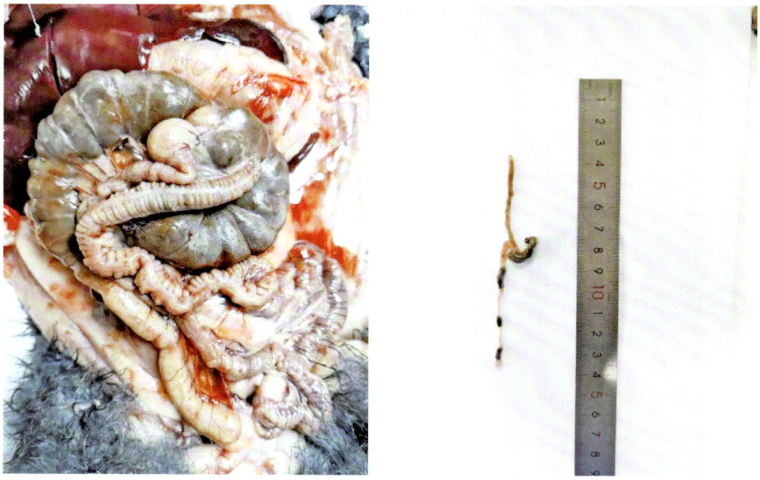

(a) (b)

图 2-9 兔和小鼠的结肠外观

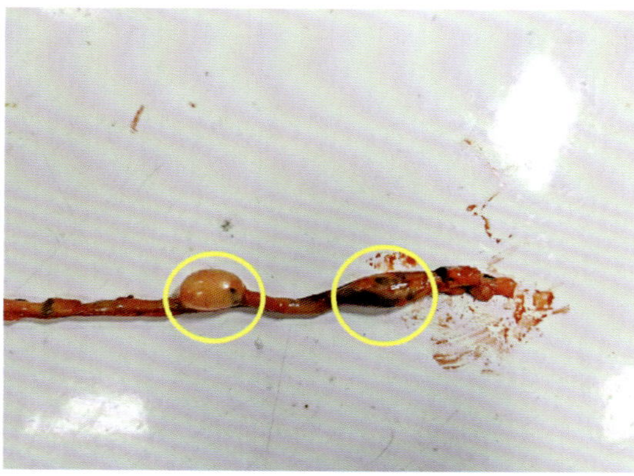

图 2-10 兔的直肠外观

左侧圈内为结肠末端的结肠袋，右侧为直肠壶腹部

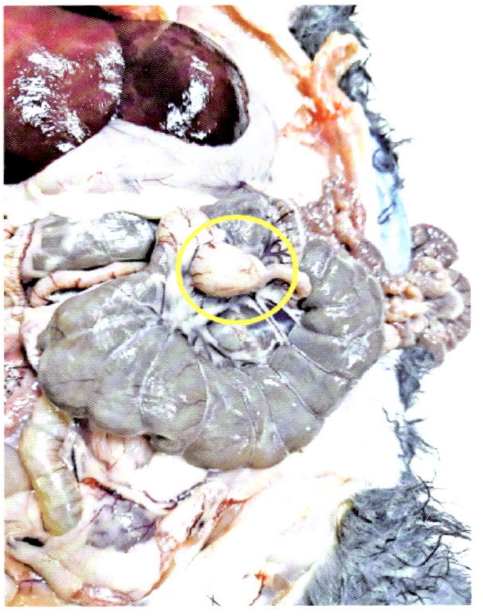

图 2-11　兔的圆小囊

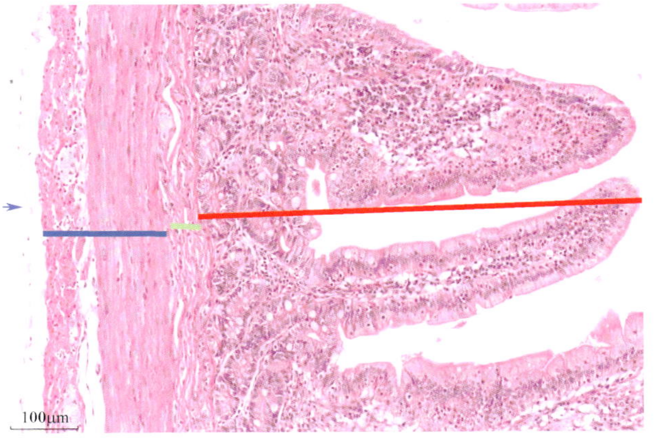

图 2-12　猪小肠的组织学结构

红、绿、蓝线分别标示猪十二指肠的黏膜层、黏膜下层和肌层。箭头示浆膜。

HE 染色，Bar=100μm

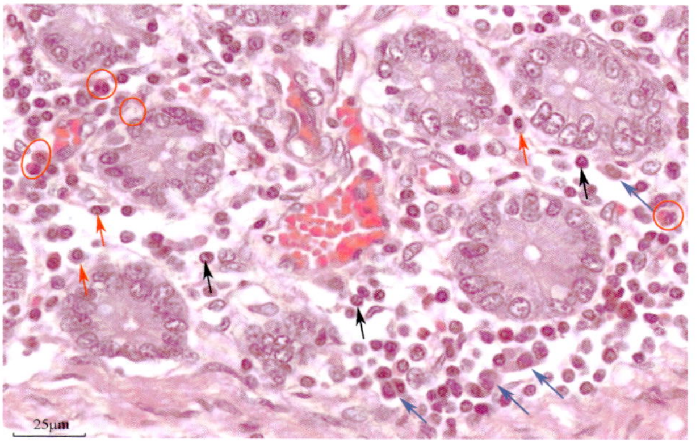

图 2-13　小肠内的免疫细胞

食蟹猴肠道黏膜固有层中的巨噬细胞（↑）、淋巴细胞（↑）、浆细胞（↑）和嗜酸性粒细胞（红圈），Bar=25μm

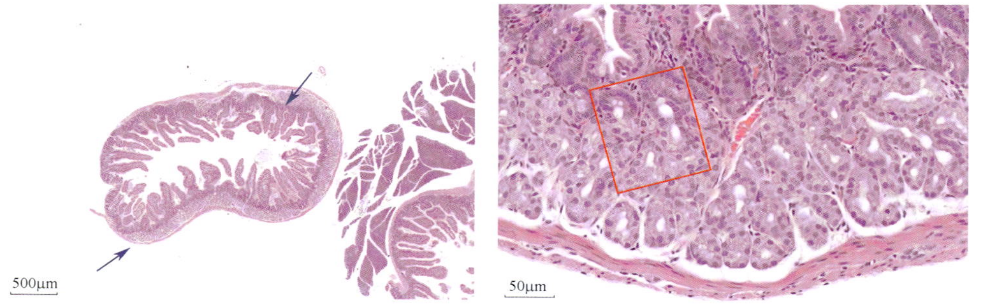

(a)　(b)

图 2-14　十二指肠腺

图上箭头所指为十二指肠腺，方框所示为十二指肠腺开口。

图 2-14(a)，Bar=500μm；图 2-14(b)，Bar=50μm

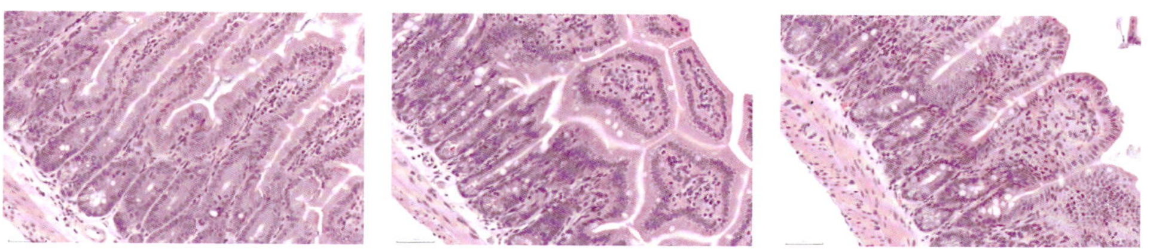

(a)　(b)　(c)

图 2-15　小鼠小肠的杯状细胞

从左到右依次为小鼠的十二指肠、空肠和回肠，显示空泡（杯状细胞）数量逐渐增多。

Bars=50μm

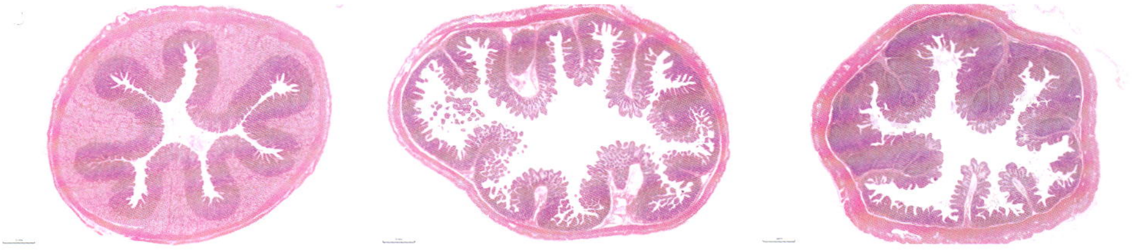

图 2-16　猪的小肠皱襞

从左到右依次为猪的十二指肠、空肠和回肠，显示空肠的皱襞最多。

Bars=1mm

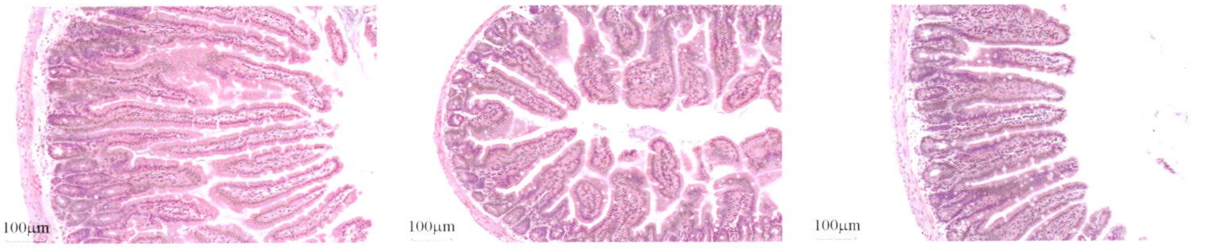

图 2-17　小鼠的小肠肠绒毛

从左到右依次为小鼠的十二指肠、空肠和回肠，显示肠绒毛逐渐变短、排列渐稀疏。Bars=100μm

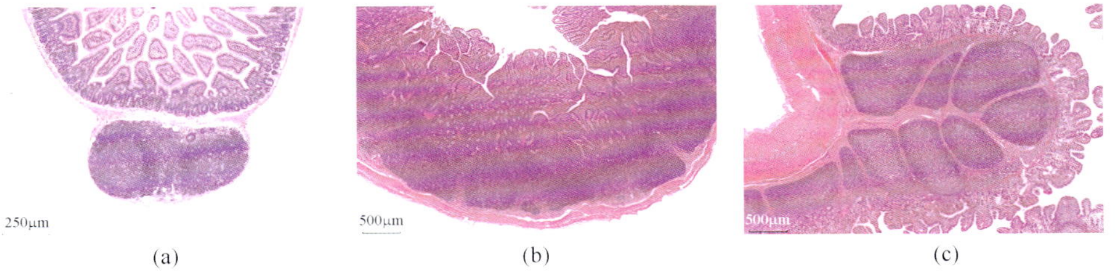

(a)　(b)　(c)

图 2-18　PP 结

(a) 小鼠十二指肠的 PP 结；(b) 猪空肠的 PP 结；(c) 猪回肠的 PP 结

图 2-18(a)，Bar=250μm；图 2-18(b)、图 2-18(c)，Bars=500μm

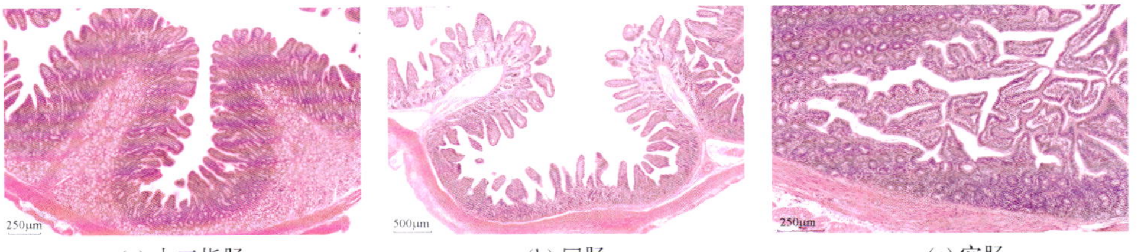

(a) 十二指肠　(b) 回肠　(c) 空肠

图 2-19　猪的小肠肠绒毛和隐窝

图 2-19(a)，Bar=250μm；图 2-19(b)，Bar=500μm；图 2-19(c)，Bar=250μm

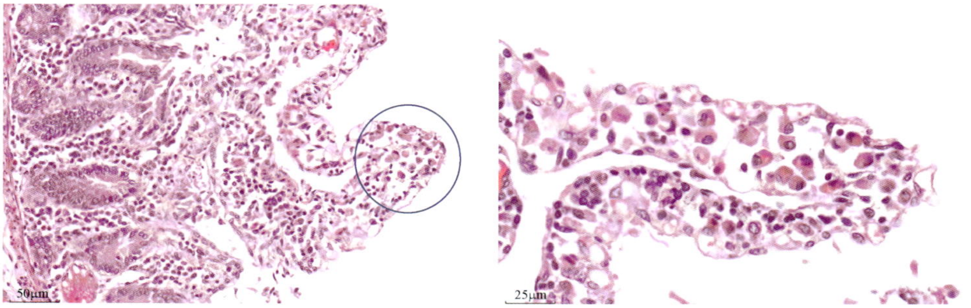

(a) 巨噬细胞簇（圈）　　(b) 色素巨噬细胞

图 2-20　食蟹猴肠绒毛顶端固有层

图 2-20(a)，Bar=50μm；图 2-20(b)，Bar=25μm

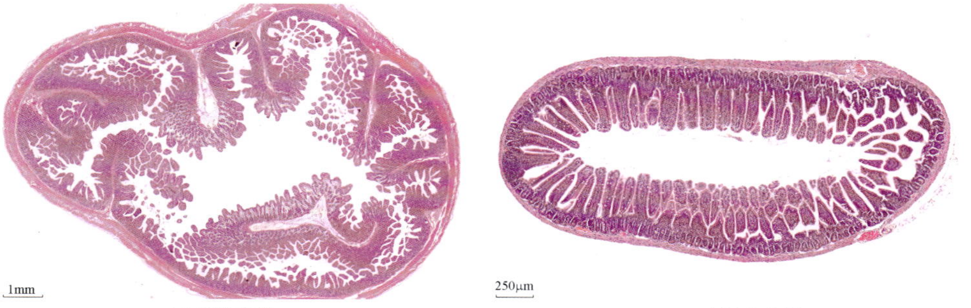

(a) 猪的空肠　　(b) 小鼠的空肠

图 2-21　猪和小鼠的空肠

图 2-21(a)，Bar=1mm；图 2-21(b)，Bar=250μm

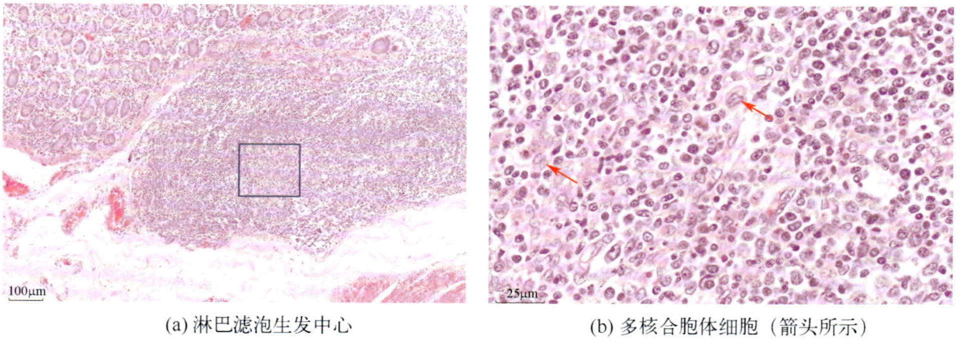

(a) 淋巴滤泡生发中心　　(b) 多核合胞体细胞（箭头所示）

图 2-22　食蟹猴回肠黏膜下层

图 2-22(a)，Bar=100μm；图 2-22(b)，Bar=25μm

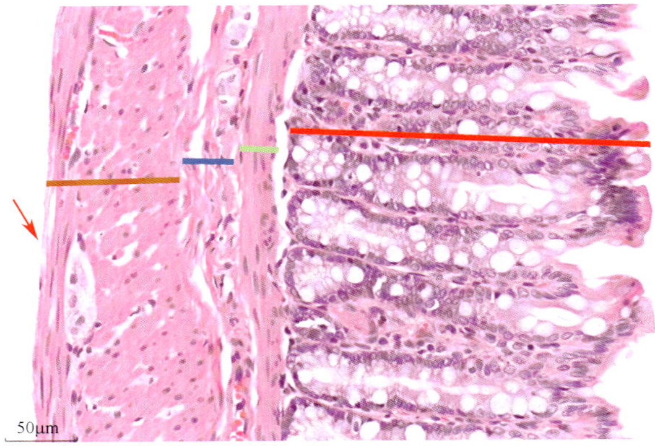

图 2-23　大肠壁的组织学结构

红、绿、蓝、棕色分别表示黏膜上皮层、黏膜肌层、黏膜下层和肌层，箭头表示浆膜层。Bar=50μm

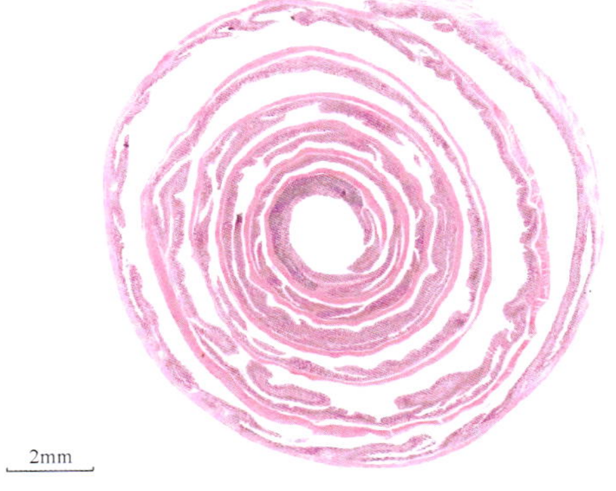

图 2-24　大鼠结肠瑞士卷

由外圈至内圈依次为结肠前段、中段和后段，各段皱襞数量、高度及肌层厚度存在差异。Bar=2mm

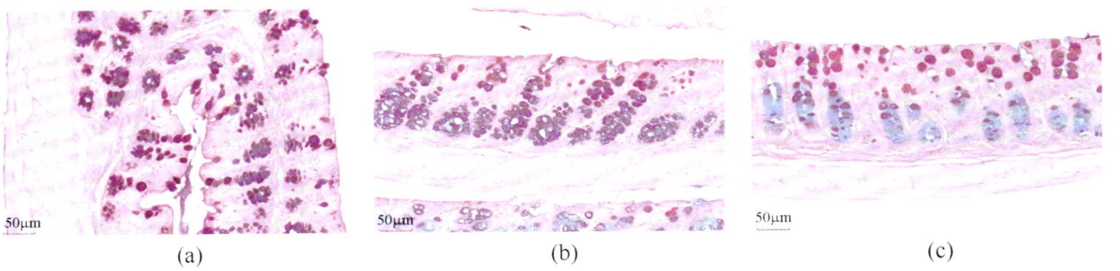

(a)　(b)　(c)

图 2-25　小鼠结肠前、中、后段的组织学差异

从左到右分别示小鼠结肠前、中、后段，隐窝基部的黏液从深蓝色逐渐变为浅蓝色，表层杯状细胞数量减少，但单细胞内黏液量增多。Bars=50μm

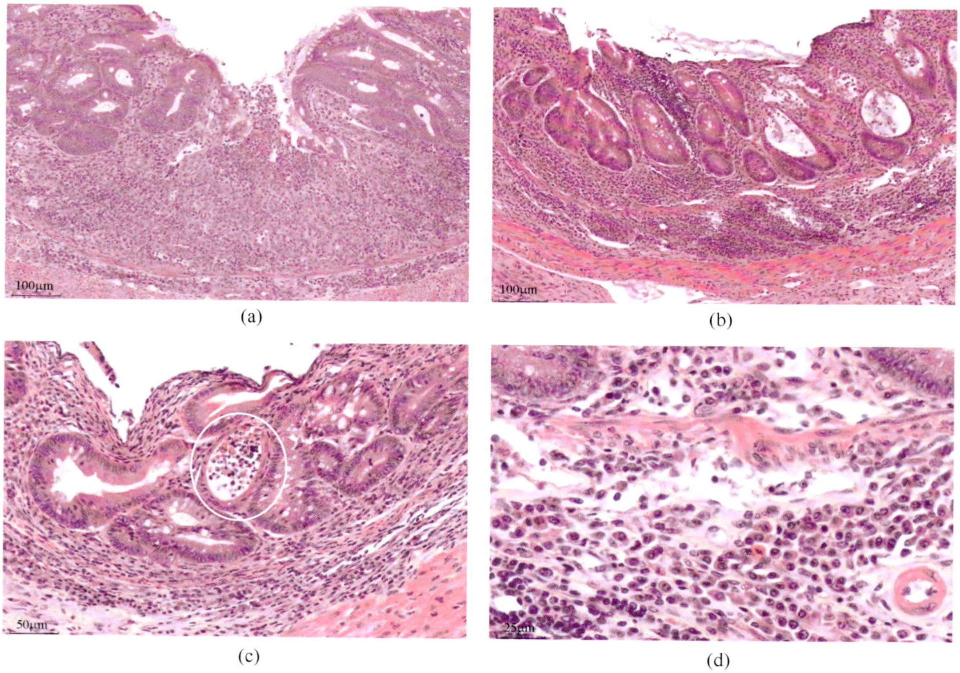

图 4-1　大鼠 TNBS 造模的结肠组织

(a) 结肠局部溃疡灶形成；(b) 隐窝畸形；(c) 隐窝扭曲及一个隐窝脓肿（圈）；
(d) 溃疡灶周围大量炎症细胞浸润 HE 染色。图 4-1(a)，Bar=100μm；
图 4-1(b)，Bar=100μm；图 4-1(c)，Bar=50μm；图 4-1(d)，Bar=25μm

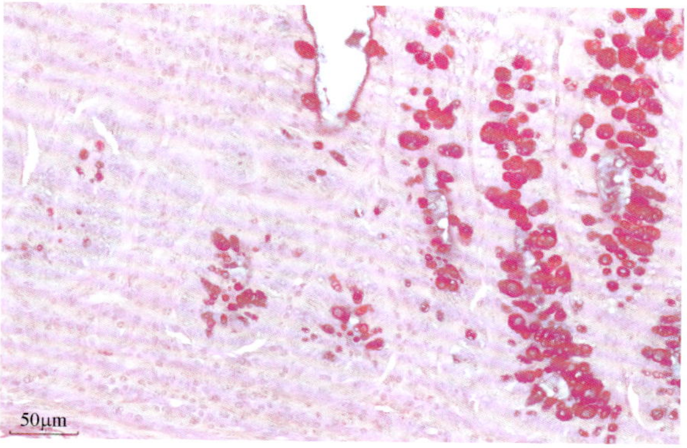

图 4-2　大鼠 TNBS 造模的结肠组织

AB-PAS 染色。Bar=50μm

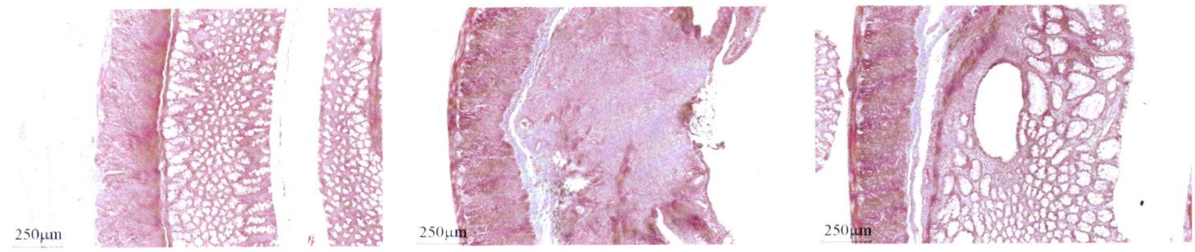

(a) (b) (c)

图 4-3　对照组大鼠和 TNBS 造模大鼠结肠胶原纤维染色
AB-PAS 染色。Bars=250μm

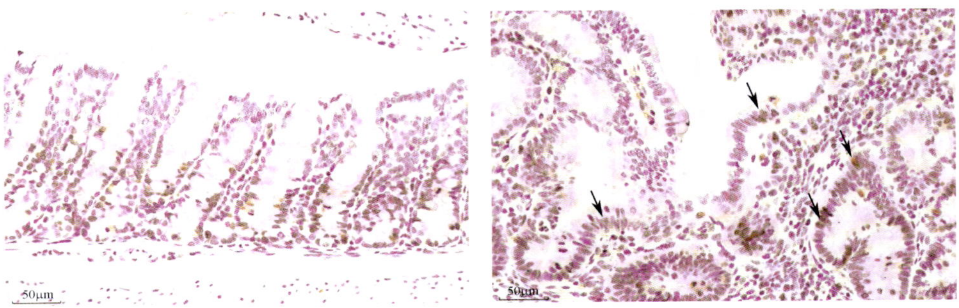

(a) (b)

图 4-4　大鼠正常结肠和 IBD 模型结肠隐窝中的 PCNA 信号分布
IHC，PCNA 染色。Bars=50μm

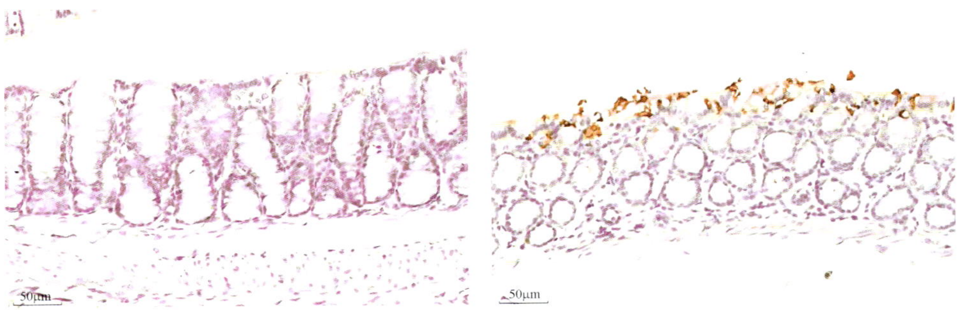

(a) (b)

图 4-5　小鼠正常结肠和 IBD 小鼠结肠黏膜表层细胞凋亡情况
IHC，TUNEL 染色。Bars=50μm

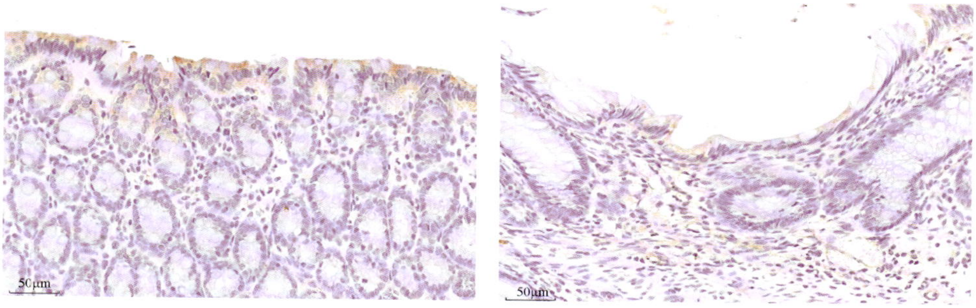

(a) (b)

图 4-6　大鼠正常结肠和 IBD 大鼠结肠黏膜表层 occludin 的表达

IHC 染色。Bars=50μm

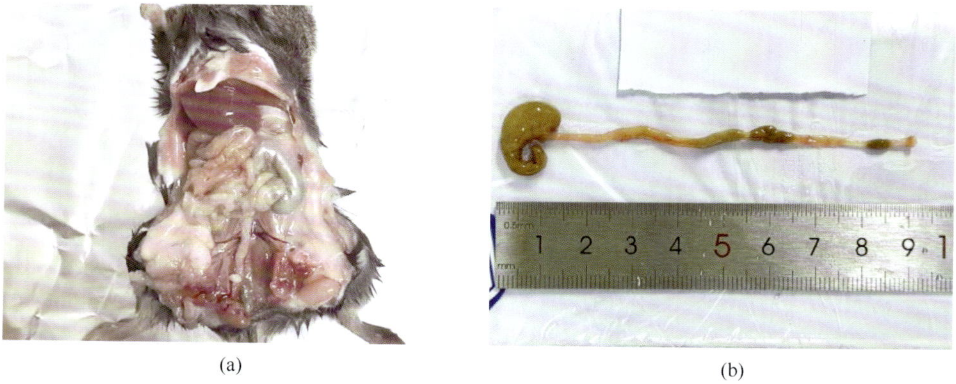

(a) (b)

图 5-1　小鼠肠道外观与肠道长度测量

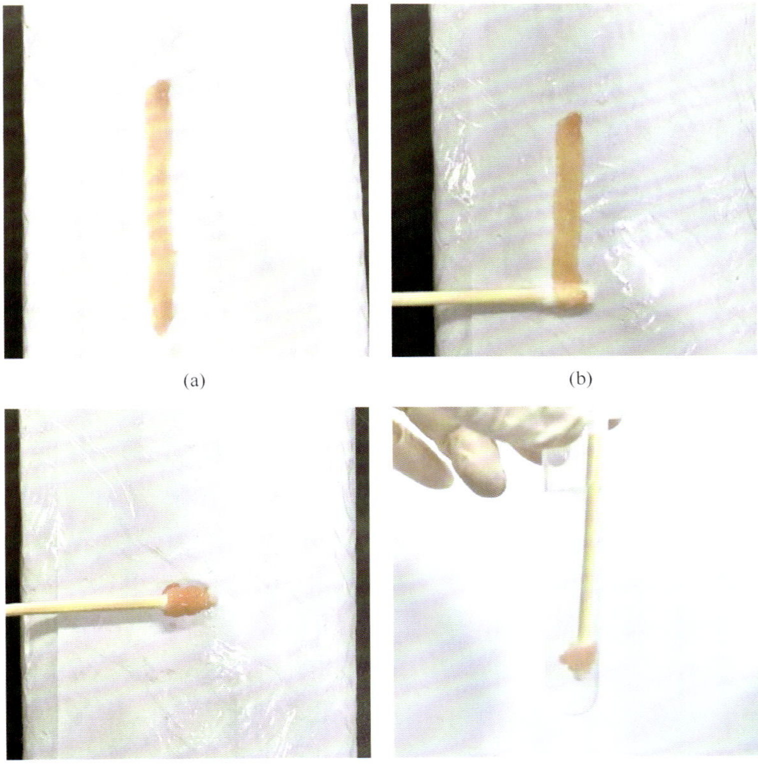

图 5-2　肠道瑞士卷的制作方法

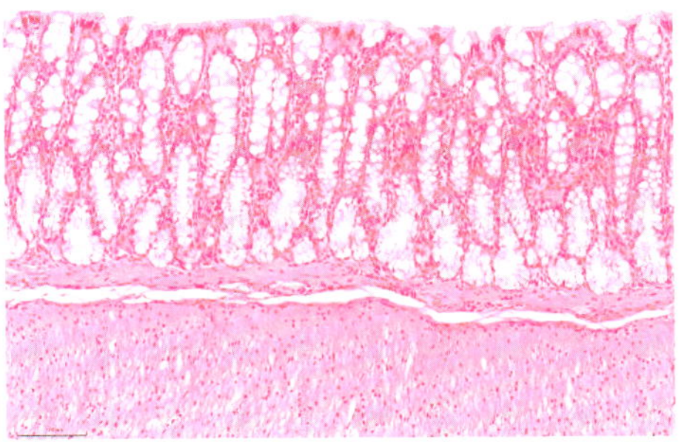

图 5-3　小鼠结肠组织 HE 染色
Bar=100μm

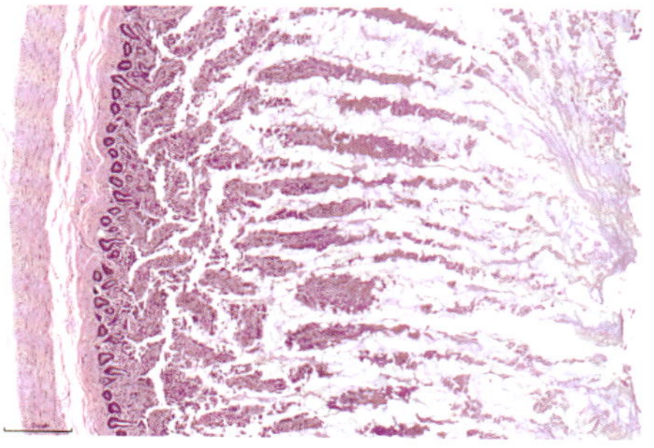

(a) 肠道自溶（Bar=100μm）

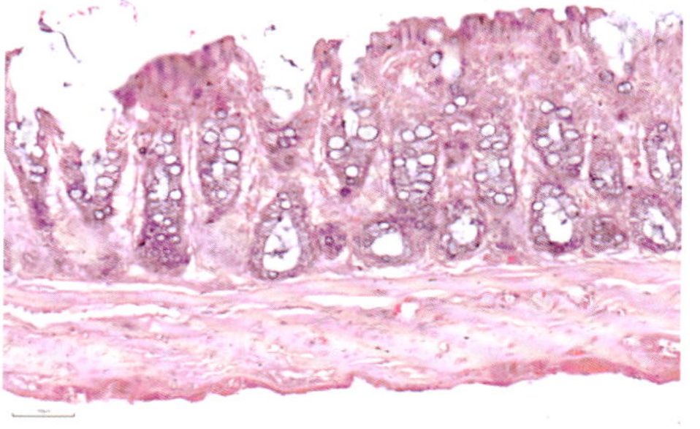

(b) 着色效果差（Bar=50μm）

图 5-4　肠组织 HE 染色失败案例

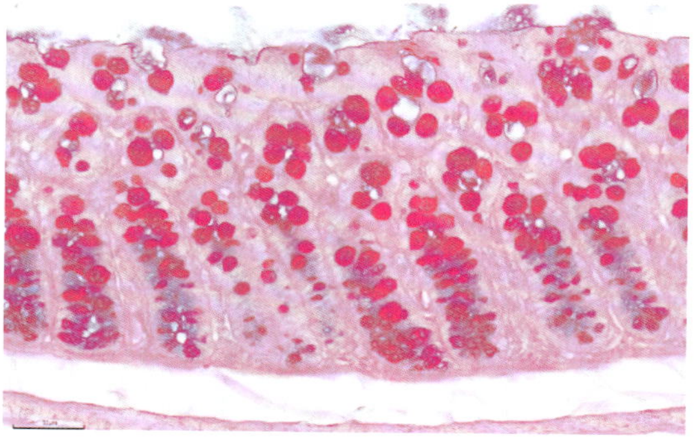

图 5-5　小鼠结肠杯状细胞内的黏蛋白 AB-PAS 染色切片

Bar=50μm

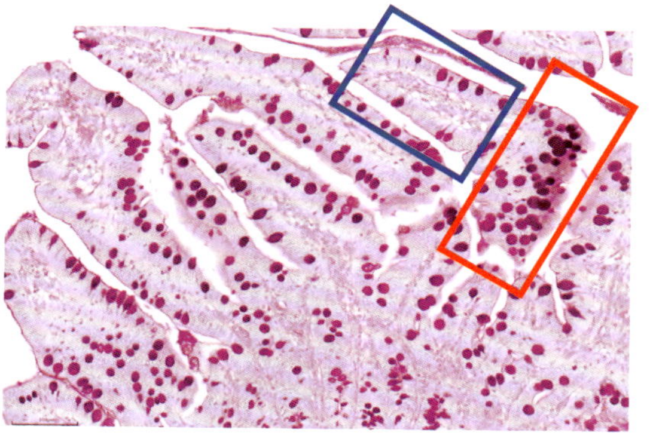

图 5-6　小鼠空肠杯状细胞的 PAS 染色切片

Bar=100μm

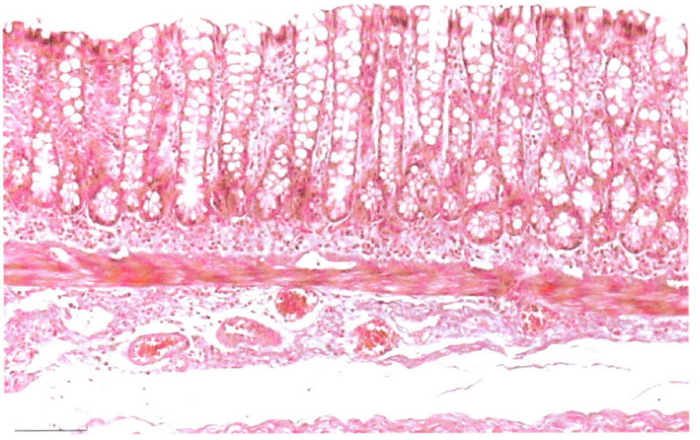

图 5-7　小鼠结肠 MASSON 染色切片

Bar=100μm

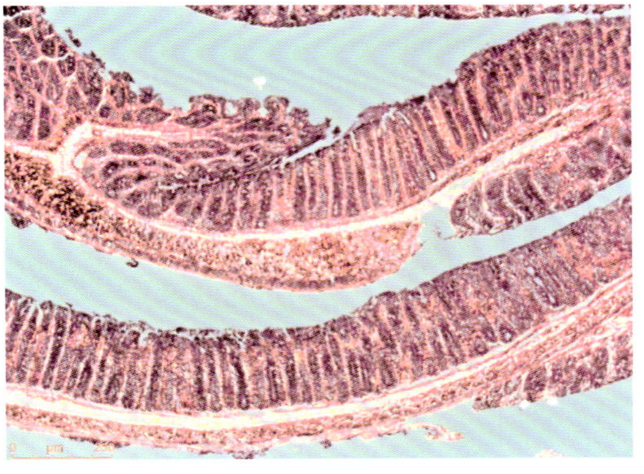

图 5-8　偏光显微镜观察小鼠结肠天狼星红染色切片

Bar=250μm

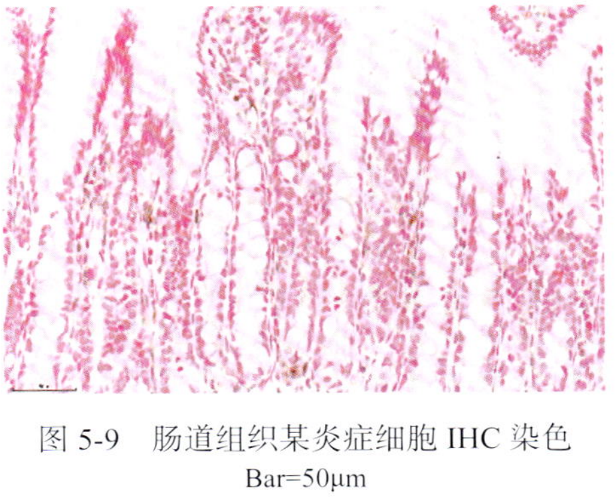

图 5-9　肠道组织某炎症细胞 IHC 染色

Bar=50μm

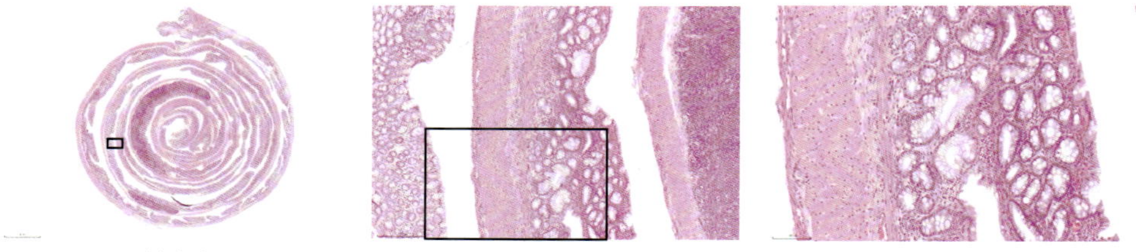

(a) 8×　　(b) 200×　　(c) 400×

图 5-10　逐级放大的拍照方法

HE 染色。图 5-10(a)，Bar=2mm；图 5-10(b)，Bar=250μm；图 5-10(c)，Bar=100μm

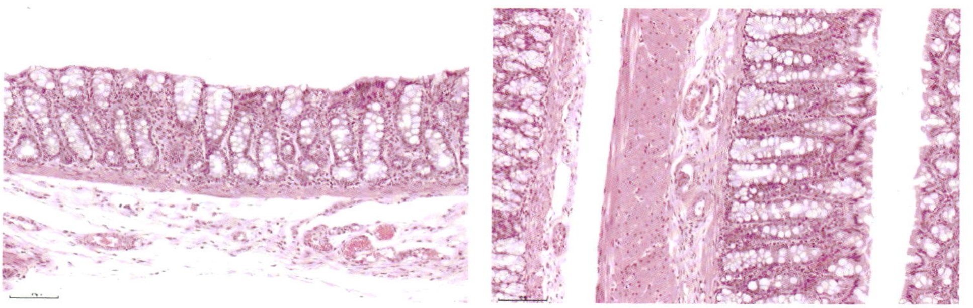

(a)　　(b)

图 5-11　肠道组织拍照的方向

HE 染色，Bar=100μm